DR. AYŞEG

LONGEVITY PLANI

GENÇLEŞMEK İSTEYENLERİN EL KİTABI

BİLİMSEL YÖNTEMLERLE YAŞLANMAYA SON!

Yaşlanma Sürecini Anlamak, Hastalıklar Ortaya Çıkmadan Dur Demek ve Gençliği Kalıcı Kılmak İçin Öneriler

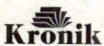
Kronik

Dr. Ayşegül Çoruhlu

1969 doğumlu olan Dr. Ayşegül Çoruhlu, prestijli İstanbul Tıp Fakültesi'nden 1994 yılında mezun olmuştur. 1995-1999 arasında biyokimya ihtisası yaparken 1998-1999 arasında Boğaziçi Üniversitesi'nde Biyomedikal Mühendisliği master programına devam etmiştir. Eğitimini tamamladıktan sonra Amerikan Hastanesi laboratuvarında hekim olarak ve daha sonrasında Özel İntermed Kliniği'nde laboratuvar direktörü olarak görev almıştır.

Türkiye'deki ilk Anti-Aging derneğinde yer alan Dr. Çoruhlu, laboratuvarında 2004 yılından itibaren antioksidan ölçme testleri, yaş ölçmek için özel kan testleri ve Türkiye'deki ilk gıda duyarlılık testlerini uygulayarak bu uygulamaları ekip arkadaşı doktorlar ile beraber rutine oturtmuştur. Ayrıca 2007 yılından itibaren gluten ve süt duyarlılığı konusunda basında yazıları ile konuya ülkemizde öncülük etmiştir.

Otuz iki yıllık hekimlik hayatı boyunca yaşlanmayı önleyici sağlık yaklaşımını benimsemiş ve hücresel sağlığa öncelik vermiştir. Hücresel sağlık ve uzun yaşam konularında tutkulu bir savunucu olarak, bu zamana kadar beş çok satan kitap yazmıştır.

Dr. Çoruhlu, kliniğinde; Longevity Planı başlığı altında, "hasta olmayanların" doktoru olarak kendini konumlandırıyor, sadece uzun ve sağlıklı yaşam yaklaşımına uygun bireylere medikal rehberlik ediyor.

Instagram Hesabı İçin;   YouTube Kanalı İçin;   Web Sitesi İçin;

Kronik

LONGEVITY PLANI
Gençleşmek İsteyenlerin El Kitabı

—

AYŞEGÜL ÇORUHLU

KRONİK KİTAP: 473
Sağlık Dizisi: 1

YAYIN YÖNETMENİ
Adem Koçal

EDİTÖR
Tuğçe İnceoğlu

KAPAK TASARIMI
Kutan Ural

KAPAK FOTOĞRAFI
Fethi Karaduman

MİZANPAJ
Kronik Kitap

1. Baskı, Şubat 2024, İstanbul
4. Baskı, Mayıs 2024, İstanbul

ISBN
978-625-6774-33-9

KRONİK KİTAP
Şakayıklı Sk. Nº8, Levent
İstanbul - 34330 - Türkiye
Telefon: (0212) 243 13 23
Faks: (0212) 243 13 28
kronik@kronikkitap.com

Kültür Bakanlığı Yayıncılık
Sertifika No: 49639

www.kronikkitap.com
 kronikkitap

BASKI VE CİLT
Optimum Basım
Tevfikbey Mah. Dr. Ali Demir Cad. No: 51/1
34295 K. Çekmece / İstanbul
Telefon: (0212) 463 71 25
Matbaa Sertifika No: 41707

YAYIN HAKLARI

İÇİNDEKİLER

ÖNSÖZ

Who wants to live forever?
Freddy Mercury

Bir Zaman Meselesi: Kalplerimizdeki Saat

Uzun zamandır beklediğiniz bu kitabıma kendimle ilgili bir itirafla başlamak istiyorum. Çünkü bu kitabın yazılış hikâyesi tam da buradan başlıyor. Öncelikle ben zamanı herkes gibi algılayamıyorum. Zaman, benim için hep bir muamma... Pek çoğunuz gibi onu ölçemiyorum, geçişini hissedemiyorum. Ne mi demek istiyorum? Karakterimde zamanla ilgili bir kavrayış sorunu var. Daha doğrusu kavrayamayış sorunu... Üstelik dönüp bundan yirmi yıl öncesine bakıyorum, hep aynı durum; ben zamanın geçtiğini algılayamıyorum. Sanki zamanda askıda duruyorum. Bu yüzden karakterimin bir başka sorunu ortaya çıkıyor; ertelemek. Daha çok vakit var, sonra kişisel gelişime başlarım; daha çok vakit var, sonra evlenirim; daha çok vakit var, sonra çocuk yaparım; daha çok vakit var, daha çok vakit var. Şu an da dâhil bana hep daha çok vakit var gibi geliyor.

Bu zamanı reddetme huyum, yani içgüdüsel olarak zamanın geçiciliğine takılmamak, zamanın izleri ile baş etmek konusunda takıntılı olarak araştırma yapmama sebep oldu. Sürekli ertelediğim "şimdi", zamanın biyolojik izlerini okuma ve onlarla baş etme arzumu tetikledi. Bu sebeple yirmi beş yılı aşkın süredir ben şu sorunun cevabını arıyorum; *zaman nasıl yavaşlatılır?*

Elinizdeki kitapla işte bu soruya bilimsel olarak nasıl cevap verileceğini ve zamanın biyolojik göreceliğiyle ilgili düşüncelerimde haklı olduğumu göstermeye çalışacağım. Bu satırlar, zamana dair farklı bir algının ürünü…

Ve şu içten inancımı kanıtlamaya çalışacağım: Evet, daha çok vaktim var; çünkü biyolojik olarak hücrelerimdeki zamanı yavaşlatabiliyorum.

İyi haber şu ki bu satırlarda paylaştığım bilgilerle bunu *siz de* yapabileceksiniz.

Zamanı Duraklatmak Mümkün mü?

"Zamanın etkisini hücreler üzerinde azaltmak için ne yapmalıyım/yapabilirim?" sorusunun zihnimin arkasında dönmediği bir gün bile olmamıştır. Yaşamı daha sağlıklı ve uzun hâle getirmenin sırlarını öğrenmek için okudum, yazdım, araştırdım, çalıştım ve pek çok eğitim aldım. Yıllar içinde ise söz konusu sorunun cevabını arama tutkum kendimle inatlaştığım bir tür hırsa dönüştü. Eğitimim sebebiyle araştırmalarımın merkezinde ise hücrelerimiz vardı.

Elinizdeki altıncı kitabımda, peşine düştüğüm bu konunun detaylarını; "Longevity" başlığı altında, uzun ve sağlıklı yaşamın sırlarını ve bunun nasıl mümkün olabileceğini sizlerle paylaşacağım. Üstelik içimdeki ses sadece uzun yaşamakla kalmamamız, ölümsüzlüğü de aramamız gerektiğini fısıldıyor.

Nitekim tarihe göz gezdirdiğimizde insanlığın ölümsüzlük arzusuna hemen her dönemde rastlamak mümkün. Tüm insanlar *Gılgamış Destanı*'ndan bu yana ölümsüzlüğü kovalamış, güç sahibi kişiler bu amaca ulaşmak için çaba sarf etmişler. İşte mumyalanmış firavunlar bu arzunun en güzel antik örneklerinden… Günümüzde ise ölümsüzlük arayışının bir karşılığı kriyoprezervasyon tankları olarak karşımıza çıkıyor. Kriyoprezervasyon, vücutlarının tamamını ya da sadece baş kısımlarını -200C derecelerde dondurarak insanların gelecekteki tıbbi ilerlemeleri beklemelerini, yeniden yaşama dönme şanslarını kaçırmamalarını amaçlayan bir yöntemdir.

Bu hakikaten de şu anda var olan, uygulanan bir yöntem... Eğer isterseniz ve tabii ki ücretini öderseniz sizler de bu hizmetten yararlanabilirsiniz. Henüz dondurduktan sonra çözme işlemi başarıyla gerçekleştirilemese de mantık şu; "Tıbbi ilerlemelerin seni sonsuza kadar yaşatabileceği zamanı yakalama şansına erişmek ister misin, yoksa toprakta moleküllerine ayrılıp çürümeyi mi tercih edersin?" Lütfen şaşırmayın. Bu işleme olan talebin ne kadar çok olduğunu söylesem inanamazsınız.

İnsanlık geçmişte olduğu gibi şimdi ve gelecekte de ölümsüzlüğü aramaya devam edecek. Bu arayışın ardındaki psikolojik faktörler nelerdir, elbette ayrı bir tartışma konusu. Belki de ölmekle barış imzalamamak da zamanla inatlaşmanın başka bir psikolojik sebebi olabilir. Ancak ben, bu felsefi yaklaşımlardan ziyade, pratik çözümlere odaklanan son derece pragmatik biriyim. Benim açımdan olayın mantığı basit; biyolojinin kuralları var ve eğer bu kurallara uymazsak ömrümüz kısalır, kurallara uyarsak sağlıklı yaşarız. Ancak biyolojik sınırlarımızı aşmak için çeşitli çözümler bulmalıyız ki sağlıklı ömrümüzü daha da uzatabilelim.

Peki, biyolojik sınırlarımızı aşan çözümler mevcut mu? Evet, mevcut. Mesela İPS yöntemi. Bu yöntem, hücrelerimizi gençleştirebilir ve "indüklenmiş pluripotent kök hücreler" adı verilen yenilenmiş hücreleri oluşturabilir. Bu sayede elli yaşındaki cilt hücresi yeniden gençleştirilebilir. Bu; "Yamanaka faktörleri" denen, Nobel Ödülü'nü hak eden bir çalışma sonucu bulunmuş faktörlerle mümkün hâle geliyor. İleride tekrar detaylı olarak Yamanaka faktörlerine değineceğim. Bu sadece bir örnek...

Bu kitap boyunca göreceğiz ki ölümle inatlaşan bilim insanları topluluğu, talep etseniz de etmeseniz de, size yaşam sürenizi uzatacak çözümleri sunacak. Hatta düşündüğünüzden çok daha uzun bir yaşamı mümkün kılan çözümler zaten mevcut ancak çoğu henüz laboratuvar aşamasında olduğundan şu an için sizin haberiniz yok. Ama sadece şu an için... Laboratuvarlarda titizlikle üzerinde çalışılan bu çözümler, henüz genelgeçer bilgiye dönüşmese de, bu alana gönül verenler olarak bizler bunların artık insanlar üzerinde de uygulanabilir hâle gelmesini bekliyoruz. Ve inanın, bu durum da çok uzun sürmeyecek.

İşte bu çözümler, araştırmalar aslında "Longevity bilimi" olarak adlandırılan bir alanın oluşmasına katkı sağlıyor.

Longevity biliminin iki temel kabulü var:

1. *Yaşlanmak hastalıktır.*
2. *Yaşlanmak yavaşlatılabilen, durdurulabilen, geri çevrilebilen bir olaydır.*

Evet, geri çevrilebiliyor.

İşte bahsettiğim şahsi takıntım, yıllarca üzerine çalıştığım alan artık herkes nezdinde normal bir bilim dalı hâline geldi ve ben de bu işin uzmanıyım. Umuyorum ki bu kitapla sizler de yaşlanmanın yavaşlatılabilen, durdurulabilen ve hatta geri çevrilebilen bir olgu olduğunu kavrayacaksınız. Dahası yeni bilgiler edindikçe daha fazlasını öğrenmeye ve bir an önce kendi Longevity Planınızı oluşturmaya hevesli olacaksınız.

Emin olun, yaşlanmak kader değildir.

Giriş
LONGEVITY NEDİR VE NEDEN LONGEVITY BİLİMİNE İHTİYAÇ VAR?

You can live enough to live forever.
Ray Kurzweil

Yaşlanmayı Yeniden Düşünmek: Longevity Felsefesi

Evet, sağlıklı yaş alma ve ömrü uzatma meselesinin bir felsefesi bulunmaktadır. Temelde amacı, insanların tüm hastalıklardan kurtulmuş bir dünyada yaşamalarını sağlamaktır. Bu mantığın yaklaşımı oldukça basittir: Şayet hastalıklı insan yoksa tedavi edilmemiş, iyileşememiş, hasta kalmış insanlar da olmayacaktır. Bu durumda, kişiler arasında yeterli ya da yetersiz tedaviye erişim farkı ortadan kalkar. Dolayısıyla *sağlık eşitsizliği söz konusu olmaz.*

Hastalıklardan kökten kurtulabilmek için tek tek tedavi yöntemlerini bulmak ya da bulunmasını beklemek şüphesiz çözüm için gidilecek tek yol değil. Zaten yıllardır bu yolda ilerliyoruz. Örneğin hâlâ Alzheimer'a veya kansere çare arıyoruz. Ancak şunu gözden kaçırmamak gerek; tüm hastalıkların ortak bir noktası vardır: Yaş ilerledikçe oluşma olasılıklarının artması. Bu hastalıklara sahip kişilerin en belirgin ortak noktası ise

11

yaşlarının genç olmamasıdır. İşte Longevity bilimi felsefesinden bahsettiğimde aslında musluğun başını erkenden sıkı tutmaktan bahsediyorum. Longevity felsefesi, hastalıkları tedavi etmek yerine, onların ortaya çıkış olasılığını baştan azaltmayı savunur. Musluğu baştan sıkmak gibidir; suyun taşmasını beklemek yerine, akışını kontrol altına almaktır. Şüphesiz Alzheimer olanı tedavi etmek için milyarlarca dolar harcamaktansa, Alzheimer olma ihtimalinin düşük olduğu yaşlarda park etmenin yolunu aramak daha mantıklı...

Sağlık Harcamalarını Azaltmanın Yolu: Hastalıkları Önlemek

Sağlık sektöründe hastalıkların tedavi sürecinin ekonomik boyutu büyük önem arz ediyor. İnsanlar ve hükümetler sağlık sigortaları için ciddi yatırımlar yapıyor. Örneğin bir kişi, sağlık sigortası için ayırdığı paranın gençken en fazla %20'sini kullanır. Çünkü o yaşlarda oldukça az hastalanır. Ama kişinin seksen beş yıllık ömrünün ilk altmış yılında sağlık sigortasından harcanan bu %20'lik bütçenin geri kalan %80'i ömrünün son yirmi yılı içinde harcanır. Yani altmış-altmış beş yaşından sonra. Üstelik çoğu zaman hayat boyu birikmiş sigortanın son on-yirmi yılda %80'inin harcanması da hastanın iyileşmesine veya yaşam süresinin önemli ölçüde uzamasına her zaman katkı sağlamaz, hasta çoğu senaryoda kaybedilir.

Dolayısıyla devletler ve sigortalar artık şu konu üzerinde düşünmeye başladı: Eğer bu %80'lik bütçeyi, altmış yaş öncesi kişilerde yaşlanmayı yavaşlatmaya harcarsak, yaşlılık dönemindeki hastalıkları azaltabilir miyiz? Böylelikle insanların yaşlılık dönemlerinde sağlık masraflarını azaltabilir miyiz? Seksen beş yaşına kadar yaşayan birinin son on-yirmi yılını, masraflı tedavilere muhtaç bir şekilde hastalanarak geçirmesi yerine, o kişinin seksen dört yaşına kadar sağlıklı yaşamasını sağlayabilir miyiz?

Ayrıca şayet Longevity bilimi sayesinde bir kişinin emeklilik yaşını ileri çekmeyi başarıp kendisini bir yıl daha sağlıklı ve üretken kılabilirsek bunun ülke ekonomisine katkıları ne olur? Bir yıl daha verimli çalışabilen bir kişinin ülke ekonomisine sağlayacağı katkıyı düşünün. Eğer bir insanın yaşamının son yılları masraflı tedaviler yerine sağlıklı şekilde geçirilebilirse şüphesiz bu hem birey hem de toplum için büyük bir kazanç olacaktır. Bu açıdan bakıldığında Longevity biliminin önerdiği sağlıklı yaşam tarzı, sadece bireysel bir tercih değil, aynı zamanda ekonomik bir zorunluluk hâline geliyor.

Bu hesaplamalar çoktan yapıldı bile. Sonuçlar ise oldukça çarpıcı... Bu sebeple hızla popülerlik kazanan Longevity tıbbı gündemde ve büyük yatırımlar alıyor. Üstelik sağlık sektörünün ve devletlerin menfaatlerine de sizi uzun yaşatmak uygun geliyor, aslında bu bir nevi kazan-kazan durumu. Ancak sadece uzun yaşamak değil, ömrünüzün sağlıkla uzaması asıl mühim olan. İşte Longevity bilimi, ömrün uzunluğu ile sağlıklı bir ömrün uzunluğu arasındaki farkı da vurguluyor.

Lifespan-Healthspan

Peki, nedir ömrün uzunluğu ile sağlıklı bir ömrün uzunluğu arasındaki fark diye sorabilirsiniz. Burada bilim dünyasında öne çıkan iki önemli kavramı sizlere aktarmak istiyorum; *lifespan* ve *healthspan*.

Lifespan; "yaşam süresi" anlamına gelir.

Healthspan ise "yaşamın sağlıklı geçen kısmının süresi"dir.

İşte Longevity biliminde amaç yaşamın sağlıklı evresini olabildiğince uzatabilmektir. *Healthspan* süresi uzadıkça hastalıklar azalır, devletlerin maliyetleri azalır, insanların iş verimi artar.

Burada Longevity kavramının arsız bir hayatta kalma yaklaşımı olmadığını anlamak önemlidir; hayatın sağlıklı ve verimli kısmını uzatmayı da hedefler. Elbette kimse yüz yaşına kadar yaşayıp da son yirmi yılını ah'layıp vah'layarak geçirmek istemez. Zaten bu kitabı okuyanlardan, "Ben o kadar uzun yaşayıp da ne yapacağım?" diyenler genellikle kendilerini ileri yaşta ah'layıp vah'layan bastonlu dedeler/nineler olarak hayal ettikleri için böyle bir yaşamı istemezler.

Onlara bir haberim var; şu andan itibaren aşina olduğumuz dedelik-nineliğin modası geçti, günümüz tabiriyle *out* oldu. Bizler öyle yaşlanmayacağız. Aslında sıkı durun, bu kitabı okuyan *hiç kimse* eski usul yaşlanmayacağını öğrenecek. Bundan nasıl bu kadar emin olabildiğimi düşünebilirsiniz. Elbette bilimsel çalışmaların ışığında...

Asla yaşlanmayacağımız, mevcut yaşımıza park edeceğimiz günler hakikaten uzak değil. Gelin şimdi bunun nasıl olacağına bakalım.

Yaşlanmayı Geride Bırakmak: *Longevity Escape Velocity*

Longevity Escape Velocity (LEV), yani "biyolojik yaşlanmadan kaçış hızı"dır. Tıpkı şu örnekteki gibi; roketlerin uzaya çıkabilmek için yerçekimi kuvvetinden sıyrılmaları gereken minimum bir hız eşiği vardır, ancak bu eşiği aşınca yerçekiminden kurtulabilirler. İşte LEV de yaşlanmadan kaçınılacak o eşiği aşma zamanını ifade eder. Diğer bir deyişle, yaşlandığınızı hissetmeyeceğiniz zaman dilimidir. Örneğin 2024 yılı 365 gün sürerken biyolojik yaşınızın sadece 364 gün yaşlandığını düşünün; gerçek zamanın altında yaşlanmışsınızdır ve zamanın ilerleyişini geride bırakmışsınızdır. Diğer bir deyişle, ne zaman ki biyolojik yaşlanma hızı takvim zamanından geri kalır; o zaman biyolojik yaşlanmadan kaçış hızı yakalanır.

Peki, bilim bu noktaya ne zaman ulaşabilecek? Bilim insanları, Longevity biliminin gelişme hızına bağlı olarak, bu eşiğin altı yıl gibi kısa süre içerisinde aşılacağını öngörüyor. Elbette bu öngörü, bilimin mevcut gelişme hızına dayanarak yapılan bir tahmindir.

Peki, LEV başarıldığında ne olacak? Bu eşik bir kere aşıldığında kronolojik yaşımız ilerlese de biyolojik yaşımız sabit kalacak. Diyelim ki bu eşik şu anda (2024 yılında) aşıldı; o zaman biyolojik olarak 2024'te sabit kalacağımızı söyleyebiliriz. Takvimler 2025, 2026, 2027, 2028'i gösterse bile biz biyolojik olarak 2024'te kalacağız. LEV'in başarıldığı gün nasılsak o şekilde yaşlanmaksızın yaşamımızı sürdürebileceğiz. Harika bir haber değil mi?

Ama bu güzel haber bile yetmez; haberin daha iyi kısmı, belirli bir biyolojik yaşta sabitlendikten sonra, bilim insanları bu kez de o tarihten geriye doğru gençleşmenin mümkün olabileceğini iddia ediyor.

Filmi Geriye Sarmaya Ne Kadar Var?

Bilim insanlarının bir sonraki tahmini ise mevcut yaşlanmanın da tersine döndürülebileceği tarih üzerine... Şimdiye kadar %80 doğrulukla gerçekleşen bilimsel öngörülerin ışığında fütüristik bilim insanları, bunun gerçekleşeceği tarih için 2045'leri işaret ediyor ve 2045'te yaşlanmanın tersine döndürülebileceğini iddia ediyorlar.

Matematiğimizi yapalım: 2024'e altı yıl eklediğimizde 2030'a varırız. Demek ki 2030 yılına geldiğimizde biyolojik olarak ne durumdaysak o yaşta sabitleyeceğiz. Biyolojik yaş ileri gitmeyecek. Bu şekilde on beş yıl boyunca aynı biyolojik yaşta kalacak ve 2045'te ise bu yaştan geriye doğru gençleşebileceğiz.

Bu hesaplamaya göre, bu kitabı okuyan kimse hakikaten de klasik nine-dede olmayacak. Dolayısıyla elinizdeki çalışma, sadece önümüzdeki altı yıl boyunca kendimize dikkat etmeyi öneren bir el kitabı... Kitap boyunca bunun nasıl mümkün olacağını göreceğiz.

Sizler bu işin gerçekleşebileceğine ikna olduğunuzda önümüzdeki altı yılı minimum hasarla geçirmek isteyeceksiniz. Çünkü takvimler 2030'u gösterdiğinde hangi durumda olursanız o şekilde kalacaksınız. Bu kitap, o zamana en az zararla, minimum yıpranarak gitmek ve en sağlıklı hâlinizle ulaşmak, o güne olabilen en genç hücrelerle varabilmek için rehberiniz olacak. Kitabın odak noktası, biyolojik yaşlanmayı sabitleyeceğimiz güne gelene dek önümüzdeki altı yıl boyunca mümkün olan en genç versiyonumuza geri dönmektir.

Bu nedenle kitaptaki bilgiler işin mantığını kavramamıza ve geçmiş hatalarımızı düzeltmemize yardımcı olacak. 2030'a gelip de biyolojik olarak yerinde saymaya başladığımızda şu anki durumumuzdan daha iyi bir hâlde olmanın yollarını gösterecek.

Haydi hazırlanın, filmi geri sarıyoruz.

Birinci Bölüm

LONGEVITY BİLİMİNE GİRİŞ

I don't want to achieve immortality through my work;
I want to achieve immortality through not dying.

Woody Allen

Yaşlanmak, Bütün Hastalıkların Kaynağı Olabilir mi?

Google'a kaç çeşit hastalık olduğunu sorsanız size dünyada yaklaşık sekiz bin ayrı hastalık olduğunu söyler. Çoğu kişi bu hastalıklar arasında sık rastlanılanları ve ölüm nedeni olarak en üst sıralarda yer alanları aşağı yukarı sayabilir. Bu listeye genellikle kalp hastalıkları, çeşitli kanser türleri gibi hastalıklar dâhildir. Ancak ölüm nedenleri listesinin en başında yer alan faktör "yaş"tır. Yani yaşlanma ve yaşlılıkla ilişkili hastalıklar... Kanser, kalp hastalıkları, demans gibi liste başı birçok ciddi hastalığın en büyük ortak noktası "ileri yaş"tır ve yaşlandıkça hastalıklara yakalanma ve ölüm riskimiz artar. Bu yüzden, yaşlanma sürecinin kendisi, hastalıkların ve ağır sağlık sorunlarının ana nedeni olarak görülebilir.

İşte bu basit istatistiği göz önünde bulundurarak sağlık alanında yeni bir yaklaşıma ihtiyaç duyduğumuz söylenebilir. Söz konusu yeni sağlık yaklaşımı "Longevity" bilimi, bireysel hastalıkları tedavi etmekten öte, hastalıkların henüz ortaya çıkmadığı bir gençlik hâline dönüşü hedefler.

Bu yeni tıp yaklaşımı, yaşlılığı bir hastalık olarak ele alır. Fakat bu, yaşlı olmanın kötü olduğu anlamına gelmez. Aksine, yaş almak ve daha uzun süre hayatta kalmakta elbette bir sorun yok; zaten hedefimiz daha uzun ve sağlıklı bir yaşam sürmek... Seksen yaşını görmeyi değil, yüz on yaşına sağlıklı bir şekilde ulaşmayı hedeflemek... Seksen yaşındaki birine "yaşlı" demek yerine, "genç" diyebilmek... Aslında buradaki temel amaç, *yaş alma ile yaşlanma arasındaki farkı anlamak ve yaş alırken yaşlanmamaktır.* Bunu sağlamak için bilimin yol gösterdiği sağlıklı yaşam stratejilerini takip etmeliyiz.

Yaşlanmamak Gerçekten Mümkün mü?

Biyoloji, belirli kurallara tabi bir bilimdir. Bu kurallara uygun yaşamak biyolojik bütünlüğümüzü korurken kurallara uymamak bütünlüğü bozar. Bedenimiz, hücrelerimiz, hatta atomlarımız bu biyolojik kurallar dâhilinde işlev görür. Gelişmiş tıp bize hücre düzeyinde işlerin nasıl iyi gidebileceğini ya da nasıl bozulacağını gösterir. *Biyolojide zaman göreceli bir kavramdır* ve dış zamandan farklı olarak, daha hızlı veya daha yavaş ilerleyebilir. İşte bilimin asıl derdi, biyolojik zamanı yavaşlatırken takvim yaşını uzatmaktır ve bu, doğadaki bazı canlılar tarafından zaten gerçekleştirilen bir olgudur. Hakikaten de doğada yaşı ilerlediği hâlde biyolojik olarak yaşlanmayan canlılar vardır.

Bilim insanları ömrünün son ânına kadar yaşlanma belirtileri göstermeyen ve diğer türlerine göre uzun yaşayan söz konusu canlıları inceleyerek bu konuda ilerleme kaydetti. Teknoloji ve yapay zekânın gelişimi de bu araştırmalara ivme kazandırdı. Öyle ki uzun ve sağlıklı yaşamı destekleyen moleküllerin araştırılma süreci, yapay zekânın katkısıyla çok daha hızlı ilerliyor. On binlerce molekül bilgisayar simülasyonları aracılığıyla hızla taranabiliyor. Neyin işe yarayıp neyin yaramadığı bu sayede hızla gözlemlenebiliyor. Bu tespitin hızlanması da ilaç firmalarının bu alana olan ilgisini artırıyor.

Eğer günün birinde FDA (*U.S. Food and Drug Administration*- Amerikan Gıda ve İlaç Dairesi), "Yaşlılık hastalıktır," diye kabul ederse o zaman ilaç firmaları hastalık tedavi etmekten çok yaşlılığı engellemek üzerine ilaç geliştirmeye yönelecek. Şunu söyleyebilirim; ne zaman ki ilaç firmaları yaşlanmayı durdurma hedefiyle ilaç geliştirmeye başlarsa o zaman Longevity dünyasına çok büyük oyuncular katılacak. Bu da Longevity dünyasına büyük bir ivme kazandıracak.

Uzun Ömür Obsesyonu

Yaşlanmaktan kaçınma arzusundan ölmek istememeye kadar uzanan geniş bir yelpazede, Longevity konusu birçok insan için bir obsesyon hâline geldi. Pek çoğunuzun sosyal medyadan bildiği üzere Bryan Johnson, kendini bir sağlık kobayı gibi kullanıp akla gelebilecek her türlü şeyi deniyor. Mesela günlük olarak yüzden fazla vitamin alıyor, yemek saatini sabah 11.00'de bitiriyor, her an kan verip tüm sağlık değerlerini kontrol ediyor ve otuz kişilik bir doktor ekibiyle yaşıyor. Üstelik bu sadece göz önünde olduğu için bilinen bir örnek... Hayatını bu yaklaşıma uygun olarak sürdüren insanların sayısı giderek artıyor. Ölüme karşı olan bu insanların bir kısmı kendilerini transhümanist olarak konumlandırıyor. Yani insan olmanın da ötesinde...

Peki, bu konu neden bu kadar cazip hâle geldi? Çünkü bir hayalden ibaret değil, mantıklı bir temeli var. Söz konusu mantık, biraz önce LEV ile açıkladığım konuyu da içeriyor. Eğer bir yıllık kronolojik yaşlanma tam olarak bir yıl bir gün olarak geri çevrilebilirse işte o zaman yaşlanma eşiğini atlayacağız. Bilimsel öngörülere göre 2030'da bu noktaya gelineceğini söylemiştik. Birçok insanın da tekrarladığı ana argümanımız işte burada devreye giriyor: O güne dek *ölme yeter!*

Ölme Yeter!

Yaklaşık on yıl içinde yaşlanma hızının üzerinde gençleşme sağlanabileceği öngörüsüyle gündeme düşen yeni argümanımız artık, "O güne kadar ölme yeter," oldu. Peki ama bu nasıl mümkün olacak? Cevap, önümüzdeki on yılı Longevity tıbbına odaklanarak yaşamakta yatıyor. Bu yaşam tarzı zaten sağlıklı beslenmeden düzenli uykuya kadar bilinen sağlık önerilerinin %90'ını kapsıyor. Buradaki yeniliğin tek farkı, bu önerilerin hasta olmadan önce de hayatımıza entegre edilmesi gerektiğidir.

Her zaman her yerde verdiğim, "Diyabetiniz olmasa bile sanki diyabetiniz varmış gibi beslenin," tavsiyesinde olduğu gibi, çözümün büyük kısmında iş size düşüyor. Asıl mesele, vücut makinemizi yıpratmadan nasıl verimli kullanacağımızın yollarını öğrenmekte.

Bilimsel kanıtlar artık genetik bahaneleri geride bırakmamız gerektiğini gösteriyor. Sağlığımızı belirleyen şey genler değil, genlere gönderilen sinyallerdir. Yaşam şeklimizde iyi ya da kötü her seçimimiz, potansiyel genetik zayıflıklarımızı etkileyebilir. Artık odak, genetikten önce gelen bir mesele olan, mitokondrisinden lizozomuna kadar hücre metabolizmasına kaydı. Günümüzde hücrelerin metabolik verimliliklerinin gençlikteki gibi olması için neler yapmamız gerektiğine dair çalışmalar yapılıyor.

Gelecek teknolojiler, yaşlanma karşıtı tedaviler, erken teşhis yöntemleri gerçekten çok heyecan verici... Yapay zekâyla tüm çalışmalar hızlandı, yıllar alan araştırmalar artık saatler içinde tamamlanabiliyor demiştik. Ben biyolojik yaşlanmanın durdurulacağına ve bunun da hakikaten on yıl içinde gerçekleşeceğine eminim.

Şu an bile yapılan pek çok şey var ancak ülke regülasyonları henüz bu yenilikleri halka sunmuyor. Burada sizlere henüz duyulmamış söz konusu çarpıcı gelişmelerden birkaç örnek vermek istiyorum: Tanıdığım bir bilim kadını, hiç spor yapmadan mRNA teknolojisiyle kas gelişimini sağlayan bir gen tedavisini denedi ve sonuçlar şaşırtıcıydı; vücudu spor salonlarında yıllar harcayan kişiler kadar gelişmişti. Bir diğer kişi ise zekâsını yükseltmek için beyne burundan verilen bir spreyle henüz deney aşamasındaki bir molekülü uyguladı. İşte bu örnekler, araştırmaların nereye gittiğini ve treni kaçırmamamız gerektiğini gösteriyor.

Görünen o ki kimse artık kanser veya demanstan korkmayacak, artık herkes yaşlanma hızını kesmeye çalışacak. Hasta olmadığı için konuyla ilgilenmeyip mutlu mutlu ortalarda gezen kişiler, sağlıklı kalma yarışına girmek durumunda kalacak.

Sağlıklı ve yavaş yaşlanan hücrelerle bezeli bir vücuda sahip olmak hepimizin doğuştan hakkıdır ve sizin de bu yarışta yerinizi almanızın vakti geldi de geçiyor.

Yaşlanmak Zorunda mıyız?

Tüm canlılar yaşlanmak zorunda mı? Değil ama bize yaşlanmanın kaçınılmaz olduğunu kabul etmemiz öğretildi. Bu konuda yapabileceğimiz hiçbir şey olmadığını, zihinlerimizin ve bedenlerimizin iflas edeceğini kabul etmeye teşvik ediliyoruz. Toplum, yaşa bağlı hastalıkların artan riskinin hayatın sadece bir parçası olduğu ve bunu kabul etmemiz gerektiği fikrini bize aşılamaya çalışıyor. Aslında bu fikir kültürümüze ve toplumumuza o kadar derinlemesine yerleşmiş durumda ki nadiren durup şu soruyu sormaya cesaret edebiliyoruz: *Gerçekten yaşlanmak zorunda mıyız?*

Yaşlanmayı yavaşlatmak, hatta tersine çevirmek mümkündür. Şimdi yaşlanmanın neden kaçınılmaz olmadığını açıklamak için gerçek hayattan bazı hayvan örneklerine göz atalım ve yaşlanma sorununu çözmüş bu hayvanları tanıyalım.

Yaşlanmayan Hayvanlar

Doğa gerçekten çok ilginç yeteneklere sahip canlılarla doludur. Nitekim hem uzun yaşayıp hem de ömürlerinin son gününe kadar sağlıklı ve genç biyolojide kalabilen beyaz tüysüz farelerin sırları yavaş yavaş ortaya çıkıyor. Beyaz tüysüz farelerin yapabildiklerini anlamak, yaşlanmanın mevcut algısını sorgulamamıza ve potansiyel olarak insan yaşlanmasını yavaşlatma veya durdurma konusunda yeni yaklaşımlar geliştirmemize yardımcı olabilir.

Bazı canlı türleri, beyaz tüysüz fareler örneğinde olduğu gibi, hakikaten son derece uzun süre yaşar.

- Kaba gözlü kaya balığı   205 yıl
- Dev Aldabra kaplumbağası   255 yıl
- Deniz lalesi   60-80 yıl
- Tatlı su inci midyesi   210-250 yıl
- Quahog deniz tarağı   507 yıl
- Grönland köpek balığı   400 yıl

Bu hayvanların etkileyici ömür sürelerine imrenmemek mümkün değil. Ancak asıl hayranlık uyandıran, ne kadar yaşarsa yaşasın yaşam boyu genç kalmayı başaranlar... Bazı hayvanlar yaşlanmaz. Bu canlılar yaşlanmanın kaçınılmaz olduğu fikrini sarsan birkaç türdendir. Yaş ilerledikçe güç, hareketlilik, duyusal kapasite veya üreme yeteneklerinde bir azalma görülmez. Dahası yaşla birlikte artan ölüm oranlarından etkilenmezler.

Örneğin ıstakozlar... Istakozlar bizim gibi yaşlanmaz. Aktif kalmaya ve genç ıstakozların yaptığı gibi büyümeye ve üremeye devam ederler. Bu şanslı ıstakozlar için hayat, yaşa bağlı hastalıklardan ölme endişesi olmadan normal şekilde akar. Başarılarının sırrı, DNA'larını onarmada ne kadar iyi olduklarında yatıyor. Bu da kansere ve genel olarak yaşlılığın diğer etkilerine karşı çok daha dirençli hâle gelmelerini sağlıyor. Nasıl mı? Tıpkı bizim gibi, ıstakoz hücrelerinin de kromozomları, genetik materyallerinin bir kısmını veya tamamını içeren uzun DNA molekülleri vardır. Kromozomlar, tekrar eden DNA dizilerinden oluşup "telomer" adı verilen özel kapaklarla korunur. Hücrelerimiz bölündükçe ve biz yaşlandıkça bu kapaklar zamanla aşınır; bu noktada hücre bölünmeyi durdurur ve ölür. İleride değineceğim üzere, bu telomer kaybının yaşlanmamızın nedenlerinden biri olduğuna inanılıyor. Ancak ıstakozlar, hücrelerinin "telomeraz" adı verilen bir enzime erişimi olduğu için bu sorunu aşabiliyor. Bu enzim, hücrelerin her bölündüklerinde koruyucu kapağı doldurarak kayıp telomerleri değiştirmelerini sağlar. Bu sayede ıstakozlar, yeni hücreler yapmaya devam edebilir.

Bizde de telomeraz var ama hücrelerimizin çoğunda buna erişim kapalı... Kanser hücreleri, ölümsüz olmak ve durmadan bölünmek için telomerazı kullanır; bu yüzden bu durumun kanser önleyici bir güvenlik önlemi olduğu düşünülüyor. Ancak ne hikmetse ıstakozlar sadece telomerazı açmayı başarmakla kalmadı, aynı zamanda kanser riskinden kaçınmanın bir yolunu da buldu.

Yaşlanmayan türlerin bir başka örneği de çıplak kör farelerdir. Bu hayvanlar, diğer kemirgenlerin çoğundan çok daha uzun bir yaşam süresine sahiptir; çünkü yalnızca iki üç yıl yaşayan diğer kemirgenlere kıyasla otuz yıldan fazla yaşayabilirler. Yaşlanmayı insanlar gibi deneyimlemezler; yetişkin yaşamları boyunca aktif, güçlü ve doğurgan kalırlar. *Bizim için ölme riski kırk yaşından sonra her sekiz yılda bir ikiye katlanırken* çıplak kör farelerde bu riskte bir artış görülmez, her yaşta benzer bir risk seviyesi korunur. Bunun nedeni muhtemelen çıplak kör farelerin üstün DNA onarım sistemlerine sahip olmasıdır. Ancak son dönem araştırmalar bu hayvanların gençlik sırlarının başka yönlerini de ortaya koydu. İleride bu konuya daha detaylı değineceğiz.

Yukarıda bahsi geçen hayvanlar yeterince ilginç değilse gelin şimdi hidrayı tanıyalım. Bazı hayvanlar biyolojik olarak ölümsüzdür. Hidra da temelde biyolojik olarak ölümsüz bir hayvandır. Adını Yunan mitolojisindeki deniz canavarından alan bu minik su yaratığı, tıpkı mitolojik adaşı gibi kendini yenileyebilir. Küçük parçalara ayrılsa bile tamamen kendini yenileme yeteneğine sahiptir. Günler içinde küçük bir hidra parçası tam bir hayvana dönüşebilir! Hidranın kök hücreleri, zamanla kademeli olarak bozulmak yerine, süresiz olarak kendini yenileme kapasitesine sahiptir. Bu, solucanlardan insanlara kadar hayvanlarda bulunan ve hücrelerin yaşam süresini düzenlemede rol oynayıp "FoxO genleri" adı verilen belirli bir dizi gen sayesinde mümkündür. Hidranın kök hücrelerinde FoxO gen ekspresyonunun fazla olduğu görülüyor. Nitekim araştırmacılar FoxO genlerinin işlevini engellediğinde bir hidranın hücrelerinin yaşlanma belirtileri göstermeye başladığını ve artık daha önce olduğu gibi yenilenmediğini ortaya koydu.

Her şeyin nasıl işlediğini hâlâ tam olarak bilmiyoruz ancak bu genlerin hidranın sonsuz gençliğini korumada açıkça önemli bir rol oynadığını biliyoruz. Hidranın yaşlanmadığını ve ideal koşullarda tutulursa sonsuza kadar yaşamaya devam edebileceğini gösteren bir dizi çalışma yapıldı. Öyle ya da böyle bir hidra, hücrelerinin tamamını birkaç haftada bir değiştirebilir; bu da hasarlı veya eski hücrelerin çıkarılmasına olanak tanır. Her geçen yıl ölme ihtimali insanlarda olduğu gibi artmaz ve doğurganlık, yaşı ne olursa olsun yüksek kalır. İmrenmemek elde değil. Yine de hidradan daha iyisi de var.

Bugüne kadar "biyolojik olarak ölümsüz" olarak adlandırılan tek bir tür var: denizanası Turritopsis dohrnii. Bu küçük, şeffaf hayvanlar dünyanın dört bir yanındaki okyanuslarda yaşar ve yaşam döngülerinin daha erken bir aşamasına dönerek zamanı geri çevirebilirler.

Diğer denizanalarının çoğu için yolun sonunun geldiği anlamına gelen açlık veya yaralanma gibi stres faktörleriyle karşı karşıya kaldığında bu denizanası için durum farklıdır. Stres altında küçük bir doku damlası hâline geri dönebilir ya da yaşamın cinsel açıdan olgunlaşmamış polip evres ne dönebilir. Bu biraz bir kelebeğin yeniden tırtıla ya da bir kurbağanın yeniden iribaşa dönüşmesine benzer. Elbette Turritopsis dohrnii gerçek anlamda "ölümsüz" değildir. Hâlâ yırtıcı hayvanlar tarafından tüketilebilir veya başka yollarla öldürülebilirler Ancak strese tepki olarak yaşam evreleri arasında ileri geri geçiş yapma yetenekleri teoride sonsuza kadar yaşayabilecekleri anlamına gelir.

Peki, biz bu hayvanlardan daha uzun ve sağlıklı yaşamayı öğrenebilir miyiz? İnsanlar için de sonsuz gençliğin anahtarını taşıyor olabilirler mi?

İnsanlarda yaşlanmanın hâlâ tam olarak anlayamadığımız birçok faktöre bağlı olduğunu biliyoruz. Belki hakikaten de diğer türlerde gözlemlenen yaşlanma süreçleri bu konuda daha fazla bilgi edinmemize yardımcı olabilir. Ancak önce yaşlanmanın ne olduğunu anlamamız gerekiyor.

Sahi, biz neden yaşlanıyoruz?

İkinci Bölüm
YAŞLANMA MEKANİZMALARI

The idea is to die young as late as possible.
Ashley Montagu

Yaşlanma Nedir? Niye Yaşlanıyoruz?

Yaşlanma, "fizyolojik bütünlüğün ilerleyici kaybıyla karakterize olup, işlev bozukluğuna ve ölüme karşı hassasiyetin artmasıdır," diye tanımlanır. Özetle, kişiyi ölüme karşı hassaslaştıran bozulmalar bütünüdür. "Bu bozulma kanser, diyabet, kardiyovasküler bozukluklar ve nörodejeneratif hastalıklar dâhil olmak üzere başlıca 'insan patolojileri' için birincil risk faktörüdür," diye devam eder tanım.

Son zamanlarda yaşlanma üzerine benzeri görülmemiş derecede ilerleme kaydeden araştırmalar, yaşlanma hızının, genetik yollar ve biyokimyasal süreçler tarafından kontrol edildiğini gösterdi. Ancak, "Niye yaşlanıyoruz?" sorusuna cevap aranırken yanıtı teke indirgemek mümkün olmadı. Söz konusu araştırmalar, memeli yaşlanmasına özel vurgu yaparak, farklı organizmalarda yaşlanmanın ortak paydalarını temsil eden, İngilizcesi *the hallmarks of aging* olarak aktarılan on dört farklı yaşlanma belirteci tespit etti. Üstelik farklı başlıklar olsa da, vücutta tüm hücresel

27

işleyiş iç içe geçtiği için, bu on dört yaşlanma belirtecinden her biri diğerinin de ya sebebi ya da sonucu...

İşte bu on dört başlık, bize hücrelerin neden yaşlandığını ve genç hücre ile yaşlı hücreyi birbirinden ayıran özellikleri farklı biyokimyasal mekanizmalarla anlatıyor.

Peki, hangi özelliklere sahip bir hücre yaşlıdır, hangisi gençtir? Gelin bu ayrımı yapabilmek ve sebebi anlayabilmek için söz konusu mekanizmaları tek tek inceleyelim.

Yaşlanma Belirteçleri

Yaşlanma konusu bu kadar çok gündemde olmasına rağmen, insanların yaşlanmanın gerçek doğasını tam anlamıyla anlamadan hareket etmeleri elbette oldukça şaşırtıcı... Ağrılar, enerji kaybı, sağlık ve hareketlilikte azalma, kırışıklık, beyaz saç gibi faktörler genellikle yaşlanmaya eşlik eder ancak bunlar yaşlanmanın nedenleri değil, semptomlarıdır. Basitçe ifade etmek gerekirse yaşlanma; doğrudan hasar, hücresel atık birikimi, hatalar ve kusurlu onarımların yanı sıra vücudun bu durumlara verdiği tepkileri içeren bir dizi süreçtir. Bu süreçler, yaşlanmanın tanıdık belirtilerine ve nihayetinde yaşa bağlı hastalıkların gelişmesine yol açar ki bunlar da bizi öldüren faktörlerdir.

Birden fazla yaşlanma teorisi bulunmakla birlikte, en popüler ve en çok desteklenen teorilerden ilki, yaşlanmayı dokuz farklı kategoride tanımlayan ve bu kategorilerin yaşla beraber artışını ve birbiriyle nasıl etkileşime girdiğini açıklayan 2013 tarihli bir makaleye dayanır (bu dokuz maddeye daha sonra yenileri de eklendi).

Yaşlanmanın Dokuz Nedeni

1. **Genomik İstikrarsızlık** - Hücreleri mutasyona uğratan ve potansiyel olarak kansere ve diğer zararlı hücre davranışlarına neden olabilen DNA hasarı.

2. **Epigenetik Değişiklikler** - Genlerde değişiklik yokken hücreleri eski ve daha işlevsiz hâle getiren gen ifadesindeki değişiklikler. Yani DNA aynıdır ama okunmasında farklar vardır.

3. **Telomer Aşınması** - Kromozomlarımızdaki koruyucu başlıklar aşınır, bu da doku rejenerasyonunun kaybına yol açar. DNA'nın kendini kopyalamasında bir sınır oluşur.

4. **Proteostaz Kaybı** - Verimli protein oluşturma kaybı yaşanır ve hücresel atık birikimi söz konusu olur. Basitçe, hücre çöpleri birikimidir.

5. **Mitokondriyal Disfonksiyon** - Serbest radikaller ve oksidatif stres hasarı mitokondriyal mutasyonlara ve enerji üretiminin başarısızlığına yol açar. Basitçe, enerji üretimi yetersizlikleridir.

6. **Düzensiz Besin Algılama** - Besinlere, hücre büyümesine, enerji kaybına ve diğer hücresel işlevlere uygun tepkinin başarısızlığıdır. Basitçe, vücuttaki besin malzemesinin türünü ve miktarını algılamada yetersizlik olarak aktarılabilir.

7. **Hücresel Yaşlanma** - Yıpranmış, hasarlı hücreler birikerek kronik inflamasyona ve doku rejenerasyonunun kaybına yol açar. Bu konuya "zombi hücreler" diyeceğiz.

8. **Kök Hücre Tükenmesi** - Kök hücrelerimizin tükenmesi nedeniyle hasarlı dokuları yenileme yeteneğinde kayıp oluşur. Eskiyi yenilemek için elde taze malzeme kalmaması durumudur.

9. **Değişmiş Hücreler Arası İletişim** - Kronik inflamasyona ve işlevsiz hücre davranışına yol açan hücreden hücreye iletişimin bozulması, hücrelerin birbiriyle eskisi kadar net iletişim kuramamasıdır.

Bu çerçeveler, araştırmacılara yaşa bağlı hastalıkları önlemek için söz konusu yaşlanma süreçlerine nasıl doğrudan müdahale edebilecekleri konusunda fikir verir. Yaşlanma süreçleri yaşa bağlı her hastalığın temelidir. Hücreleri yaşlandıran alta yatan hasarın onarılması ile doku ve organların biyolojik olarak daha genç ve sağlıklı tutulması, böylece yaşlılık hastalıklarının önlenmesi veya tersine çevrilmesi mümkün olabilir. Bunun için de yaşa bağlı hastalıkları önlemek adına yaşlanmanın bu dokuz "ayırt edici özelliğini" tedavi etmek gerekir.

Şu anda yaygın olarak kullanılan yaklaşım şu şekildedir: Bir hastalık ortaya çıktığında doktorlar tıbbi cephanelikteki her şeyi kullanarak hastalığa müdahale eder ve hasta bir sonraki hastalık ortaya çıkana kadar yaşamına devam edebilir; ardından bu süreç tekrarlanır. Ancak yaşlılıkla ilişkili kronik hastalıkların tedavisi söz konusu olduğunda semptomlara yönelik tedavi yaklaşımı uygun bir seçenek değildir. Bunun nedeni, yaşlanma süreçlerinin sebep olduğu hasarın hâlâ altta hücrelerde etkisini göstermeye devam etmesidir. Dolayısıyla semptomları tedavi etmek nihayetinde çok az fayda sağlayacak ve kesinlikle ilgili hastalıkları iyileştirmeyecektir.

Yaşlanma Sürecini Anlamak Mümkün Değil mi?

Yaygın bir yanılgı, yaşlanmanın anlayamayacağımız kadar karmaşık olduğu yönündedir ancak son on yılda araştırmacılar, yaşlanma ve onu yönlendiren süreçler hakkındaki anlayışımızı geliştirmek için büyük ilerlemeler kaydetti. Yaşlanmanın alametifarikaları muhtemelen yaşlanmanın tam hikâyesini anlatmaz ve zaman ilerleyip yeni keşifler yapıldıkça yaşlanmanın alametifarikaları da değişebilir.

Nitekim yukarıda bahsettiğim saygın bir 2013 makalesi olan "The Hallmarks of Aging" yaşlanmanın sayısız yönünü dokuz farklı kategoride sınıflandırırken birçok araştırmacı bu ayırt edici özelliklerin eksik olduğunu ve yaşlanmanın çeşitli yönlerinin bu dokuz kategorinin hiçbirine tam olarak uymadığını savundu. Bu amaçla, mevcut paradigmaya katkıda bulunmak için beş yeni yaşlanma özelliği önerdiler; neticede yaşlanma belirteçleri on dörde çıktı.

10 numara, yetersiz **otofaji**dir. Hücrelerin yakıt ve bakım süreci olarak kendi bileşenlerinin yaşlanmış kısımlarını temizleme süreci olan otofaji, yaşlanmayla bozulur. Yetersiz otofajide eski hücrelerimizden kurtulmak zorlaşır.

11 numara, **ekleme düzensizliği**dir.

12 numara, **mikrobiyom bozukluğu**dur. Bağırsak mikrobiyomunun, yaşlanmayla birlikte değiştiği bilindiğinden, sıklıkla ilerleyen yaşın bir nedeni ve sonucu olarak görülür.

13 numara, değişen **mekanik** özelliklerdir. Burada hem hücre içinin iskeletinin hem hücreler arası boşluğu dolduran yapının özelliklerindeki değişiklik kastediliyor. Örnek vermek gerekirse, hücre içi mekanik problemlerin en iyi bilineni DNA'yı koruyan nükleer zarf bozulmasıdır. Bu durum, çocukların hızla yaşlanmasına neden olan bir hastalık olan progeria sendromunun temel özelliğidir. Bu çocuklar hızla erkenden yaşlanır, küçük yaşlarda Benjamin Button gibi yaşlı görünürler.

Elbette en iyi bilinen yaşlanmış mekanik özellik, kolajenin glikasyon yoluyla bozulmasıdır. Bu, doku elastikiyetinin kaybına neden olur ve hücrelerin davranışını olumsuz yönde değiştirir.

14 numara ve son yeni ayırt edici özellik **inflamasyon**dur. Yaşlanmaya katkı yapan inflamasyona *inflamaging* denir. Sistemik inflamasyonun yaşlanmadaki rolü son derece açıktır. Bana göre bu madde, yukarıdaki diğer on üç yaşlanma belirtecinin hem sebebi hem sonucudur.

Yaşlanmayı ben tarif edecek olsam...

Yaşlanma, kronik inflamasyon artışıyla entropiye doğru gidiştir, derdim.

İnsanlar sıklıkla yaşlanmanın yenilgisiyle ölümün yenilgisini karıştırır. Ancak bizim asıl mücadelemiz yaşlanma sürecinin kendisiyle. Bu yüzden sürecin nasıl işlediğini çok iyi öğrenmemiz gerekiyor. Gelin şimdi yaşlanmayı alt etmek için yaşlanmanın bu on dört sebebine yakından bakalım.

YAŞLANMANIN
ON DÖRT ALAMETİFARİKASI

1. GENOMİK İSTİKRARSIZLIK: YAŞLANMANIN DNA ÜZERİNDEKİ DAMGASI

Yaşlanma sürecinin en belirgin işaretlerinden biri olan genomik istikrarsızlık, genlerimizde zaman içinde oluşan yaşlanmaya bağlı olumsuz etkileri ifade eder. Bu terimde "istikrarsızlık"tan kasıt, bir hücreden diğerine aynen aktarılması gereken genetik bilgi dizisinde aynı kalma istikrarının bozulmasıdır. Genomik istikrarsızlık, hücrelerimizin genetik bilgiyi doğru ve eksiksiz şekilde bir sonraki nesle aktarma yeteneğinin bozulması anlamına gelir. Bir hücre döngüsünde, görev süresi dolan hücrenin yerini alması için yeni bir hücre oluşturulurken, önceki hücredeki genetik bilginin istikrarlı şekilde yeni hücreye aktarılması kritiktir. Ancak bu aktarım sürecinde meydana gelen her küçük hata DNA'mızdaki bilginin değişmesine yol açar. Bu hatalar, bazen zararsız olabilirken bazen de ciddi sonuçlara neden olabilecek mutasyonlara dönüşebilir.

Gençken, DNA'mızda oluşan hasarları onarmak için etkili tamir mekanizmalarımız vardır. Fakat yaşlandıkça, bu hasarların birikmesi ve onarım yeteneğimizin azalmasıyla, genomik istikrarsızlık ön plana çıkar. Bu durum, hücrelerimizin DNA üzerindeki zararları tamir etme kapasitesinin sınırlarını zorlar; sonuç olarak genetik mutasyonların artmasına, hatta kanser riskinin yükselmesine yol açabilir.

Hücrelerimizin genetik materyali güvenli şekilde aktarabilmesi için hasarsız bir genoma ihtiyacı vardır. Germ hattı hücreleri söz konusu olduğunda, yani ebeveynlerden çocuklara aktarılan hücreler, bu genetik bilgi bir nesilden diğerine geçer. Somatik hücreler, yani vücudun üreme hariç diğer hücreleri için bu, yeni hücreler oluşturmak için bölünmek anlamına gelir. Bu süreç, genetik materyalin kusursuz şekilde kopyalanmasını (replikasyon), bunun yanı sıra replikasyon hatalarının ve hasar görmüş DNA'nın onarılmasını gerektirir.

DNA'mız, hücrelerimizin üreteceği proteinlerin reçetelerini içerir ve söz konusu reçetelerin doğru okunması ve uygulanması hücrelerimizin işlevsellikleri ve hayatta kalmaları için esastır. Her organın hücresi için ayrı bir protein tarif bilgisi DNA'dan hücreye iletilir. Bu işlem sırasında hücrenin görevine spesifik emir veren DNA kısmı hariç diğer DNA kısımları sessiz kalır, DNA'da bulunan diğer bilgiler göz ardı edilir (Bu kullanılmayan bilgilere, evrimsel geçmişimizin kalıntıları olan "çöp (*junk*) DNA" denilmektedir).

DNA hasarı bu kritik reçeteleri bozabilir; sonuç olarak eğer o hücrenin fonksiyonunu yerine getirmesi için gereken protein tarifinin yazdığı DNA bölümünde hasar olmuşsa bu durum o dokuyu, o organı tehlikeye atabilen işlevsiz hücrelerin oluşumuna yol açabilir. Bu durum, özellikle kök hücreler gibi yenilenmeyi sağlayan hücrelerde meydana geldiğinde, dokularımızın yenilenme yeteneğini ciddi şekilde etkiler.

Genç hücrelerimiz hasar gördüklerinde genellikle apoptoz yoluyla kendilerini yok eder. Apoptoz, hasarlı hücrenin kendi kendini yok etmesini sağlayan mekanizmadır ve vücut kendini çöp olarak konumlandıran bu hücreleri bağışıklık sistemi aracılığıyla temizler. Ancak yaşlandıkça artan sayıda hücre DNA hasarına yenik düşer ve bu hasarlı hücreler birikmeye başlar. Sonunda bunlar organ ve doku işlevini tehlikeye atacak kadar çoğalır. Ne yazık ki bazı hücreler, yaşlanma sürecinde, apoptozdan kaçarak çoğalmaya ve dokulara zarar veren sinyaller göndermeye başlar. Yok edilmesi gerekirken biriken bu "senesens hücreler" veya halk arasında bilinen tabirle "zombi hücreler" yaşlanmanın ana nedenlerinden biridir.

Aynadaki yaşlı hâlinizi beğenmiyorsanız işte suçun büyük kısmı söz konusu zombi hücrelerdedir. Nitekim Longevity biliminde de bu konuya odaklanılarak senesens hücreleri yok etmek için "Senolitik" başlığı altında yürütülen ilaç çalışmaları tam gaz devam etmektedir. Bu konuya daha sonra tekrar döneceğim.

Hasarlı DNA'nın tek sonucu zombi hücreler değildir. Zombi hücreler yaşlıdır ama hızlı çoğalmazlar. Ancak DNA hasarının olası başka bir sonucu mutasyona uğrayan ama kendilerini yok etmeyen hücrelerdir. Bunun yerine çoğalmaya devam ederler ve her bölünmeyle daha da sessizleşirler. Sessizlik, kendilerine ait görevleri unutma anlamına gelir. Örneğin pankreas hücresi, pankreas hücresi olma özelliğini kaybeder, başkalaşır. Bu şekilde ilerleyen DNA hasarıyla oluşan bir mutasyon, hücre bölünmesini düzenleyen sistemlere zarar verirse veya tümör baskılanmasını sağlayan genleri devre dışı bırakırsa sonuç kanserdir. Kanserin kontrolsüz ve yaygın hücre büyümesi muhtemelen DNA hasarının en iyi bilinen sonucudur.

İyi haber şu ki hasarın çoğunu onarabilecek bir onarım sistemi ve mekanizma ağımız var. DNA'nın kırık zincirlerini saptayıp onarabilen ve baz çiftlerinde yapılan değişiklikleri tersine çevirebilen enzimlerimiz mevcut... Ancak kötü haber de şu ki bu onarım süreci mükemmel değildir ve bazen DNA onarılamaz. Bu durum, hücre kopyalama makinesinin DNA'da bulunan bilgileri yanlış okumasına ve bir mutasyona neden olmasına yol açabilir. Kansere olası bir yaklaşım, DNA onarımını hızlandıran terapiler geliştirmektir.

DNA Hasarının Nedenleri ve Yaşlanma Üzerindeki Etkisi

DNA'nın hasar görmesinin birçok yolu vardır. Güneşin UV ışınları, çeşitli radyasyonlar, bazı kimyasallar ve sigara dumanı gibi dış etkenler DNA'mıza zarar verebilir. İronik olarak, kanser tedavisi için kullanılan kemoterapi ilaçları da DNA'ya zarar verebilir.

Ancak DNA'mıza yönelik tüm dış tehditlerden kaçınsak dahi, vücudumuzun kendi metabolizma süreci sırasında ürettiği serbest radikaller de DNA'mıza zarar verebilir. Serbest radikaller, yaşam tarzımıza ve beslenme hatalarımıza bağlı olarak artabilir. Bu da şu anlama gelir: Her sağlıksız yemek yediğimizde veya yeterince uyumadığımızda, DNA'ya zarar verme potansiyeli olan hücre içi atıkları vücudumuzda biriktiririz.

Kişisel görüşüm, yaşlanmanın ve DNA hasarının temel nedeninin metabolik süreçlerdeki hatalar olduğudur. Hatta en ideal sağlıklılık durumunda bile metabolizmamızın atıkları mevcuttur. Ancak zamanla ve yapılan yanlışlarla bu atıkları artırarak DNA'mıza zarar verme olasılıklarını yükseltiyoruz.

Bu kitapta yaşlanmanın belirtilerini on dört ayrı başlık altında inceleyeceğim fakat tüm bu belirtilerin kökeninde işte bu metabolik hatalar yatmaktadır. Siz de ilerleyen sayfalarda söz konusu metabolik hataları hızla kavrayacaksınız. Basitçe, hücreleri birer motor olarak düşünürseniz konu daha kolay anlaşılabilir.

Burada dört temel nokta vardır:

- Hücrelerimizin (motorlar) doğru gıdaları (yakıt) kullanıp kullanmadığı,
- Hücrelerimizin (motorlar) gıdalardan ne kadar etkili enerji (ATP) üretebildiği,
- Enerji üretimi sırasında ortaya çıkan atıkların (serbest radikaller) miktarı,
- Bu atıkların birikmesi sonucu hücrelerin (motorlar) zarar görmesi ve enerji üretiminin azalması.

Şahsi olarak, genetik konusuna uzun süre gereksiz yere odaklanıldığını, asıl konunun genlerden önce başlayan metabolik süreçlerde olduğunu düşünüyorum. Son yıllarda sıkça duyulan "epigenetik" terimi, "genlerimizden önce, genlerimizin üzerinde" etkili olan faktörleri ifade eder. Bu; genlerin kendisinde değil, genlerin ürettiği "çıktı"da sorun olduğu anlamına gelir. Asıl önemli olan, "girdi"nin ne olduğudur. İşte epigenetik bu faktörleri inceler ve yaşlanma belirteçlerinden biri de epigenetik değişimlerdir.

2. EPİGENETİK DEĞİŞİKLİKLER

Genlere senelerce yüklenen anlam ve bu konuda yürütülen milyarlarca dolarlık çalışmaların geldiği nokta şudur: Yeni odak genlerin kendisi değil, onların vücut tarafından nasıl kullanıldığıdır. Hatta en son ve en önemli Longevity yayınları özetle şunu der:

Genlerden daha büyük bir sorunu genlerdeki bilginin doğru şekilde okunmaması oluşturur.

Bunu "gene giden sinyalleri doğru anlamayan genler" olarak basitleştirirsek, aslında taptaze olduğumuz zamandaki genetik bilgimiz içeride bir yerlerde dururken yaşlandıkça oraya sesimizi iletemez hâle geliriz. Âdeta genlerin "çevresi"ndeki gürültü genlerin kafasını karıştırır. Bu *arka fon gürültüsünün* sebebi; yaşlanmanın kendisi, yaşam tarzımızdaki hatalar, çevreden gelen diğer olumsuz etkilerdir. Oysa bu arka fon gürültüsünü susturabilirsek gen ve çevre arasındaki iletişim berraklaşacaktır.

Özetle; yaşlanma bir iletişim sorunu, gendeki doğru bilgiye ses iletememe hâlidir. Buna da, "yaşlanmada enformasyon kaybı teorisi" denir.

Benim de taraftarı olduğum bu yaklaşımı anlamak için "genetik" ve "epigenetik" kelimelerine gereksiz yere yükselmeyip, asıl konunun bu kitapta yazan her detay olduğunu anlamamız gerekir. Burada anlatacağım epigenetik başlığı sadece ve sadece meseleyi kavramak içindir. Asıl çözüm, geriye kalan diğer on iki yaşlanma belirtecinin açıklamalarında gizlidir.

Konu bütünlüğü açısından sırayla gidelim ve genlerin doğru çalışmasını engelleyen arka taraf kakofonisi yaratabilen ve yaşam tarzımıza bağlı olarak gürültüyü artırıp azaltabilen epigenetiği anlayalım.

Genler Kaderimiz midir?

Bir hastalığa yakalandığımızda genellikle bunun sebebi olarak aklımıza öncelikle genlerimiz gelir, özellikle de ailemizde benzer sağlık sorunları varsa. Bu düşünce bir dereceye kadar doğru olabilir fakat asıl anlamamız gereken şey, elimizde hangi kartlarla doğmuşsak doğalım, bu kartları yeniden karabileceğimizdir. Evet, hem kendimiz hem de gelecek nesiller için doğuştan gelen genleri yeniden şekillendirebiliriz.

DNA'mız her hücrede aynıdır ve değişmez. Ancak hücreler, aynı DNA'ya sahip olmalarına rağmen farklı işlevler gösterir. DNA içinde çok sayıda bilgi bulunur ama her hücre bu bilgilerin hepsini kullanmaz; sadece kendine uygun bilgileri kullanır demiştik. DNA'yı bir kumaşa benzetirsek bu kumaştan yapılan giysi (elbise, etek veya kazak olabilir) hücrelerin farklı işlevlerini temsil eder. İşte DNA'dan farklı "giysiler" yapılması "genetik" değil, "epigenetik" ile açıklanabilir.

DNA'mızı bir tür "yazılım" olarak düşünebiliriz. Her birimizin farklı bir yazılımı vardır. Ancak DNA, bir emir merkezi olarak içerdiği yazılım bilgilerinden farklı "çıktı"lar (işlevler) üretebilir. Örneğin kas hücreleri ile karaciğer hücrelerindeki DNA yazılımı aynı olsa da bu organların hücreleri farklı işlevler görür. Bu da demektir ki her organımız ve her hücremiz kendi görevini yerine getirir. Bizim odaklanmamız gereken, değişmez olan DNA yazılımı ile değişebilir olan çıktılar arasındaki ilişkidir ve bu çıktıları nasıl lehimize çevirebileceğimizdir.

Bu dönüşümü sağlamak için "yazılım" ve "çıktı" kavramlarına bir üçüncü faktör eklemeliyiz; "girdi." "Girdi", DNA'ya gönderilen bilgiler ya da sinyallerdir. Diğer bir deyişle, değişmez DNA'mızın, gelen sinyallerle içindeki yazılımdan farklı bir çıktı emri vermesinden bahsediyoruz.

Özetle; *Girdi-Yazılım-Çıktı üçlüsü* durumu belirler. Girdi değiştiğinde aynı yazılımdan farklı çıktılar alınabilir. İşte bizim görevimiz, bu girdileri değiştirerek, yazılımdaki hastalık yapabilecek bölümleri atlayıp sağlığı koruyan çıktılar elde etmektir. İşte "epigenom" veya "epigenetik" kavramı; genetik yapımızda (yazılım) bir değişiklik yapmadan, gen ifadesini (çıktıyı) değiştirmeye çalışan bilim dalını ifade eder.

Gen ifadesi, yani genlerin nasıl "açığa çıktığı" veya "kullanıldığı" yaşam tarzımızdan fazlasıyla etkilenir. Bu süreç anne karnında başlar. Örneğin laboratuvarlarda yapılan çeşitli çalışmalar sonucunda hamile fareler, hamilelikleri boyunca sağlıksız beslendiklerinde, bu durumun doğacak bebek fareleri de etkilediği, dahası bu etkinin birkaç nesil boyunca da devam edebildiği görüldü. Benzer çalışmalar stresin etkisini ölçmek için de yapılıyor. Nitekim hamileliğinde stres altına sokulan farelerin, dört nesil boyunca stres hormonu yüksek bebek nesiller doğurduğu gözlemlendi.

İkiz örneklemeleri de oldukça çarpıcı... DNA yapısı tamamen aynı ikizler, farklı yaşam koşullarında yaşadıklarında farklı sağlık sorunlarıyla karşılaşabiliyor. Örneğin birinde olan hastalık diğerinde oluşmayabiliyor.

Bu örneklemeler, şimdiye kadar asıl odağımız olan DNA, yani yazılımdan, odağımızı Girdi'ye, yani yaşam tarzı değişikliklerine çevirebilmek içindi. Diğer bir deyişle, elimizdeki doğuştan gelen kartları yeniden karabilmemiz için...

Elimizde Hangi Kartlar Var?

Tam da burada bir tür genetik tarama testi olan SNP testine değinmek önemlidir. Klasik anlamda kanser genetik taramalarında veya gerçek genetik bozukluk olarak adlandırılan hastalıklar için yapılan testlerden farklıdır. SNP testiyle genetik yazılımı okuruz ancak sadece olası çıktıları öngörürüz, kesin hastalıkları değil. Test sonucu istenmeyen çıktıları engellemek için girdi hatalarınızı da göz önünde bulundururuz. Diğer bir deyişle, SNP testleri asla tam olarak bir hastalık tanısı koymaz; sadece olası riskleri belirtir. Bu testler girdiyi değiştirerek çıktıyı etkileyebileceğiniz bir yazılım gibidir.

Girdilere, yani yaşam tarzında yapılacak değişikliklere basitçe odaklanalım.

Siz aslında kitabın tamamını *"girdileri değiştirme rehberi"* olarak konumlandırabilirsiniz. Bu kitap boyunca sunulan tüm öneriler epigenetik olarak daha iyi bir duruma gelmenize yardımcı olmak içindir.

Burada zannettiğiniz gibi hiç duymadığınız öneriler sunulmayacak. Hâlihazırda aşina olduğunuz sağlıklı yaşam önerilerini okuyacaksınız. Ancak kişiler arası yaşlanma hızındaki farkları anlayacağız ve kendi kategorimizi belirleyebileceğiz. Örneğin aynı sağlıksız yaşamı sürdüren kişiler arasında, mesela kilosu idealin üzerinde olan birinde, yazılım karaciğer yağlanması riskine işaret ederken bir diğerinde diyabet riskine, bir başkasında ise yüksek tansiyon riskine işaret edebilir. Bu farklılıkları belirleyen şey yazılım içindeki SNP farklarıdır. Ama hastalığın ortaya çıkmasına neden olan şey yine yaptığımız hatalardır. Önemle belirtmeliyim ki sağlık hataları herkese bir tehdit oluşturur, hangi konuda gol yiyeceğimiz ise işte bu yazılım farklarından kaynaklanır.

Ne genetik testlerde ne de kan testlerinde sadece durumu "ölçme" yeterlidir. Ölçmek kadar sonuçları değerlendirmek de önemlidir. Bu noktada söz konusu pahalı testlere harcadığınız paranın boşa gitmemesi için çok iyi bir geribildirim alabilmelisiniz. Nitekim işin %80'i test değil, testin doğru ve eksiksiz yorumudur. İşte siz Longevity Planınızda Longevity uzmanı olarak seçtiğiniz hekimle size piyangodan ne çıkabileceğini öngörmeye ve bunu engellemeye çalışacaksınız. Longevity Planınızı hazırlarken bu konulara tekrar döneceğiz. Bu plan dâhilinde epigenetik olarak sizi resetlemeye çalışacağım. Şüphesiz bu, uzun bir yoldur. Ancak bilim insanları bugünlerde bu resetlemeyi çok hızlı ve ânında yapan bir yöntem üzerine çalışmalarına devam ediyor.

Epigenetik Resetleme ile Gençleşme: iPS Yöntemi

Tekrar hatırlayalım. Anne karnındaki hâlimizden beri epigenetik etkiler altındayız. Bebek gelişirken genlere epigenetik etkiyle hangi hücrenin hangi organ olacağına karar verilir. Karaciğerdeki bir hücre, karaciğer hücresi olması gerektiğini bu şekilde bilir. Epigenetik talimatlarda, diğer hücre türlerine özgü talimatlar kapatılır; sadece karaciğer hücresine dönüşmesi gereken genlerin açılması sağlanır. Her hücre hayat boyunca aldığı epigenetik etkilere göre çalışır.

Ancak yaşlandıkça hücrelerimiz çevresel faktörlerin olumsuz epigenetik etkilerine daha fazla maruz kalır. Bu durum, genlerdeki bilginin yanlış okunmasına sebep olabilir. Olumsuz epigenetik etkilerin sıfırlanması amacıyla yapılan çalışmalar bu etkilerin ortadan kaldırılmasına yöneliktir. Ancak bilim insanları, şimdiye kadar yaptığımız hasarı da düzeltebileceklerini gösterdiler. Buna "epigenetik resetleme (sıfırlama)" adını verelim.

Hücrelerin yaşını sıfırlayan ve böylece o yaşa kadar oluşmuş epigenetik değişiklikleri geri döndüren yeniden programlama faktörlerinin kullanılması "iPS işlemi" olarak adlandırılır. iPS, indüklenmiş pluripotent kök hücreler demektir ve bu yöntem on yılı aşkın süredir uygulanmakta. Bu alan en büyük yatırımların yapıldığı Longevity konularının başında geliyor.

iPS yöntemiyle, özel proteinler olan Yamanaka faktörleri kullanılarak hücrelerdeki yaş bilgisi sıfırlanıp onları tekrar ilk günkü hâllerine çevirdiler. Araştırmalar ilerledikçe hayvanlarda epigenetik değişiklikleri sıfırlamak için uygulanan iPS tekniğine dayalı bir terapi geliştirildi. Bu terapiyle yaşa bağlı bir dizi değişiklik tersine çevrildi, tıpkı kör bir farenin bir süre sonra görebilmesi gibi. Şu anda bu yaklaşımın insanlar üzerinde uygulanabilmesi için çeşitli çalışmalar yürütülüyor.

Burada 12 Ocak 2023'te *Cell* dergisinde yayımlanan bir iPS çalışmasını örnek vermek isterim. Harvard Üniversitesi'ne ait çalışmanın başlığı şöyle:

"Memeli Yaşlanmasının Bir Nedeni Olarak, Epigenetik Bilgi Kaybı."

Bu ifadede genetik yapıya değinilmiyor. Genetik yapı sağlamken, yani DNA'da mutasyon olmadığında farelerdeki yaşlanmadan bahsediliyor. Devamında, söz konusu yaşlanmanın geriye çevrilebileceği aktarılıyor. Bir tür "fabrika ayarlarına dönüş" için genin değil, gen ifadesinin "sıfırlanmasından" bahsediliyor. Hem hastalıkların tedavisi hem de uzamış gençlik için faydalı olabilecek bu çalışmayı basitçe anlatayım:

Bu çalışmada, denek fareleri bazı kimyasal etkilere maruz bırakıldı. Bu etkiler göreceli olarak hafifti ve fare DNA'sında mutasyona sebep olmayacak boyuttaydı. Fareler bu küçük hasarları başlangıçta tolere edebiliyordu. Benzer bir mekanizmanın insanlarda da mevcut olduğunu artık biliyoruz. Radyasyondan, serbest radikallerden, sigaradan kaynaklanan bu tür küçük hasarları alırız ve genellikle bunları onarabiliriz. Ancak zamanla bu hasarları onarma mekanizması yorulmaya başlar. Nitekim deneyde verilen hasar arttıkça farelerin hasarı başlangıçtaki kadar iyi düzeltemediği gözlemlendi. Hasar düzeltme mekanizmasının, hasarın sıklığından dolayı "kafa karışıklığı" yaşadığı görüldü. Bu tamir yetersizliği sonucunda fareler, normalde genç oldukları hâlde yaşlı fare özellikleri göstermeye başladı. Tüyleri beyazladı, kas kütleleri azaldı, hareketleri yavaşladı. Bu çalışmadaki önemli nokta, farelerin DNA'larında herhangi bir mutasyon oluşturulmamasıydı. Buna özellikle dikkat edildi. DNA hep aynı... Bu durum, genç farelerin DNA'larında bir bozulma olmasa da çevresel etkenlerin fazlalığı nedeniyle yaşlılık belirtileri gösterdiğini ortaya koydu. Ayrıca araştırma ekibi, yaşlanma belirtilerini tersine çevirmeyi de başardı. Diğer bir deyişle, bu çalışmayla fareleri hem hızla yaşlandırıp hem de hızla gençleştirebildiler.

Çalışmada yaşlandırılan farelerin yeniden gençleşmesi, yaşlılığın geri çevrilmesi için Yamanaka faktörlerinden faydalanıldı. Yamanaka faktörleri dört proteinden oluşur. Bu faktörlerle işleme giren hücre kimlik bilgisini kaybedip herhangi bir hücre tipi olabilecek potansiyele sahip genç bir hücreye dönüşür. Ancak bu müdahale söz konusu hücrelerin kanser hücresi oluşturma riskini de beraberinde getirebilir.

Bu sebeple Harvard'ın bu son çalışmasında, sayıları dört olan Yamanaka faktörlerinden birini elediler. Bu dört proteinden biri onkojenik özellikte, yani kanser oluşumuna neden olabilen bir proteindi. Bu proteini çıkararak dört yerine üç Yamanaka faktörüyle bu deneyi gerçekleştirdiler. Sonuç olarak, yaşlandırılmış fareyi bu üç faktörle yeniden "sıfırlayıp" gençliğine döndürdüler.

İşte bu sıfırlama (resetleme) işlemi DNA'nın kendisinde değil, epigenetik düzeyde gerçekleşir. Epigenetik, genlerin dış etkenlere cevap veriş şeklidir. Bu yöntemle, kimyasal yaşlanmanın etkileri tersine çevrilebilir.

Peki, buradan çıkarmamız gereken husus nedir?

- Eskisi gibi, "Genler kaderimizdir," argümanı geçersizdir.
- Mutasyonlar, büyük değişikliklere uğramasalar bile, dış faktörlerin etkisiyle genlerin okunmasını ve doğru ifade edilmesini değiştirebilir. Bu durum, genlerin üzerindeki kontrolün ötesinde anlamına gelen "epigenetik" olarak adlandırılır.

• Epigenetik, tüm sağlıklı ve sağlıksız davranışlarımızın etkisini genlere taşır. Yaptıklarımız, genlerin nasıl davranacağını etkiler.

Bunu basitçe şöyle özetleyebiliriz: İçilen ilk sigara sizi hemen kanser yapmaz. Bunun için yılların geçmesi gerekir. Çünkü vücudumuzda bu hasarları onarmaya çalışan bir tamir sistemi bulunmaktadır. Ancak o ilk sigaradan itibaren her gün vücuda artan miktarda zarar veren ve kanser olmayıp iç organlardan dış görünüme kadar yaşlanmayı hızlandıran epigenetik değişiklikler başlar. Ama sigaranın neden olduğu bu kötü epigenetik etki, sigara bırakıldığında düzelmeye başlar. Sigarayı bırakan birinin, bıraktıktan iki üç ay sonra cildindeki değişim (güzelleşme açısından) sizi şaşırtabilir. Dış etken ortadan kalktığında vücut kötü epigenetik ifade yerine iyi epigenetik ifadeye geri döner.

Bu sebeple sağlıklı beslenme, düzenli uyku, egzersiz, olumlu bir ruh hâli gibi zaten sağlığımız için yapmamız gereken her şey, genlerimizi doğrudan etkilemese de epigenetiğimizi olumlu yönde etkileyen uygulamalardır. Göreceksiniz, kitap yaşlanma konusunu farklı açılardan ele alırken bu şekilde çözümlerdeki ortak noktaları vurgulayacak.

Bu bölümü kapatmadan önce bir parantez açıp, hepimizin gündeminde olması nedeniyle kilo konusunun epigenetiğe etkisine kısaca değineceğim.

Kilo ve Epigenetik Etkiler Arasındaki Biyokimyasal İlişki

Vücut, genlerin değerini korumak için sürekli önlemler alır; çünkü genler önemlidir ve zarar görmeleri istenmez. Genlerin etrafında, onları saran bir kılıf bulunur ve bu kılıfa "histon" adı verilir. DNA ile histon arasında, artı ve eksi yüklerin birbirini çekmesi gibi bir çekim gücü vardır. Bu çekim nedeniyle DNA sıkıca histonla paketlenir. Ancak bazı durumlarda bu paketin hafifçe ve kısa süreliğine aralanması gerekebilir. Bununla birlikte, istenenden daha fazla ve daha uzun süre paketin açılması DNA'nın hasar görmesine neden olabilir.

DNA'nın onu koruyan paketine "asetil" adı verilen bir grup bağlandığında paket gevşeyip açılır. Böylelikle savunmasız kalan DNA, istenmeyen etkilere maruz kalabilir. Histon paketini gevşeten bu asetil grubu, asetil-CoA adı verilen bir molekülün parçasıdır. Asetil-CoA'nın temel kaynağı yiyeceklerdir; özellikle de fazla kalorinin dönüştüğü moleküllerden biridir. Diğer bir deyişle, çok fazla yemenin size zararı sadece kilo almak değildir. Veya kiloluysanız bunun size zararı sadece dizinizdeki ağrı veya göbeğinizi pantolonunuza sığdıramamak değildir. Her fazla kaçmış yiyecek, genlerinizin ifadesini olumsuz etkiler.

Epigenetik değişiklikler bilgisayardaki bir program gibi düşünülebilir ancak bu durumda talimat verilen bilgisayar değil, hücredir. Sonuç olarak verdiğimiz hasarlar, mesela aşırı yemek yiyerek, hücrenin verimli bir gençlik "programından" yaşlılığın işlevsiz bir "programına" geçmesine katkıda bulunan değişikliklere neden olur.

* * *

Şimdi hepsi birbiriyle iç içe olup birinin nerede bittiğini, diğerinin nerede başladığını biyolojik olarak ayırmanın imkânsız olduğu on dört yaşlanma belirtecinin üçüncüsüyle devam edelim.

3. TELOMER AŞINMASI

Genetik bilgimizi depolayan kromozomların her birinin uçlarında, binlerce kez tekrarlanan özel bir DNA dizisi bulunur ve bu dizilere "telomer" adı verilir. Telomerlerin iki önemli amacı vardır: Birincisi, kromozomların kodlama bölgelerini koruyarak zarar görmelerini engeller; ikincisi ise hücrenin kendisini kopyalama sayısını kontrol eden bir saat görevi görür. Hücreler sonsuz sayıda kendilerini kopyalayamaz. İnsan hücresinde kendini kopyalama sayısındaki sınır "Hayflick limiti" olarak bilinir.

Yaşlanmanın üçüncü belirleyicisi, kromozomlarımızın koruyucu kapaklarının kademeli olarak kaybı olan telomer aşınmasıdır. Telomer aşınması, hücrelerimizin bölünebilme sayısını sınırlar. Yenilenemeyen hücrelerin ortaya çıkmasıyla hayati organlardaki hücre miktarı yavaş yavaş azalır. Âdeta doğa gençliğimize bir limit koymuş gibidir.

Gençliğimizin Bir Sınırı Var mı?

Hücrelerimizin genç kalmalarını sınırlayan bir şey var: Hayflick limiti. Bu limit, hücrelerimizin yenilenme kapasitesinin bir sınırı olduğunu belirtir. Örneğin bir hücre kendi ömrü boyunca genellikle ortalama elli kez kendini yenileyebilir. Ancak daha sonra yenilenemediği için ya eski işlevsiz zombi hücrelerle kalırız ya da azalmış hücre sayısıyla iş yapmak zorunda kalırız. Bu durum da bizi yaşlılığa götürür. Hayflick limiti bizi belli bir yaşam süresi içine hapseder. Ancak bu limiti erken tüketmek ya da geciktirmek bizim elimizdedir.

Öncelikle, bu limitin neden var olduğunu anlamak önemlidir. Vücudumuzda 37.2 trilyon hücre vardır ve her birinin ayrı ayrı görevleri bulunur. Karaciğer, beyin, böbrek, cilt, kemik gibi her birimizde özelleşmiş hücreler bulunur ve bu hücreler belirli bir yaşam süresine sahiptir. Yaşlandıkça bu hücreler kendilerini ikiye bölerek iki yeni hücre oluşturur. Bu yeni hücreler, taze ve genç olsalar da, anne hücreleri ile aynı DNA'ya ve diğer hücre içi yapılara sahiptir; dolayısıyla aynı görevleri yerine getirirler.

Bazı hücrelerimiz, özellikle cilt hücreleri, hızla bölünüp yenilenir. Cilt hücrelerimiz sürekli bir döngü içindedir ve dakikada otuz bin ila kırk bin arası hücre bölünerek yenilenir. Bu da bir günde elli milyon cilt hücresinin yenilendiği anlamına gelir ki oldukça etkileyici bir sayıdır. Cilt, kas, akciğer, bağırsak, saç gibi organlar sıkça bölünen hücrelere sahipken sinir sistemi ve beyin gibi organlarımızdaki hücreler ise çok daha yavaş bölünür.

İşte Hayflick limiti bize, somatik dediğimiz, yukarıda bahsedilen mitozla bölünen hücrelerin, bu şekilde ikiye bölünüp kendi yavrularını oluşturabilmelerinin bir sınırı olduğunu söyler. Hücreler bu süreci hayatları boyunca ancak kırk-altmış kez yapabilir, genellikle ortalama olarak kabul edilen sayı elli kezdir demiştim. Sıra elli birinci bölünmeye gelince orada hücre bölünmesi durur ve Hayflick limitine ulaşılır.

Bir hücrenin bir süre iş yapıp yaşlanınca iki yeni hücreye bölünmesi işlevseldir ve bu süreç elli nesil boyunca devam eder. Ana hücrenin kopyası, sonra o kopyanın kopyası derken ellinci kopyalamaya kadar süreç bu şekilde devam eder. Neticede torununun torununun torunu hücreler oluşur. Fakat her kopyalama işleminde, hataların bir sonraki nesle aktarılma ihtimali olduğundan, bir noktada bu kopyalama işlemine bir sınır koymak gerekir ki kötü kopyalar oluşmasın. Çünkü asıl amaç, bizi kötü kopyalardan korumaktır. İşte bu yüzden hücre bölünmesi için bir limit vardır.

Peki, limitini dolduran hücrelere ne olur? Limiti dolduran hücrelere şu emir gider; "Kopya sayın doldu. Artık daha fazla bölünmeyle kötü bir kopya oluşturma riskin arttı. Sonuç olarak, sen intihar et." İşte daha önce de değindiğim "planlı hücre intiharı" manasına gelen "apoptoz işlemi" böyle başlar. Limiti dolduran en son torun hücreler, vücudun kendi temizlikçileri tarafından temizlenir ve yerlerini yeni hücrelere bırakır. Yerlerine ya kök hücrelerden yeni hücreler gelir ya da diğer sağlam hücreler görevlerini sürdürür. Ancak yaşlandıkça bu iki fonksiyon da (kök hücre fonksiyonu ve apoptoz fonksiyonu) bozulmaya başlar. Tavuk mu yumurtadan, yumurta mı tavuktan döngüsünde olduğu gibi, kök hücrelerin yenilenme kapasitesi azalıp apoptoz işlevi düzgün çalışamaz hâle geldikçe yaşlanma hızlanır; yaşlanma da bu işlevleri daha da zayıflatır. Bu başlığın konusu sadece telomerler olsa da görüldüğü üzere, yine tüm yaşlanma mekanizmaları birbirini etkiler; domino taşları gibi biri devrildiğinde diğerleri de sırayla devrilir.

Telomerler, hücrelerin bölünme limitinde önemli bir rol oynar. Her bölünmede biraz daha kısalan telomerler, hücrenin ne kadar yaşlandığının bir göstergesidir. Normalde telomerlerin tamirinde görev alan telomeraz enzimi vardır ama bu enzimin de fonksiyonu sınırlı olmalıdır, yoksa kontrolsüz çoğalma olur. Telomerlerin boyu kısaldıkça hücre bölünmeyi durdurur ve yaşlanır. Eğer bir hücre apoptoz sürecini tamamlamazsa bağışıklık sistemi tarafından temizlenir. Ancak bağışıklık sistemi de yaşlanmayla gücünü kaybeder, bu da dokuların onarım ve bakımının zayıflamasına yol açar.

Hayflick limiti ve telomerler birlikte işler ve her ne kadar telomerleri uzatamasak da limitin hemen dolmaması için yapabileceğimiz şeyler var. Öncelikle her hücreyi olabildiğince sağlıklı kullanmalıyız. Örneğin bir kırmızı kan hücresi normalde yüz yirmi gün yaşar. Ancak ona erken hasar verirsek hücrenin telomerlerini erken tüketiriz. Unutmayın, şayet her hücre ideal süresinde ve ideal koşullarda kullanılırsa o hücreden oluşan kopyalar da sağlıklı olacaktır.

Şöyle düşünün; sigara içen birinin akciğer hücreleri normalden erken hasar görür ve normal ömürlerini tamamlayamadan eskidikleri için vaktinden erken bölünüp yeni yavru hücre yapmaya mecbur kalırlar. Bu durum telomerlerin erken tükenmesine yol açar. Sigara etkisiyle bir süre sonra hücrelerde DNA hasarı oluşur. Hasarlı DNA'lı hücrenin bölününce yaptığı yavru hücreler de aynı DNA'yı taşır. Hasarlı hücre, onun hasarlı kopyası derken bir noktada iş kontrolden çıkar.

Bu örnekten şunu anlamalıyız; bir hücreye ideal şartları sağlamazsak,

- Hücre erken yaşlanır.
- Erken kopyalama işi başlar.
- Limit erken dolar.

Öyle ki aynı yaşta iki kişinin biri bu limiti zorladığı için yaşlı görünürken diğeri sağlığına dikkat ettiği için hâlâ yenilenme limitlerini tüketmemiştir.

Konumuz yine aynı noktaya geliyor: Tüm sağlıklı yaşam önerilerini uygulamak. Sigara içmemek, sağlıklı beslenmek, iyi uyumak ve toksinlerden uzak durmak gibi her bir öneri Hayflick limitini boş yere erkene çekmemek ve telomerleri tüketmemek için gereklidir.

* * *

"Niye yaşlanıyoruz?" sorusuna verilecek cevabın ardında aslında pek çok parametre olduğunu görüyoruz. Gelin şimdi dördüncü maddenin ne anlattığına bakalım.

4. PROTEOSTAZ KAYBI

"Protein homeostasis" teriminin kısaltılmışı olan proteostaz, "protein" ve "stasis" (sabitlik, denge) kelimelerinin birleşimidir ve organizmaların hücresel düzeyde protein sentezi ve yıkımı arasındaki dengeyi ifade eder. Vücut, proteostaz yoluyla protein üretimini sabit ve hatasız tutmaya çalışır.

Proteinler, hücresel işlevlerin temel taşlarıdır. Proteinler, hücrenin yaşamsal işlevlerini yerine getirmek için genetik bilgiye dayalı olarak sentezlenir. Vücuttaki pek çok yapı proteindir. Protein denilince aklınıza sadece kolunuzdaki kaslar gelmesin. Aynı zamanda hücre içindeki işlevleri düzenleyen de proteinlerdir. Örneğin tüm enzimler proteinlerden oluşur, hormonlar da protein yapısına sahip olabilir.

Hücreler; işlevlerini kaybetmiş, zarar görmüş veya artık gerekli olmayan proteinleri parçalamalıdır. Proteinlerin düzenli olarak parçalanması hücresel çöp birikimini önler. Eski proteinler, hücre içinde bulunup "lizozom" adı verilen sindirici "mide"-lerde yok edici enzimlerle temizlenir. Lizozomlar, hücre içindeki çöpleri temizleyen küçük çamaşır makineleri gibidir. Şüphesiz bu sindirim süreci olmasaydı yaşlanma sürecimiz çok daha hızlı gerçekleşirdi. İşte biz her gece uyuyarak vücudun biriken kirlileri için lizozom çamaşır makinesini çalıştırırız.

Protein üretimi ile ilgili konular organizmaların ömrünü belirlemede kritik bir rol oynar. Proteostaz; hücrenin proteinleri düzgün şekilde üretememesi, düzgün şekilde katlayamaması ve zararlı proteinlerden kurtulamamasını ifade eder. Protein üretim sistemindeki bu hatalar zamanla biriktiğinden, bu durum yaşlanmamızın ve yaşa bağlı bazı hastalıkların temel nedeni olarak kabul edilir. Yanlış katlanmış proteinlere örnek olarak, Alzheimer hastalığındaki tau proteini verilebilir. Alzheimer, Parkinson gibi yaşa bağlı hastalıkların gelişiminde önemli bir rol oynar ve bu hastalıklar, *yanlış katlanmış proteinlerin birikmesi* olarak tanımlanır. Ancak bu tür büyük hastalıklar oluşmasa bile aynadaki kırışıklıklarınızdan ağrıyan eklemlerinize kadar pek çok yaşlanma belirtisi proteostaz dengesinin bozulmasından kaynaklanır. Basitçe; yaşlandıkça hem iyi protein üretemeyiz -örneğin iyi enzimler, iyi hormonlar, iyi kolajenler- hem de eskimiş proteinlerden kurtulamayız.

Yaşlılık: Bir Protein Katlanma Hatası

Proteinler birbirine zincir şeklinde bağlanmış minik peptitlerden oluşur. Bunu bir ipe dizilen boncuklar gibi düşünebilirsiniz. Boncuklar ipe tane tane eklendiğinde proteinin uzunluğu artar ve peptit zinciri, uzadıkça kendi üzerine katlanmaya başlar.

Proteinlerin kendi üzerlerinde katlanmaları protein zincirinin iki ayrı ucundaki elektrik yükleri arasındaki etkileşim sayesinde gerçekleşir. Bir ucu pozitif (+) yüklü, diğer ucu negatif (-) yüklü olan proteinlerin bu iki farklı elektrik yüklü uçları birbirini çeker ve protein zinciri iki boyutlu yapıdan üç boyutlu yapıya dönüşür. İşte bu, protein katlanması olarak bilinir. Proteinlerin katlanması önemlidir, çünkü hücre içerisindeki üç boyutlu yapıları proteinin işlevini belirleyen temel faktördür.

Yaşlanma belirtilerinden biri, protein katlanma hatalarıdır. Yanlış katlanan proteinlere *protein misfolding* denir. Bu şekilde yanlış katlanan proteinler, vücudun kullanamadığı veya yok etmek istediği artık proteinler hâline gelir. Bunlar birer üretim hatasıdır ve normalde olmamaları gerekir. Vücut yanlış katlanmış proteinleri temizleyecek özel temizlik sistemlerine sahiptir.

Ancak yaşlanma süreciyle yanlış katlanma da artar. Üstelik yanlış katlanmış proteinlerin immün sistem tarafından tespit edilme oranının azalmasıyla yaşlılık; bir yanlış katlanmış proteinler yığını hâline gelmemize sebep olur. Dolayısıyla protein yanlış katlanması başlı başına önemli bir sorunken yanlış katlanmış proteinlerin tespit edilip temizlenememesi de ayrıca büyük bir sorun teşkil eder.

Yanlış katlanan proteinler hücresel işlevlerin bozulmasına neden olur. Bu nedenle "şaperon" adı verilen proteinler, diğer proteinlerin doğru katlanmasına yardımcı olur. Şaperonlar, aynı zamanda, yanlış katlanmış proteinlerin tespiti ve yok edilmesinde de önemli rol oynar. İleride, şaperonlara eski proteinleri temizlemeleri için nasıl yardımcı olabileceğimizi göreceğiz. İpucu; açlık.

Sanki vücutta yaşlanmakla sürekli yenilenebilir olmak arasında bir pazarlık var gibidir. Belli bir noktadan sonra, özellikle de üreme çağı bittikten sonra, yenilenme konusunda verimsizlik başlar. Doğa, yenileme kapasitemizi kaybetmeye başladığımız zamanlarda, yenilenme döngüsünü eskiyle idare etme döngüsüne çevirir. İşte bu yüzden yaşlılık tamamen eskiye fit olmak zorunda olan sistemler bütünüdür. Yaşlılık; eskimiş proteinler, eskimiş hücreler, eskimiş organlara fit olmaktır.

Toparlayacak olursak, biyolojimiz ömrün uzamasına gençlik özelliklerimizi kaybederek izin verir. Bizim yapmamız gereken de doğanın gençlik ve uzun ömür arasındaki bu pazarlığını bozmaktır.

5. MİTOKONDRİYAL YAŞLANMA

Genellikle "hücrelerin enerji santrali" olarak adlandırılan mitokondri, minyatür fabrikalar gibi hareket ederek yediğimiz yiyecekleri "adenozin trifosfat (ATP)" adı verilen kimyasal bir enerjiye dönüştürür. ATP; kas kasılması, sinir impulslarının yayılması ve protein sentezi gibi sayısız hücresel süreci beslemek için enerji sağlar. Tüm yaşam formlarında ortaktır ve genellikle hücre içi enerji transferinin "moleküler para birimi" olarak adlandırılır.

Mitokondrinin yaşlanmasıyla hücresel enerji sağlama yeteneği azalır. Üstelik hücrelere zarar veren reaktif oksijen türlerini üretme miktarı da artar.

Mitokondriler Yaşlanınca Ne Olur?

Yaşlandıkça mitokondrilerimiz, enerji sağlama yeteneklerine zarar veren reaktif oksijen türlerini üretmeyi artırır. Normalde ihtiyaca bağlı olarak bir araya gelip ortak çalışma veya ikiye bölünüp ayrı ayrı çalışma esnekliklerini yaşla kaybederler. Temelde, enerji üretim verimlilikleri azalır; oksijen ve yiyeceğin işlenmesinden daha az verimli enerji üretirler. İşlevsiz durumlarında, eski hâllerine dönme yetenekleri azalır. Yaşlı insanlardan alınan mitokondriler bile farklılık gösterir; yaşlandıkça sayıları azalır ve daha şiş bir görünüm alırlar.

Verimsiz enerjinin ölçütlerinden biri işlem sırasında normalden daha fazla serbest radikal üretmeleridir. Doğal süreçte binde dört oranında ortaya çıkan enerji kaçağı "serbest radikal" olarak adlandırılır. Serbest radikallerin miktarı yaşlanmayla yüzde olarak artar ve bunları temizleyen sistem yetersiz kalır. Serbest radikal artışı hücredeki enerji verimliliğini düşürürken bu zararlı moleküller mitokondriye zarar verir, işlevsiz hâle gelmelerine neden olur. Enerji açığını kapatmak için ise uzun vadede zararlı olabilecek daha ilkel enerji üretim planları devreye girer.

Toparlayacak olursak, mitokondri yaşlanmasının sonucunda enerji verimliliğinde bir azalma meydana gelir. Gençlik döneminde hücre içindeki kalite kontrol mekanizmaları verimsiz enerji üretimini tespit eder. Hasarlı mitokondriler "mitofaji" adı verilen bir süreçle yok edilir. Ancak bu sistemler yaşla birlikte giderek daha az etkili hâle gelir.

Bu konu başlı başına kapsamlı bir kitap konusu olacak nitelliktedir. Mitokondrilerin vücuttaki fonksiyonunu anlatmak sayfalar alır. Şüphesiz ilerde gençlik için tedavi seçeneklerinden biri mitokondri transferi olacak. Ancak şu an odaklanmamız gereken, bu küçük enerji fabrikalarının enerji üretimindeki sorunlarıdır. Burada, mitokondrilerin düzgün çalışmamasının temel sorunlarını anlatmak konumuz için daha faydalı olacak. Mitokondriyal problemleri öncelikle verimsiz enerji üretimi açısından ele alalım. Bunun için de öncelikle enerji üretimini doğru şekilde kavramalıyız ki ardından verimsiz enerji üretmenin ne olduğunu anlayabilelim.

İnsan Vücudunda Enerji Üretimi Nasıl Gerçekleşir?

Hidrojenin gelecekte çok önemli bir enerji kaynağı olarak kullanılacağını duymuş olabilirsiniz. Ancak insan vücudunun da hidrojen kullanarak enerji ürettiğini bilmek sizi şaşırtabilir. Bizler genellikle sağlığı organlar düzeyinde ele alırız; karaciğer sağlığı, kalp sağlığı gibi. Ancak vücudumuzdaki enerji üretiminin hücrelerimizin moleküler düzeyinde gerçekleştiğini nadiren düşünürüz. Hücreye daha yakından baktığımızda, enerji üretiminin aslında atom altı seviyede gerçekleştiğini ve enerji üretiminin hidrojen üzerinden sağlandığını görebiliriz. Özetle; ne yediğimize bakılmaksızın, yediğimiz şeyin atomlarından hidrojeni ayrıştırır ve bunu enerjiye dönüştürürüz.

Vücudumuzda enerji, ATP adı verilen birimler hâlinde üretilir demiştik. Bu süreci en basit şekilde açıklamaya çalışayım. Yiyeceği afiyetle yedikten sonra sindirip en küçük yapı taşlarına ayırdık. Bu yapı taşlarını hücrenin kapısına gönderdik. Yediğimiz yiyecekler şeker, karbonhidrat veya yağ olabilir. Ne olursa olsun, sonuçta bunlar glikoz veya serbest yağ asitlerine dönüşür. Ancak bu noktada söz konusu moleküllerin hâlihazırda bu kadar küçülmeleri bile enerji üretmek için yeterli değildir. Enerji üretebilmek için asıl önemli olan, bu moleküllerin daha da parçalanması ve içlerindeki hidrojen atomlarının ayrılmasıdır.

Bu sürecin gerçekleşmesi için devridaim yapan dönme dolap gibi bir yapıya ihtiyaç vardır ve bu yapı "kreps" dönme dolabıdır. Kreps döngüsünün temel amacı, farklı yiyecek kaynaklarından hidrojen atomlarını ayrıştırmaktır. Krepse giren her yiyecek oradan hidrojenini bırakarak çıkar. Demek ki ne yersek yiyelim, kreps dönme dolabına uğramak zorundadır ve burada hidrojenlerinden ayrışarak enerji üretimine katkı sağlar.

Kreps döngüsünde yiyecekten hidrojeni ayırdık. Artık elde ettiğimiz hidrojeni kullanarak enerji üretebiliriz.

Hidrojen enerjisi, ATP oluşturmak için bir fabrikaya taşınır. Bu fabrikanın adı da "elektron taşıma fabrikası"dır. Burada hidrojenden enerji üretilir. İşlem sırasında hidrojen atomunun elektronu koparılır (Hidrojenin bir elektronu ve bir protonu vardır). Elektronlar negatif, protonlar pozitif yüklüdür. Hidrojenin elektronu koparıldıktan sonra kalan kısmı H+ olarak adlandıralım.

Elektron taşıma fabrikasında bir bariyer zar vardır. Elektronlarından ayrılmış hidrojenler H+ şeklinde, âdeta bir baraj duvarı gibi olan bu bariyerin arkasına birikir. Bu baraj duvarı, H+'lara geçirgen olmayan bir yapıya sahiptir. Hidrojenin negatif yükleri zarın bir tarafında, pozitif yükleri ise öteki tarafında birikir. Bu artı ve eksi yükler, elektriksel bir gradyan oluşturarak çok yoğun oldukları yerden az yoğun oldukları yere doğru bir akış oluşturmak ister. Elektron taşıma fabrikasında bu akışın sadece belirli bir noktada geçişine izin verilir ve sadece oradan şelale gibi aşağı akarlar. Bu mekanizma, hidroelektrik santrallerinde, biriken suyun basınç yaratıp tribünden akarken enerji üretmesine benzer. İşte bizim de dönen bir rotörümüz vardır. Yukarıdan gelen akışın gücüyle rotör döner ve her dört dönüşte bir ATP üretilir.

Özetle; yediğimiz her şey sonunda hidrojenine ayrılır, bu hidrojenler elektron taşıma fabrikasına taşınır (tıbbi adı "elektron transport zinciri"dir). Bu fabrikada hidrojenin elektronları protonlarından koparılır. Burada, elektronu koparılmış H+'ları tek tarafta biriktiren, diğer tarafa geçmesine izin vermeyen bir zar vardır. H+'lar zarın bir tarafında biriktikçe birikir, zarın öte tarafına geçmek için basınç oluştururlar. Bu, bir pilin iki ucu gibi elektriksel alan yaratır. Fabrikanın sonunda tek yerde bu geçişe izin vardır. Zarın bir tarafında birikenler buradan aşağı şelale gibi aktıkça ATP motoru döner ve ATP'ler oluşur.

Peki, bizim buradan sağlığımız açısından çıkarmamız gereken ders nedir?

Bu üretimin tamamı mitokondride olur. Kreps döngüsü de elektron taşıma zinciri de buradadır. Oksijen de mitokondridedir. Oksijen ile hidrojen arasındaki ilişkiden, her ATP oluşumunda su H_2O ve karbondioksit CO_2 çıkar. Demek ki sadece yemek yemek ve enerji işi değil, nefes almak da mitokondrileri ilgilendiren bir konudur.

Burada odaklanmamız gereken, mitokondrilerde ATP üretimi ile günlük hayattaki yeme-içme eylemimizin birbiriyle ilişkisinin ne olduğudur.

Temel alaka, ATP'nin vücutta birikememesidir. Enerji üretilince ATP şeklinde birikemez. Ya harcanmalıdır ya da üretimi durur. Diğer bir deyişle, üretimde bir denge vardır. Elektron taşıma zincirinin başından giren hidrojenlerle sonundan çıkan ATP'ler arasında belli bir döngü hızı vardır. Siz sürekli yer, sürekli buraya hidrojen gönderirseniz zincirin ATP oluşturma hızının üzerine çıkarsınız; dolayısıyla zincir tıkanır. Dahası oluşturduğunuz ATP'yi kullanıp harcamazsanız (hareketsizlik gibi) yine olmaz. Çünkü ATP, ATP şeklinde birikebilen bir enerji değildir. Zincirde ATP üretimi durur.

Peki, fazla hidrojenimiz varsa oluşan enerjiyi vücutta nasıl depolayacağız? Sanayi sektöründe de oluşturulan hidrojen enerjisini nasıl depolayacakları üzerine kafa yoruyorlar ancak iyi haber şu ki insan vücudunda bunun cevabı var; fazla hidrojen enerjisinin sonu yağ deposudur. Yağ depoları, bizim yedek pillerimiz gibidir; fazla yenileni veya kullanılmayanı depolayan yapılardır.

Toparlayacak olursak; hidrojenden enerji üretiyoruz ancak fazla hidrojen işe yaramıyor; yani fazla yemek yemenin vücudumuza bir faydası olmuyor. Çünkü üretilen ATP enerjisi birikemiyor. Dolayısıyla ürettiysek harcamamız gerekiyor, ya egzersiz yapacağız ya da az yiyeceğiz.

* * *

Burada sizlere az yemek, kalori kısıtlamaları, aralıklı oruçlar, egzersizin faydaları hakkında yapılan tüm konuşmaların mantığını en temel seviyede anlatmaya çalıştım. Giren hidrojenin ve çıkan ATP'nin dengesi çok önemlidir. Peki, biz nerede hata yapıyoruz? Tekrarlayalım; ya çok yiyip fazla hidrojen gönderiyoruz ya hiç hareket etmeyip ATP'leri kullanamıyoruz. Her iki durumda da vücut çözüm olarak depo pillerini devreye sokuyor, yani yağ depoluyor.

Sağlık açısından açlığın önemine her konuda vurgu yapmaya devam edeceğim. Bu başlık altında açlık, enerji sağlamak için sıraya girmiş hidrojen yükünü azaltmak anlamına geliyor. Üstelik bu sadece kilo kontrolü demek değildir, aynı zamanda uzun yaşamla da ilgilidir.

Çok yemek, kilolu olmak ömrü kısaltır; aralıklı ve az yemek ömrü uzatır. Neden?

Az yemek ile uzun ömür arasındaki ilişki gerçekten çok önemlidir ve üzerinde yoğun şekilde çalışılan bir konudur. Sebebi bir moleküle dayanır: NAD+. Çok yedikçe NAD+'ımız azalır, aç kaldıkça artar. Peki, nedir bu NAD+?

NAD+ Nedir?

Eğer uzun yaşam konusunda okuyup araştıran biriyseniz muhakkak bu üç harfe defalarca rastlamışsınızdır. Şahsen bu konuya verilen önemin hatalı ve eksik olduğunu düşünsem de Longevity meselesinin temelinde NAD+ vardır. Öncelikle NAD+'ın neden azaldığını anlamak gerekir. Başlıca sebep yine çok miktarda ve aralıksız yemektir.

İşin özeti şu: Ne kadar NAD+'ın varsa o kadar genç, enerjik, zinde ve sağlıklı olursun.

Peki, Amerikalıların dediği gibi *too good to be true*, yani doğru olamayacak kadar iyi olan bu faydaları NAD+ nasıl sağlar?

Çok basit; NAD+ demek, vücutta "açlık var" demektir. NAD+'ın temel amacı, enerji üreteceğimiz yere yiyecekleri sırtında "taşımaktır." Gerçekten de NAD+ maddesi, yiyeceklerin enerji olacak kısmı olan hidrojeni sırtına alır ve

NAD+H=NADH

olur. NADH hâlinde de gidip ATP dediğimiz enerji birimimize döner. İşte NAD+'ın en temel işi budur; enerji üretimi için hammadde taşımak.

NAD+ hâlindeyken yiyeceğin gelmesini bekliyoruzdur, bu henüz aç olduğumuzu gösterir. NAD+'ın artması hücreye etrafta yiyecek olmadığı, yani kıtlık olduğu sinyalini verir. Bu sinyal hayatta kalma genlerini aktive eder. Bu da Longevity'nin vazgeçilmez konusudur. Yani NAD+'ın aktive ettiği Sirtuin isimli uzun yaşam genleri... Bu konuya detaylı olarak değineceğim.

Ancak çok yersek tüm NAD+'lar NADH hâlinde H ile dolar. Bu da uzun yaşam genlerini durdurur. Ne zaman az yiyerek NADH'lerin H'lerinden kurtulursak o zaman NAD+ artar. İşte o zaman vücut aç olduğunu anlar. Bu durumda vücut uzun yaşamak için genetik düzeyde çaba gösterir.

NAD+ miktarının ne kadar gerekli olduğuna dair kesin bir cevap yoktur. Ancak NAD+ ve onun yemeği sırtına almış hâli NADH arasında bir denge olmalıdır. İdeal olarak NAD+/NADH 700/1 oranında olmalı; basitçe, NAD+ miktarı NADH'den çok daha fazla olmalıdır. Bu oranın bozulması hücresel yaşlanma sürecine yol açabilir. NAD+ miktarı beslenme alışkanlıklarımızla ilişkilidir. Çoğumuz gereğinden fazla yedikçe NADH'lerde bir artış söz konusu olur. Peki, NAD+'ların tükenmesi durumunda yiyecekleri kim taşıyacak? NAD+'lar bitince yiyecekler nasıl yakılacak?

Bu durumda enerji üretiminde sorunlar yaşanır; yiyecekler yakılamaz, bunun yerine hepsi yağ olarak depolanır. Sonuç olarak NAD+ miktarının azalması hızla kilo alımına yol açar. Aslında insülin direncinden diyabete, Alzheimer'dan kansere kadar birçok hastalığın kökenindeki sorunlardan biri NAD+ eksikliğidir. Dolayısıyla kilo alımı ve obezitenin yanı sıra diğer tüm hastalıkları ele alırken bunları "NAD+ azalması hastalıkları" olarak düşünebilirsiniz.

Söz konusu hastalıklar bizi hızla yaşlandırır, bunun farkındayız. Peki, aksi durumda neler olur; yani NAD+ seviyesinin yüksek olması gençliğimizi nasıl korur? NAD+, gençlik genlerimizi etkinleştirmede etkili olduğu için önemlidir. Ayrıca "uzun yaşam genleri" olarak da bilinen SIRT genlerini de etkiler (Sirtuin). SIRT genlerinin aktive olması uzun yaşamı destekler, bu genler bizi genç tutar, düzgün DNA tamiri yapar, kansere karşı korur. İşte NAD+'ın varlığı bu genlerin aktive olmasını sağlar.

Daha önce yapılan çalışmalar, uzun yaşam genlerinin en çok kalori azaltımı ve açlık gibi durumlarda aktive olduğunu gösteriyordu. Artık bu durumun moleküler mantığını da anlıyoruz. NAD+ seviyelerinin artması demek açlık demektir. Dolayısıyla NAD+ seviyelerini artırmak için ilk şart az yemektir.

* * *

Mitokondri performansının yaşla azalması meselesine geri dönersek, NAD+ azlığının burada önemli bir yeri olduğunu belirtmek gerekir. Evet, yaşlanma süreci ilerledikçe insan hücrelerinde NAD+ seviyeleri düşer; çünkü enerji verimi azalır. NAD+ varlığı bir sinyal molekülü görevi görür; DNA ile mitokondri arasında haber taşıyıcı olarak işlev görür. NAD+ azlığı bu iki bileşen arasındaki iletişimin bozulmasına neden olur.

Mitokondriler, hücrelerin enerji üretiminden hücresel metabolizma düzenlemesine ve hücresel sinyal iletimine kadar bir dizi kritik işleve katkıda bulunan organellerdir. Burada sadece enerji üretimini anlattım ancak hormon üretiminin verimsizleşmesinden immün sistemin yaşlanmasına, demanstan kansere tüm hastalıklarda etkili olan verimsiz mitokondrilerden söz edebiliriz.

Genetik mutasyonlar da mitokondri hasarına neden olabilir. Ayrıca bazı ilaçlar ve toksinler de mitokondriyal işlevlere zarar verebilir. Örneğin bazı antibiyotikler mitokondriyi etkileyebilir.

Metabolik bozukluklar mitokondriyal enerji üretiminin bozulmasına ve enerji metabolizmasındaki sorunlara neden olabilir gibi görünse de aslında tam tersi daha doğrudur. Yani asıl mitokondrideki hasarlar metabolik bozuklukları tetikler. Bir sonraki yaşlanma belirteci olan "düzensiz besin algılama" hususunu açıklarken metabolik kusurlara değineceğim. Bu bağlamda NAD+ konusu yine gündemimizde olacak.

Bu maddenin ana konusu, hücrelerde enerji üretim verimsizliğinin, motor-yakıt-performans ilişkisiyle benzerlik gösterir şekilde yaşlanmamıza nasıl neden olduğudur.

6. DÜZENSİZ BESİN ALGILAMA

Bana göre en önemli yaşlanma belirtecine geldik; yani düzensiz besin algılama konusuna.

Düzensiz besin algılamayı besinlere, hücre büyümesine, enerji üretiminin kaybına ve diğer hücresel işlevlere *uygun tepkinin başarısızlığı* olarak özetleyebiliriz. Bu durumda hücrelerin hem enerji hem de yapıtaşı olarak kullanabileceği mevcut hammaddeleri doğru algılama yeteneğini kaybetmeleri söz konusudur.

Hayatta kalmanın bir kuralı olarak, evrim sürecinde canlılar çevrelerinde sunulan besinleri, bu besinlerin türünü ve miktarını doğru şekilde algılamak zorundaydı. Malzemeye göre kıtlık mı, yoksa bolluk mu olduğunu anlayabilmeliydiler. İngilizcesi *nutrition sensing* olan bu yaşlanma belirtecinin ana mesajı, söz konusu besin algılama kabiliyetinin yaşlanmayla azalmasıdır. Bunu basitçe hücrenin kendisinin tok mu, yoksa aç mı olduğunu anlayamaması olarak açıklayabiliriz.

Hücreler etraftaki besinleri algılamak için dört anahtar protein grubunu kullanır: Bunlar; IGF-1, m-TOR, Sirtuinler ve AMPK'dir. Bu proteinlere "besin algılayıcılar" deriz, çünkü besin seviyeleri ve türleri bu proteinlerin aktivitelerini etkiler. Bu kısaltmalarla ifade edilen besin sensörü maddeler Longevity dünyasında önemli bir rol oynar. Dolayısıyla beslenme ve yaşlanma arasındaki ilişkiyi kavramak istiyorsanız bu molekülleri yakından tanımalısınız.

IGF-1 Yolu

IGF-1, insülin benzeri büyüme faktörü olarak tanımlanabilir. Bu faktör, büyüme ve çoğalmayı teşvik eder. İnsülin gibi, IGF-1 de glikoz algılamasında rol oynar. Yaşlanmanın hızlanması ve çeşitli hastalıklarla ilişkilendirilir. Dahası IGF-1 seviyelerinin azalmasının çeşitli organizmalarda yaşam süresini uzattığı gözlemlendi. Örneğin PI3K geninde zayıflamış IGF-1 yoluna sahip farelerin daha uzun yaşadığı görüldü. Ayrıca yüksek IGF-1 aktivitesinin zararlı olduğuna dair kanıtlar bulunuyor. Öyle ki daha yüksek IGF-1 seviyeleri bazı kanser türlerinin riskinde artışla ilişkilendirildi.

Burada sorgulamamız gereken şudur; IGF-1'i yüksek olanların ömrü daha mı kısalmıştır? Bu sorunun cevabı tam anlamıyla verilemese de IGF-1 yüksekliğinin, metabolik sendromdan diyabete kadar birçok hastalıkla paralellik gösterdiği biliniyor. Bu yeni bir husus değil, yıllardır biliniyor. Beslenme hatalarımızı konuşurken çok yemenin ve fazla kilolu olmanın IGF-1 seviyelerini artırdığını sürekli vurguluyoruz. Adı üstünde insüline benzeyen bir büyüme faktörüdür. İnsülin seviyelerini hızla yükselten tüm kötü beslenme seçimlerimizde IGF-1 de yükselir. Üstelik bu sadece şekerli ve unlu karbonhidratlarla sınırlı değildir, aşırı protein alımıyla da ilişkilidir.

IGF-1 varlığı, hücrelere bolluk olduğu, dolayısıyla çoğalabilecekleri mesajını verir. Bu bağlamda, "Çoğalma-büyüme iyi bir şey midir?" sorusu Longevity dilemmalarından biri olarak masadadır. Ancak IGF-1 seviyelerini azaltmakla ilgili köpekler üzerinde yapılan çalışmanın sonuçları, bu müdahalenin köpek ömrünü uzatmaya yaradığını kanıtlar nitelikteydi. Hatta küçük köpeklerde bu hormonun daha az, büyük köpeklerde ise daha fazla olduğu tespit edildi. Bu deneysel ilaç, büyümeyi teşvik eden söz konusu hormonun düşürülmesini destekliyor. Bu şirket IGF-1 seviyelerini azaltan molekülüyle köpek ömrünü uzatma çalışmalarına FDA'dan ilk aşama onayı aldı. Burada dikkate almamız gereken ilk konu; bu tür bir ilacın insanlar için yapılabilmesinin mümkün olup olamayacağı. İkincisi ve daha mühimi, FDA'nın bir ilaca "ömür uzattığı" gerekçesiyle izin vermesi hâlinde tüm tıbbi ilaç çalışmalarının yeni bir boyut kazanıp kazanmayacağı. Bu yüzden her ne kadar konu can yoldaşlarımız köpekler özelinde gibi görünse de esasen bizi ilgilendiriyor.

Büyümek ya da Büyümemek, Bütün Mesele Bu

Burada anlamamız gereken; beslenme ve beslenmeme arasındaki seçimde vücuttaki biyokimyasal işleyişin değişmesidir. Görünen o ki yiyeceğin bolluğu, "Büyümem için yeterince malzeme var, o hâlde büyüyüp gelişmeliyim," mesajına sebep oluyor. Ancak belli bir yaştan sonra büyümeye değil, tamir edilmeye olan ihtiyacımız artar. Büyüme durduğunda, şartlar hâlâ büyümeyi destekliyorsa, büyüme yerine "çoğalma" durumu söz konusu olur. Birazdan okuyacağınız m-TOR yolu, aynen IGF-1 yüksekliği gibi, çoğalmayı destekler. Her ikisi de "malzeme bolluğu" mantığıyla, beslenme fazlaysa aktive olur.

Zaten ilk Longevity çalışmalarından biri yine köpeklerle yapılmıştı; günlük kalorileri kısıtlanan köpekler, diğer normal yiyenlerden uzun yaşamıştı. Aralıklı oruçlar, öğün sayısı azaltmalar hep bu şekilde başladı. Demek istediğim hâlâ başladığımız yerin etrafındayız. İşin iki majör kuralı var:

1. Büyümeye ihtiyaç yoksa yakıtı kısıtla.
2. Büyüme bitince "tamir" daha önemli olacak. Tamir için eskiden kurtulman gerek ki bu da "kıtlık" yaratıp kendi kendini yeme hâline geçmen gerektiğini gösteriyor (otofaji).

Amerika'da ardı ardına katıldığım tüm Longevity toplantıları, genellikle "o özel molekülü" arayan kişilerin sunumlarıyla geçiyor. Tıpkı köpeklerin ömrünü uzatmak için bulunan bu etkili molekül gibi... Gelgelelim, özel bir molekül de olsa, yaptığı şey vücutta "büyüme" sinyalini "kıtlık" sinyaliyle değiştirmekten ibaret... Az önce değindiğim NAD+ konusu da aynı şekilde işler; vücudunuzdaki NAD+ miktarı ne kadar çoksa vücudunuz o kadar tamir edilmeniz gerektiğini düşünür. Bu durumda çoğalma yerine tamir moduna geçer.

Peki; çoğalma mı, tamir mi? Hücreler buna nasıl karar verecek?

m-TOR Yolu ve AMPK Yolu
Çoğalma ve Tamir Arasındaki Nazik Denge

Vücudumuzda çok özel bir hücresel denge bulunmakta. Bu öyle bir denge ki bir hücre çoğalsın mı, yoksa yenilensin mi buna karar vermesini sağlar. Bu kararın temel kaynağı ise etrafta çoğalacak kadar yiyecek olup olmadığıdır. Yani malzeme bolsa işler büyümeye, çoğalmaya giderken malzeme azsa vücut eskileri yenilemeye yönelir ve büyümeyi durdurur. İşte şimdi bu kararları tetikleyen biyokimyasal yollardan diğer ikisine odaklanacağız; AMPK ve m-TOR yollarına.

Öncelikle hücreler etrafta hammadde, yani yiyecek olup olmadığını yine bu yollarla anlar. Diğer bir deyişle, adı geçen AMPK ve m-TOR ifadeleri, bir hücrenin etrafta yiyecek olup olmadığını anlamasının yoludur.

- AMPK, hücreler için etrafta yiyecek az demektir.
- m-TOR, etraf yiyecekle dolu demektir.

İşte hücrenin bu ayrımı yapabilmesine "besin algılama" denir.

Bu ayrım yapıldıktan sonra tüm hücre ve içindeki organeller ve DNA'sı buna göre davranır. Eğer yiyecek az olarak algılandıysa yedek sistemleri devreye sokar, eskileri yeniler, büyümeyi kısıtlar. Eğer yiyeceği bol olarak algıladıysa hücresel çoğalma işine girer.

Elbette hücresel çoğalma, lazım olduğu büyüme dönemleri, hastalıktan iyileşme dönemleri gibi zamanlarda gereklidir. Burada amacım, belli bir yaştan sonra bu çoğalma düğmesine basmamamız gerektiğini hatırlatmaktır. Öyle ki m-TOR çoğalma düğmesini durdurabilmek, uzun yaşam konularından kanser tedavisine kadar geniş bir skalada çok yakından araştırılan bir konudur. Üstelik bu yol biraz daha detay öğrenmeyi hak ediyor.

m-TOR Yolu (*The Mechanistic Target of Rapamycin*)

m-TOR; hücresel büyüme, protein sentezi, hücresel çoğalma ve çeşitli biyolojik süreçlerin düzenlenmesinden sorumlu bir protein kompleksini ifade eder. Bu yol, hücre büyümesi ve işlevi ile beslenme arasında bir bağlantı kurar. m-TOR, hücresel enerji seviyesini anlar. Besin alımı, büyüme faktörleri ve hormonlar gibi çeşitli sinyaller tarafından etkilenir. Aktive olduğunda hücre büyümesi ve protein sentezi artar. m-TOR, proteinlerin yüksek oranda tüketilmesiyle kolaylıkla aktive olur.

m-TOR; m-TORC1 ve m-TORC2 protein komplekslerinden oluşur. Amino asitleri algılar ve besin bolluğuyla ilişkilidir. m-TOR, yeni proteinler ve dokular oluşturma süreci olan anabolik metabolizmanın şampiyon düzenleyicisidir. Bu şekilde çalışması IGF-1 yoluna benzer. Herhangi bir anda, metabolizma ya eski parçaları parçalıyor (katabolizma) ya da yenilerini inşa ediyor (anabolizma) durumdadır. Hem m-TOR hem de IGF-1, metabolizmanın anabolik tarafının bir parçasıdır.

m-TOR yolu aktifse hücre, enerjisini büyümeye ve protein sentezine harcar. Ancak ileri yaş, bazı hastalıklar ve kilo fazlalığı gibi durumlarda bu yol gereksiz yere aktive olur. Örneğin aşırı aktive olan m-TOR yolunun kanserle ilişkilendirilmesi yaygındır. Hücrelerin kontrolsüz şekilde büyüyüp çoğalması kanser gelişimine katkıda bulunabilir. Bu nedenle m-TOR inhibitörleri, kanser tedavisinde araştırılan potansiyel ilaçlardır.

Peki, bu yolu tam olarak neler aktive eder?

Amino Asitler: Özellikle leucine (lösin) adlı amino asit, m-TOR yolunun aktive edilmesinde önemli rol oynar. Amino asitlerin varlığı, m-TOR'un hücresel büyüme ve protein sentezini yönlendiren sinyalleri algılamasına yardımcı olur.

Hormonlar: İnsülin ve insülin benzeri büyüme faktörleri (IGF-1) m-TOR yolunu aktive edebilir. Bu hormonlar, hücresel büyüme ve çoğalma sinyallerini ileterek m-TOR'un aktive olmasını sağlar. Yüksek insülinin varlığı için yüksek karbonhidrat alımı gerektiğini biliriz.

Büyüme Faktörleri: Büyüme faktörleri, hücresel büyüme ve gelişmeyi düzenleyen sinyallerdir. Bu faktörler hücre yüzeyindeki reseptörlere bağlanarak m-TOR yolunun aktive olmasını sağlayabilir.

Fiziksel Aktivite: Fiziksel egzersiz m-TOR yolunu etkileyebilir. Özellikle direnç egzersizleri ve kas yapımını destekleyen aktiviteler m-TOR'un aktive olmasına katkıda bulunabilir.

Düşük m-TOR aktivitesi farelerden mayalara, solucanlardan sineklere kadar model organizmalarda yaşam süresini uzatır. Yaşlı farelerin hipotalamusunda m-TOR aktivitesi ileri yaşta obeziteyi teşvik edebilir. Bununla birlikte bir m-TOR inhibitörü olan rapamisin bu yolu baskılayabilir. Rapamisin, organ reddine karşı bir ilaç olarak kullanılsa da Longevity dünyasında rapamisinin yaşam süresini uzatma etkileri yoğun şekilde araştırılmaktadır.

Diğer konu ise bu yolun tam zıddı olan AMPK yoludur. AMPK yolunu devreye sokarak fazla aktive olmuş m-TOR'u dengeleriz.

AMPK Yolu (*Activated Protein Kinase*)

AMPK, "AMP ile aktive olan kinaz"ın (AMPK) kısaltmasıdır. Hücresel enerji durumu ve metabolizma yönetiminde kritik bir rol oynar. Hücre enerji seviyeleri düşük olduğunda ve ATP tükenmeye başladığında aktive olur (örneğin açlık durumunda veya hareket ederek enerji harcandığında). AMPK, açlık veya kalori kısıtlaması gibi durumların ve katabolizmanın bir sensörü olarak düşünülebilir.

AMPK, hücresel enerji dengesini koruma görevini üstlenir. Aktivasyonu, hücrelerin enerji kaynaklarını korumasına yardımcı olur ve aşırı enerji harcamasını engeller. Ayrıca çoğalmaya enerji harcamaz. AMPK'nin aktive olmasıyla hücre enerji tasarrufu yapar ve enerji üretimi için çeşitli yolları harekete geçirir. Ayrıca eski hücrelerin ve proteinlerin hammadde olarak yeniden geri dönüşümünü teşvik eder. Karbonhidrat yerine yağ asidi oksidasyonunu artırarak enerjiyi yağdan sağlar.

Diyabet ve obezite gibi hastalıklarda, AMPK yolu aktive edildiğinde insülin direnci azalır. Bu nedenle diyabet ve obezite gibi metabolik bozuklukların tedavisinde hedef olarak kullanılır.

AMPK Molekülü Açlığı Nasıl Algılar?

Açılımı adenozine tri-phosphate olan ATP'de (tri=üç) üç fosfat bağı bulunur ve enerji bu bağlarda depolanmıştır. Enerjiyi bir pil gibi düşünürsek ATP, tam dolu bir pil gibidir. Biraz enerji azaldığında ATP, ADP'ye dönüşür; yani adenozin di-fosfat hâline gelir (di=iki) ve iki fosfata düşer. Bu durumda pilin şarjı azalmış, üç fosfattan iki fosfata inmiştir. Biraz daha enerji harcandığında ADP de AMP'ye dönüşür, yani adenozin monofosfat olur (mono=bir) ve artık sadece tek bir fosfata sahiptir. Bu durumda pil neredeyse tamamen boşalmıştır, bitmek üzeredir.

ATP—ADP—AMP derken sırasıyla pil boşalır.

AMPK, azalmış pil olan AMP ile yakından ilişkilidir. AMP seviyesi ATP'den yüksek olduğunda, yani boşalmış piller dolu pillerden daha fazla olduğunda hücreler yiyeceğin azaldığını veya enerjinin tükenmeye başladığını anlar. Bu nedenle AMP seviyesi artınca yiyecek sensörü olan AMPK'nin aktivitesi artar.

AMPK'nin artmasıyla pilin boşalmak üzere olduğu anlaşıldığından hücrelere bu sefer enerji depolarının doldurulması emri verilir. Bu emir genellikle yağların yakılmasıyla gerçekleşir. Öncelikle de en işe yaramayan yağlar olan bel bölgesi yağları yakılır.

AMPK'nin marifetleri şu şekilde sıralanabilir:

- Şekerin yağ olarak depolanmasını durdurur.
- Yağların yakılmasını başlatır.
- Kasların şekeri kullanmasını sağlar.
- Eski hücreleri "otofaji" denen sistemle yok edip gerekirse onları da enerji üretmek için kullanır.
- Kolesterol üretimini azaltır.
- Özellikle bel ve iç organ yağlanmasını azaltır.
- Kan trigliseridlerini düşürür.
- İnsülin direncini azaltır.
- Tümör hücre çoğalmasını yavaşlatan bir etkiye sahiptir.
- AMPK aktivasyonu uzun yaşam genlerini aktive eder.
- İnflamasyonu azaltır.
- Nörodejeneratif hastalıkları azaltır.
- Gençliği uzatır.

Toparlamak gerekirse AMPK iyi, m-TOR kötüdür. Çok fazla yer ve özellikle karbonhidrat ağırlıklı, ardından da fazla protein odaklı beslenirsek hücreler bu durumu "çoğalabiliriz" olarak algılar ve m-TOR sinyalini tetikler.

Peki, m-TOR nasıl susturulur?

Bu iki yolağı incelediğinizde m-TOR yolağının gerçekten de bir sorun kaynağı olduğunu göreceksiniz. Hakikaten yüzeysel okumalar da yapsanız, derin araştırmalara da girseniz sonuç hep m-TOR'un ne kadar problem yaratabildiğine işaret eder. Benim bakış açımdan m-TOR'un yarattığı sorun, yaşlanmayı hızlandırmasındadır. m-TOR'u durdurmak için ulaşacağınız sonuç oldukça basittir; açlık ve hareket. Bu yöntemler, m-TOR aktivitesini azaltarak yaşlanma sürecini yavaşlatır ve sağlıklı bir yaşam için önemli bir rol oynar.

m-TOR-AMPK Dengesi Nasıl Sağlanır?

m-TOR konusu gerçekten önemli bir meseledir, çünkü bunu çözen kişinin kanserden yaşlanmaya kadar pek çok sorunu çözmeye katkı sağlayabileceği söylenebilir. Ancak burada dikkat edilmesi gereken hassas bir denge vardır; m-TOR'un işlev görmemesi durumunda büyüme gerçekleşmez, hatta kaslar bile çoğalamaz. Peki, biz bu büyüme ve tamir arasındaki dengeyi nasıl sağlayacağız? Ne yârdan ne de serden geçmeden bu mümkün olabilir mi?

En basit cevap, aynı gün içinde her iki düğmeye de basmaktan geçiyor: Açlık ve toklukla.

Açlık, m-TOR'un ilacıdır demiştik. Peki ama ne zaman? *Tüm gün boyunca süren açlık hâli hücresel bir strestir.* "Besin Algılama" başlığında uzunca anlattığım gibi hücreler daima etrafta olan biteni takip eder. Onlar için uygun olan; gündüzleri yiyecek mevcudiyeti, geceleri ise açlık hâlidir.

Bu bilgi doğrudan literatürde yer almasa da uzun yıllar boyunca yaptığım okumalar sonucunda ulaştığım nokta şudur; *AMPK ve m-TOR arasındaki metabolik dengeyi sağlamanın en ideal yolu, gündüz m-TOR aktivitesine izin verip gece AMPK yoluyla, yani açlık durumuyla hareket etmektir.* Diğer bir ifadeyle; *gündüz ye, gece aç kal.* Bu yöntem aynı zamanda en sürdürülebilir olanıdır.

Dikkat edin, aslında yeterince aç kaldığınızda (örneğin öğlen yemeğinden ertesi sabaha dek) m-TOR aktivitesi baskılanır. Bizler, çoğunlukla, "Az yiyorum," ya da "Sağlıklı besleniyorum," gibi argümanlarla yatana kadar bir şeyler atıştırırız. Ancak burada anlatıldığı üzere, tüm hücreler besin algılama yeteneğine sahiptir. Hücreler aç kalmadığınız anlar ve onlara göre yiyecek geliyorsa çoğalmak uygundur. İşte şimdiye kadar aktardıklarım, hücrelerinizin de anlayacağı şekilde açlık yaşamanın önemini vurguluyor.

Peki, bizi gençleştiren AMPK sinyalini artırmak için başka neler yapabiliriz?

Egzersiz: AMPK sinyalinin AMP varlığında oluştuğunu belirttik. ATP tam şarjlı bir pilken AMP'nin pilin şarjının azalmış hâli olduğunu da aktardık. Demek ki öncelikle ATP'yi tüketmeliyiz. ATP, enerji birimidir ve bunu egzersizle harcayabiliriz. Dolayısıyla AMPK'nin artmasını sağlamanın en önemli yolu egzersizdir. ATP, AMP'ye dönüştüğünde hemen yağ yakma sinyalleri ortaya çıkar. Zaten egzersizin sağlık açısından birçok faydası olduğunu biliyoruz. Şimdi buna AMPK'nin artırılmasını da ekledik.

Kalori Azaltmak: Şayet ATP'yi egzersizle tüketemiyorsak o zaman alternatif olarak az yemeyi deneyebiliriz. Zaten kalori kısıtlamasının uzun yaşamı desteklediği bilinen en eski bilgilerdendir. Çünkü az kalori daha fazla AMPK sinyali demektir.

Öğün Aralarını Açmak: Başka bir yöntem uzun aralıklarla yemek yemektir. Günde iki öğün yemek, öğün aralarını açmak AMPK seviyelerini artırır.

Akşam Açlığı: En etkili AMPK artırma yöntemi uzun gece açlığıdır. Akşam yemeğini atlamak ve iyi bir uyku AMPK sinyalini maksimum düzeye ulaştırır.

İlaçlar: Tip 2 diyabet tedavisinde yaygın olarak kullanılan birinci basamak ilaçlar olan metforminler, mitokondriyal enerji hattına girişi yavaşlatarak ATP oluşumunu azaltır ve AMPK artışına katkıda bulunur. Bu moleküller diyabet tedavisinin ötesine geçerek birer uzun yaşam molekülü olarak da araştırılmaya başladı.

* * *

NAD+ konusunu anlatırken, NAD+'ın açlıkla arttığını belirttik. AMPK'nin de açlıkla arttığını biliyoruz. Açlıkla artan üçüncü Longevity molekülü ise Sirtuin genleridir. Zaten bu genlerin diğer adı da uzun yaşam genleridir.

Uzun Yaşam Genleri: Sirtuinler

Sirtuinler, NAD+ bağımlı histon deasetilazlar olarak işlev gören bir protein ailesidir. Daha açık bir ifadeyle Sirtuinler, DNA'nın etrafındaki kılıf olan histonlara bağlanmış küçük asetil gruplarını oradan uzaklaştırır. Bu, kanser tedavisi ilaçlarında da geçen bir ifadedir ve basitçe bu deasetillenme işlemi genomun korunmasında çok önemlidir. Bu işlemi de sayıları çok fazla olan Sirtuinler gerçekleştirir. SIRT1, SIRT2 çeşitli türleri vardır ve her biri ayrı bir araştırma konusudur, hepsi de oldukça önemlidir. Bu protein ailesinin "uzun yaşam genleri" olarak bilindiğini hatırlamak gerekir. Onları aktive etmenin en etkili yolu da NAD+ seviyelerini artırmaktan geçer, çünkü Sirtuinler NAD+ ile çalışır. Sirtuinler, NAD+ seviyelerindeki artışı algılayarak, hücredeki enerji seviyelerinin ne zaman düştüğünü belirler. NAD+ varsa yiyecek miktarının az olduğunu anlamalarını sağlar. Sirtuinlerin de AMPK gibi açlıkla aktive olduğunu gözlemliyoruz.

Ömrü uzatma etkisi olduğu düşünülen bir diyabet ilacı olan metformin, farelerde ve solucanlarda AMPK'yi aktive ederek işe yarar demiştik. Yine hayvanlarda yaşam süresini uzattığı bilinen kalori kısıtlaması da AMPK aktivitesini artırabilir. Tersine, aşırı yemek hücresel stres nedeniyle daha az AMPK duyarlılığına yol açabilir; bu da oksidatif stres, azalmış otofaji, metabolik sendrom, artmış yağlanma ve inflamasyonla sonuçlanır.

Özetle, besin algılamada yer alan ve yaşlanmaya önemli katkı sağlayabilecek dört anahtar protein vardır.

İlk ikisinin (IGF-1 ve m-TOR) yolunun kapatılması uzun ömürlülüğü destekler. Her ikisi de anabolik metabolizma, çoğalma ve besin bolluğunun algılanmasında önemli rol oynar.

Aksine, son ikisinin, Sirtuinlerin ve AMPK'nin aktivitesini artırmak uzun ömürlülüğe yardımcı olur. Bu proteinler katabolik metabolizmayı teşvik etmek için çalışır, yani eski dokuların parçalanmasını destekler ve besin kıtlığı durumunda aktiviteleri artar.

Şimdi sizlere besin algılama yeteneği azalırsa vücutta işler nasıl olur bunu anlatacağım. Hepimizin yaşadığı pek çok sağlık ve kilo sorununun temeli aslında bu besin algılama yeteneğinin azalmasıyla ilişkilidir.

Besin algılama yeteneğinin bozulmasının klinikteki karşılığı ise metabolik esneklik kaybıdır.

Metabolik Olarak Esnek misiniz?

Metabolik esneklik, vücudun değişen koşullar altında enerji ihtiyaçlarını karşılamak için farklı yakıt kaynakları arasında verimli şekilde geçiş yapma yeteneğini ifade eder. Metabolik esneklik (*metabolic flexibility*) kavramı şimdiye kadar cevabını merak ettiğiniz bazı sorulara yanıt verir.

Neden yaş ilerledikçe kilo vermek zorlaşır?

Neden yemek sonrası ağırlık çöker?

Neden tatlı krizi gelir?

Neden yemek yesek de enerjisiz hissederiz?

Peki, metabolik olarak esnek olmak ile metabolik olarak katı olmak bizim için ne ifade eder? İşin özeti, metabolik esnekliğimiz ne kadar yüksekse kilo vermek o kadar kolay olur, enerji seviyemiz o kadar yüksek olur, yaşlanma sürecimiz o kadar yavaşlar.

Biz insanlar gençken hibrit motorlara sahibizdir ancak yaşlandıkça tek motorla çalışmaya başlarız. Oysa yaşlanma sürecini yavaşlatıp kilometreyi artırmak için her iki motoru da dönüşümlü kullanabilmemiz gerekir.

Eğer aracınız her iki yakıtı da kullanabilen bir hibrit motora sahipse ve dizelin elektriğe göre arabaya daha fazla zarar verdiğini, aracı kısa sürede eskittiğini ve az yol kat ettirdiğini biliyorsanız muhtemelen yakıt olarak elektriği daha sık kullanmak istersiniz.

Bu analoji hücre motorlarımız için de geçerlidir. Vücuttaki enerji birimimiz ATP'dir, bizler tüm bu yeme-içme işlerini ATP üretmek için yaparız. Bu amaçla çeşitli yakıtlar kullanırız.

Temelde iki tür yakıtımız vardır: yağ ve şeker. Dolayısıyla hücre motorlarımız da aslında hibrit motorlardır ve her iki yakıtı da dönüşümlü olarak kullanabilirler. Gençlikte bu dönüşüm etkin şekilde gerçekleşir.

Bir çocuğa dikkat edin; ne tür beslenirse beslensin enerjiktir. Hücre motorları, hangi yakıtı kullanırsa kullansın, onu hızla ATP'ye çevirebilir. Diğer bir deyişle, yedikleri şekerli-unlu-tatlı ürünler de olsa, içeriği bol yağlı ve şekersiz bir avokado da olsa çocuk aynı performansta enerji üretebilir. Bunun sebebi henüz bozulmamış hibrit motorlu hücrelerinin bu iki farklı yakıtı yakma konusunda kolaylıkla esneklik gösterebilmesinden kaynaklanır. Şeker varsa şeker yakımını sağlayan motor, yağ varsa yağ yakımını sağlayan motor devreye girer. İşte hibrit motorlar arasındaki bu hızlı ve etkili geçişlere biz "metabolik esneklik" adını veriyoruz. Sağlıklı hücreler bu esnekliğe sahiptir.

Yiyecek tüketildiğinde vücut genellikle birincil enerji kaynağı olarak glikozu kullanır. Ancak açlık veya egzersiz durumlarında vücut yakıt kaynağı olarak yağ kullanmaya başlar. İşte metabolik esneklik, vücudun glikoz ve diğer besinlerin mevcudiyetine bağlı olarak bu farklı yakıt kaynakları arasında verimli şekilde geçiş yapmasına olanak tanır.

Peki, metabolik esnekliğimizi kaybettiğimizi nasıl anlarız?

Kendinizi düşünün; unlu ve şekerli bir gıda yedikten sonra bir çocuk gibi enerjik olacağınıza hâlsiz, uykulu, yorgun ve hâlâ aç hissettiğiniz oluyor mu? Belki doktorunuz size insülin direnciniz olduğunu söylemiştir.

Ya da üç dört saat aç kaldığınızda elinizin ayağınızın titrediği, terlediğiniz, yorgun hissettiğiniz oluyor mu? Belki doktorunuz size hipogliseminiz olduğunu söylemiştir.

Bu iki senaryo da aslında bize aynı şeyi anlatır: Hücre motorlarınızın hibrit sistemi kullanamadığını, yalnızca şeker yakıtını kullanabildiğini. Oysa doğuştan şeker ve yağ yakabilir sistemlere sahiptik. Demek ki bu senaryolar bize bu kişilerin metabolik esnekliklerini kaybettiklerini gösterir.

Hibrit Motorlar Neden Bozulur?

İnsanlığın ilk günlerinden beri, yiyeceklerin şu anki modern yaşamımızda olduğu gibi her zaman erişilebilir olmadığını biliyoruz. Varoluşumuzun başlangıcında, yiyeceklerin her zaman bol olduğu bir dönem yoktu; bazen bol olurken bazen az olurdu. Hayatta kalmak için evrimleşen metabolik sistemimiz, mevcut yakıtların -yiyeceklerin- türüne ve bulunurluğuna bağlı olarak şekillendi.

Bu süreçte organizmalar yiyecek bolken enerjiye en kolay dönüştürebilecekleri kaynakları -glikoz ve karbonhidratları- önceledi. Daha uzun işlem gerektiren kaynakları -yani yağları- enerjiye çevirmeyi ikinci plana attı. Durumlar çok kritik hâle gelirse ve ne yağ ne de şeker bulunursa yedek planını devreye soktu; yani kendi yağ depolarını ve eski hücrelerini yakıt olarak kullandı. Daha fazla kıtlık durumundaysa da son çare olarak kendi kas dokularını yakıt olarak kullanmayı öğrendi.

Benzer şekilde, yiyecek bol olduğunda da fazla alınan enerjiyi en kıymetli depo olarak yağa çevirdi. Yağlar, konsantre enerji kaynağı olarak, tıpkı kaliteli kömürlerin yüksek ısı verebilmesi gibi, önemli bir yakıt deposu olarak işlev gördü.

İşte bu ayarlama yeteneğinin körelmesine "metabolik esneklik kaybı" diyoruz. Bu yetenek, yakıtın bol olduğu durumda sürekli kalındığı ve yakıtın kıt olduğu duruma geçilmediği için körelir. Basitçe, sürekli yemek yediğimiz için... Toplamda *çok fazla yemek yemesek de* yeme ve açlık arasında geçiş esnekliğimiz azalır. Vücut, varoluşun başında öğrendiği davranışı bizden bekler: yeme ve yememe periyotları. İşte bunu yapmadığımızda metabolik esnekliğimiz azalır.

Kalori kısıtlamasının uzun yaşama etkisi, insülin direncinin azalmasının tüm sağlığa katkısı, IGF-1 adı verilen insüline benzer bir tür büyüme hormonunun azalmasının ömrü uzatması, yatay kan şekeri değerinin sağlığa olumlu etkisi gibi konular aslında burada anlattığım metabolik esneklik kavramının farklı yönleridir. Metabolik esneklik aslında hücresel olarak genç olmakla paraleldir. Daha öncesinde değindiğim NAD+ ve m-TOR gibi biyokimyasal gençleşme meseleleri de temelinde bize aslında metabolik esnekliğin önemini vurgular.

Bizler yiyeceğin bol veya kıt olduğu dönemlere adaptasyon yapabilen metabolik yapımız sayesinde bugünlere kadar ayakta kalan canlı türlerindeniz. Dolayısıyla genlerimiz dönem dönem yiyeceğin bulunamayacağı senaryolara göre bir B planına sahiptir. Yiyecek az ise vücut hibrit motorlarının yağ yakım düğmesine basar ve depoladığı yağları yakar. Ancak günümüzde yiyecek kıtlığı söz konusu olmadığı gibi, yiyeceklerin işlenmiş olmaları sebebiyle besleyicilik kalitesi de bir sorundur. Günümüz yaşam tarzı aç kalmaya izin vermez ve genellikle kana hızla karışan işlenmiş basit şekerleri içeren menüleri önümüze sunar.

Sürekli yeme alışkanlığımız ve yiyeceklerin kalitesinin bozulmasının sonucunda "besin algılama" yeteneğimiz bozuldu. Artık yukarıda değindiğim dört proteine dayalı olarak hücrelerimiz, yiyecek durumu hakkında doğru bilgi edinemez hâle geldi. Bu yüzden kıtlık sinyali düğmesi çalışmıyor ve bu düğme çalışmayınca kilo vermek de mümkün olmuyor. Özellikle kırklı yaşlarda bu durum daha da belirgin hâle gelir. Vücudunuz artık kıtlık sinyalini algılayamaz ve B planı olarak yağları yakıt olarak kullanmak için hibrit motorlarda yakamaz. Sonuç olarak sizler de her ne kadar aç kalsanız da kilo veremez hâle gelirsiniz.

Dahası bazı yiyecek seçimleri, özellikle şeker, hibrit motorların dengesini bozar. Beslenmede yaşlanmaya yol açtığı gerekçesiyle ilk suçlanan gıda şekerdir. Hücre motorlarına yakıt olarak çoğunlukla şeker, yani işlenmiş unlu ve şekerli gıdalar kullanırsak metabolik esneklik giderek azalır ve hücreler yağ yakmakta zorlanır. Şekeri motor analojimizdeki dizel yakıta benzetebiliriz. Yağ ise aracın elektrikli çalıştığı hâli olsun. Sürekli dizel kullanmanın arabayı hızlıca eskiteceğini anlamak kolay... Gerçekten de şeker, yani glikoz hızlı, ucuz ve kirli bir yakıttır. Şeker neden kirli bir yakıttır? Çünkü fazla egzoz çıkarır.

Egzozu Bol Yakıt: Şeker

Hücre için egzoz teriminin karşılığı "serbest radikaller" dediğimiz metabolizma artıklarıdır. Her ATP oluşumunda hücre içinde metabolik artıklar birikir. En ideal çalışma koşullarında bu artık oranı binde 2 ila 4 arasıyken hibrit sistem esnekliğini kaybetmeye başladığında bu artıkların yüzdesi artmaya başlar. Tıbbi bir ifadeyle, enerji üretiminden daha çok serbest radikal oluşumu ortaya çıkar. Serbest radikallerin fazlasının hem hücrelere hem de tüm vücuda zarar verdiğini ve yaşlanmayı hızlandırdığını biliyoruz. Oysa hibrit sistemde yağ motorlarının devreye girmesi ve şekerin azalması durumunda bu kadar çok artık oluşmaz.

Ancak ikinci motorun devreye girebilmesi için temel bir şart vardır: Diğer motor için şeker yakıtının ortada olmaması gerekir. Şeker varsa hücreler öncelikli olarak onu kullanarak enerji üretir. Yıllar boyunca şeker ağırlıklı yakıtları tükettiğimizde yağ yakma kapasitemiz azalır.

Peki, bunu nasıl anlarız?

- Yemek sonrası uykunuz geliyorsa,
- Yemek sonrası tatlı istiyorsanız,
- Size insülin direnciniz olduğu söylendiyse,
- Size prediyabetiniz olduğu söylendiyse,
- Size hipogliseminiz olduğu söylendiyse,
- Aç kalsanız da kilo veremiyorsanız,
- Az yediğiniz hâlde kolay kilo alıyorsanız,
- Kilonuz özellikle bel ve kalça bölgelerindeyse...

Evet, tüm bunlar hibrit motor sisteminin kullanılmadığı anlamına gelir. Özellikle ne kadar aç kalsanız da kilo verememe hâlini şu şekilde düşünün: Siz motora (vücuda) yakıt koymuyorsunuz, diğer bir deyişle şeker veya yağ yakıtı tüketmiyorsunuz. Bu durumda vücudunuzun doğal olarak yapması gereken şey; normalde karın bölgesindeki gereksiz yağları yakmaya başlamasıdır. Ancak hibrit sistemi bozduğunuz için, açlığa ve az yemenize rağmen, göbek bölgesindeki yağı yakacak yağ motorunu devreye sokamaz; dolayısıyla kilo veremezsiniz.

Kırk Yaşından Sonra Metabolizma Yavaşlar mı?

"Metabolizma" ifadesini duyduğumuzda genellikle aklımıza hemen, "Metabolizmam yavaş mı, hızlı mı?" sorusu gelir. Ancak asıl soru, "Metabolizmam paslandı mı, paslanmadı mı?" şeklinde olmalıdır.

Metabolik paslanma, kırklı yaşlarda neredeyse kaçınılmaz olarak ortaya çıkar ve bu, yaşlanmaya başladığımızın bir göstergesidir. Çoğumuz şu cümleleri kurarız; "Geçen yıla kadar yemeği biraz kesince hemen kilo verirdim. Son zamanlarda yemesem de kilo veremiyorum." Özellikle kırklı yaşlarda, en sağlıklı beslenen kişi bile bu cümleyi kurmaya başlar ve cezayı da "metabolizmasının yavaşlamasına" keser. Ancak yağdan kilo vermek için metabolik esnekliğin yeniden kazanılması gerekir. Eriyen yağlar genellikle bel ve karın bölgelerindeki yağlar olacaktır. Böylece bir tür doğal liposuction etkisi yaratabiliriz.

Öncelikle konu burada kilo ve dış görüntü gibi görünse de asıl mesele sağlık ve uzun yaşamdır. Kilo vermek ve o doğal liposuction etkisine ulaşmak metabolik esnekliği kazanmanın küçük bir hediyesidir. Asıl büyük hediye ise uzun yaşam, sağlık, hatta kansere karşı korunmaya kadar varır.

Çözüm, tekrar hibrit motor sistemine geçmekte. Peki, çift motorlu sisteme geri dönmek için ne yapmalıyız?

Metabolik esnekliğimizi geri kazanacağız. Bunun için de;

1. Unlu, şekerli gıdaları ve işlenmiş karbonhidratları yakıt olarak kullanmayacağız. Dizel yakıta veda edeceğiz. Ne demiştik; şeker, yani dizel ucuz ve kirli bir yakıttır.

2. Yağ motorlarının devreye girmesinin en doğal yolu gece uyku hâlinde olduğumuz zamanlardır. Uykudaki yağ yakımını desteklemek için mümkün olan en erken saatte motora enerji girişini durduracağız (Yani akşam yemeğini mümkün olduğunca erken saatte bitireceğiz veya en geç saat 17.00'den sonra yemeyi durduracağız. Ne kadar erken saatte yemeği kesersek hibrit sistem yağ yakmaya o kadar hızlı adapte olacaktır).

3. Hibrit motorda neyi yakarsak yakalım, yüksek performans için "oksijen" gereklidir. Şeker oksijensiz de yakılabilir ancak şekerin oksijensiz yakılması en verimsiz enerji üretimine yol açar.

4. Ancak yağ motoru oksijensiz çalışamaz. Yağ yakmak için bol miktarda oksijene ihtiyaç vardır. Çift motorlu hücreler için oksijenin sağlanması oldukça önemlidir.

- Uyku apnesi
- Burun tıkanıklığı
- Ağızdan nefes almak
- Diş sıkmak
- Sigara içmek
- Derin olmayan nefesler almak
- Sürekli oksijeni az kapalı ortamlarda bulunmak hibrit sistemi tek motora, yani dizele (şekere) düşürür.

Neden eskiden ne yersek yiyelim enerjik hissederken artık yemek sonrası yorgunuz?

Neden eskiden azıcık yemeği kıstığımızda kilo verirken şimdi aç kalıp gram veremiyoruz?

Neden eskiden kilomuzu genel vücuda alırken şimdi göbek ve bel bölgemize alıyoruz?

İşte tüm bu soruların cevabı, yukarıda anlatılan hibrit enerjiye uygun hücre motorlarımızı dizele, yani kötü yakıt olan glikoza alıştırmamızdandır. Bizler motorları paslandırdık. Metabolik paslanma sebeplerini sayarsak;

- En mühimi; hiç aç kalmamak üzerine kurulu yeme sistemimizdir.

- Üzerine hareketsiz bir yaşam tarzı, vücudun glikozu verimli şekilde kullanma ve depolama yeteneğini azaltarak metabolik katılığa yol açar.

- İşlenmiş gıdalar ve şeker açısından yüksek bir diyet de metabolik katılığa sebep olabilir. Bu tür bir diyet, vücudun glikozu enerji için kullanma yeteneğini bozabilen insülin direncine yol açabilir.

- Obezite: Aşırı vücut yağı, insülin duyarlılığını azaltarak ve glikoz alımını bozarak metabolik esnekliği azaltmaya neden olur.

- Genetik: Bazı kişilerde metabolik katılığa genetik yatkınlık olabilir.

- Yaşlanma: Yaşlandıkça metabolizmamız doğal olarak yavaşlar, bu da metabolik katılığa yol açar. Metabolizmanın ve hormonal fonksiyonların düzenlenmesi için yeterli uyku şarttır.

- Kronik stres: Kronik stres, vücudun insülin duyarlılığını bozabilecek ve metabolik katılığa katkıda bulunabilecek kortizol üretimini artırır. Kronik stres de kortizol seviyelerini artırır, insülin duyarlılığını bozar ve metabolik katılığa katkıda bulunur. Burada farkındalık, meditasyon ve yoga gibi uygulamalar stres düzeylerini düşürmeye yardımcı olabilir.

- İnflamasyon: Kronik inflamasyon, hücrelerin glikozu etkili şekilde kullanma ve depolama yeteneğini bozar. Bu da insülin direncine ve metabolik katılığa yol açar.
- Oksidadif stres: Oksidatif stres, reaktif oksijen türlerinin (ROS) üretimi ile vücudun antioksidan savunması arasında bir dengesizlik olduğunda ortaya çıkar. Bu, hücresel hasara yol açar ve hücrelerin yakıt kaynakları arasında geçiş yapma yeteneğini bozar.
- Metabolik esneklik spor performansı ile de yakından ilişkilidir. Düzenli fiziksel aktivite, metabolik esnekliği artırabilen insülin duyarlılığını ve mitokondriyal işlevi iyileştirebilir. Spor yaparken kas hücreleri için gereken yakıtı şeker ve kastaki depo karbonhidrat enerjisi bitince yağlardan kullanabilmek sporu daha uzun süre yapabilmenin koşuludur. En iyi sporcular metabolik olarak en esnek olanlardır. Böyle olmasa yüksek performans göstermeleri mümkün olamazdı.
- Uzun süreli oturma ve hareketsiz bir yaşam tarzı da metabolik esnekliğin azalmasıyla ilişkilendirilir. Sık sık ara vermek ve günlük aktiviteyi artırmak metabolik sağlığı iyileştirir.
- Yine sigara ve aşırı alkol tüketimi de metabolik bozukluklarla ilişkilendirilir ve metabolik esnekliği bozar.
- Hipotiroidizm, polikistik over sendromu (PKOS) ve uyku apnesi gibi altta yatan sağlık durumları da metabolik katılığa katkıda bulunabilir. Bu koşullar için tıbbi tedavi aramak metabolik sağlığı iyileştirmeye yardımcı olabilir.

Özetle; yemek aralarını dört saat açıp akşam yemeğini saat 17.00'de kesmek ve biraz egzersizle vücutta dolaşan oksijeni artırmak bizi tekrar hibrit motorlu yapar. Saat 17.00'de veya daha öncesinde (15.00, 16.00, 17.00 saatlerinden hangisine uyabiliyorsanız) açlığa başlamak işin püf noktasını oluşturur, çünkü metabolik esnekliği en hızlı geri kazandıracak şey sirkadiyen ritme uygun bir yaşam tarzını benimsemektir.

En basit yaklaşım, gün ışığıyla başlayan yeme hâlinin gün kararmaya başladığında tamamen kesilmesidir. Gün içerisinde aç ve tok olduğumuz zaman aralıklarını da keskin bir sınırla birbirinden ayırmalıyız. Bu düzenlemeleri biyolojik iç saatimize uygun olarak yapmalıyız. Günde iki öğün yemek yemek ve öğün aralarına dört-altı saatlik süreler koymak önemlidir. En önemlisi en son yemeği mümkün olan en erken saatte kesmek gerekir. Öğleden sonra en geç 17.00'de başlayan açlık, sabaha kadar hücre motorlarını tek enerjiyle çalışan motorlardan yine hibrit motora çevirmeyi sağlar. Bu düzenleme, gündüzleri glikoz yakmaya alışmış motorların gece yağ yakabileceği bir hâle gelmesini sağlar.

Sirkadiyen Metabolik Esneklik Nedir?

Sirkadiyen metabolik esneklik, vücudun metabolizmasını ve enerji harcamasını günün saatine ve vücudun iç sirkadiyen saatine göre ayarlama yeteneğini ifade eder. Sirkadiyen saat, bu süreçleri yöneten genleri kontrol ederek metabolizma dâhil çeşitli fizyolojik süreçleri düzenleyen doğal bir biyolojik saattir.

İnsanlığın ilk günlerinde yiyeceğin bol ya da az olmasının metabolik esnekliği belirlediğini söylemiştim. Hem yaz ve kışa göre yapılan mevsimsel uyum hem de gün içindeki yirmi dört saatlik zaman diliminde sirkadiyen iç saatin ayarlanması metabolik esnekliğin temelini oluşturur. Özellikle yirmi dört saatlik zaman diliminde ışığın varlığı veya yokluğu ile ışığın yoğunluğu metabolik esnekliği büyük ölçüde etkiler. Bu sebeple aslında metabolik esneklik terimini "sirkadiyen metabolik esneklik" olarak düzeltmek gerekir.

Sirkadiyen iç saat, günün farklı saatlerinde farklı şekilde çalışır. Başlangıçta, gün ışığının olup olmaması temel iç saat ayarlamasını sağlar. Ancak sirkadiyen saat, ışığın yanı sıra sıcaklık, egzersiz, uyku ve beslenme saatleri, sosyal yaşam modelleri gibi çeşitli faktörlerden de etkilenir. Bu faktörler bozulduğunda veya sirkadiyen saatin doğal ritmiyle senkronize olmadığında insülin direnci, obezite ve kardiyovasküler hastalık gibi metabolik işlev bozukluklarıyla ilişkili birçok sirkadiyen uyumsuzluğa yol açabilir.

Sirkadiyen metabolik esneklik, günün saatine veya öğünlerin zamanlamasına göre metabolik hızı ve enerji harcamasını ayarlayabilir. Araştırmalar, gece geç saatlerde veya düzensiz yemek yemenin sirkadiyen saati bozabileceğini ve metabolik işlev bozukluğuna yol açabileceğini göstermiştir. Ek olarak, karbonhidratların günün saatine bağlı olarak farklı şekilde metabolize edildiğini; günün erken saatlerinde daha yüksek karbonhidrat alımının, daha sonra aynı miktarda karbonhidrat alımına kıyasla daha iyi glikoz metabolizmasına ve daha düşük insülin direncine yol açtığını ortaya koymuştur. Diğer bir deyişle, sabahları tüketilen karbonhidratlar metabolik esneklik sayesinde hücre motorlarında iyi enerji üretirken, karbonhidratların gece saatlerinde tüketilmesi metabolik esnekliğin azalmasıyla sonuçlanır; bu da yiyeceklerin enerji yerine kiloya dönüşmesini kolaylaştırır. Basitçe ifade etmek gerekirse, yaş ilerledikçe sabahları metabolik olarak esnekken geceleri bu esnekliği kaybederiz.

O hâlde metabolik esnekliğimizi geri kazanabilmek için tükettiğimiz besinlerden çok ne zaman tükettiğimiz önem kazanır. Geceyi içine alan, öğleden sonra saatleri itibariyle başlayan açlık hâli, iyi bir gece uykusu ve biraz günlük egzersizle birleştiğinde gençliğimizdeki metabolik esnekliğimize en hızlı şekilde geri dönebiliriz.

En basit yaklaşım, gün ışığıyla başlayan yeme hâlinin gün kararmaya başladığında tamamen kesilmesidir. Gün içerisinde aç ve tok olduğumuz zaman aralıklarını da keskin bir sınırla birbirinden ayırmalıyız. Bu düzenlemeleri biyolojik iç saatimize uygun olarak yapmalıyız. Günde iki öğün yemek yemek ve öğün aralarına dört-altı saatlik süreler koymak önemlidir. En önemlisi en son yemeği mümkün olan en erken saatte kesmek gerekir. Öğleden sonra en geç 17.00'de başlayan açlık, sabaha kadar hücre motorlarını tek enerjiyle çalışan motorlardan yine hibrit motora çevirmeyi sağlar. Bu düzenleme, gündüzleri glikoz yakmaya alışmış motorların gece yağ yakabileceği bir hâle gelmesini sağlar.

Metabolik Esnekliği Geri Kazanma Testi

Bir süre sonra metabolik esnekliğimizi kazandığımızı şu ipuçlarından anlarız:

- Azalan açlık insülini
- Şeker iniş çıkışlarının azalması (hipoglisemi gibi şekerde ani düşüşler ve prediyabet gibi şeker yükselmeleri dâhil)
- Yemek sonrası uykulu hâlin yok olması
- Tatlı krizlerinin yok olması
- Bel bölgesinin incelmesi
- Trigliserid değerinin, HbA1C değerinin düşmesi
- Açken de enerjik hissetmek
- Sabah dinlenmiş uyanmak
- Zihin bulanıklığında azalma (metabolik esnekliğin azalması beyin fonksiyonlarını da etkiler)

"Keşke elimizde bir ilaç olsa da bu metabolik esnekliği daha kolay geri kazansak..." diyorsanız, konuyu bir adım daha ileri taşıyıp, "Böyle bir ilaç olsaydı bu, *yaşlılık hastalığını* yavaşlatan bir ilaç olurdu," diye bağlayabilirim.

Yaşlılık Bir Hastalık mıdır?

Sağlıklı olarak uzun yaşayan insan grupları incelendiğinde (bu insanlara, "yüz yaşını geçen, asırlık kişiler" anlamına gelen *centenarian* denir) hastalanmadan yaşadıkları zaman diliminin ortalamadan on-yirmi yıl daha uzun olduğu görüldü. Yani bu insanlar uzun yaşamanın ötesinde ileri yaşlarını da sağlıklı olarak geçiriyordu. Bu fark, yaşlanmanın bir hastalık olarak ele alınabileceği mantığını ortaya çıkardı.

Bunu ispat amacıyla TAME isimli çok katılımlı bir çalışma planlandı. TAME çalışması işe yararsa FDA'nın yaşlanmayı bir hastalık olarak kabul etmesi söz konusu olabilecek. Bunun da avantajı, kitabın başında belirttiğim gibi, ilaç firmaları ve sağlık teknolojilerinin yaşlanmayı yavaşlatmaya yönelik ilaç keşiflerine daha fazla yönelmesi olacak.

TAME çalışması, yaygın olarak bilinen altmış yıllık bir molekül olan metformin ile gerçekleştiriliyor. Metformin hepimizin şeker ilacı olarak bildiği, Tip 2 diyabet tedavisinde yaygın olarak kullanılan ilk seçenek ilaçlardan biridir demiştik. Ancak bu çalışmanın odak noktası metforminin günlük kullanımı değil, daha uzun aralıklarla ve daha düşük dozlarda kullanılmasıyla yaşlanmayı yavaşlatıcı etkisinin incelenmesidir. Yeniden belirtmek gerekirse, burada temel amaç, bu iddiayı destekleyerek FDA'nın yaşlanmayı bir hastalık olarak sınıflandırmasını sağlayacak bilimsel bir zemin hazırlamaktır.

Görülüyor ki yakın gelecekte "yaşlılık", doğal bir süreçten öte, farklı hızlarda ilerleyen kronik bir hastalık sınıfına dâhil edilebilir. Bu durum, herkesin "asırlık kişiler" olarak adlandırılan şanslı insanlar grubuna katılma olasılığını artırabilir. Şimdi TAME çalışmasının temeli olan metforminle hücresel düzeyde ne yapılmak isteniyor ve biz günlük yaşamımızda, metformin kullanmasak bile bu etkiyi ne yaparak elde edebiliriz üzerine düşünelim.

Diyabet İlacından Longevity İlacına

Metforminin etkilerini üç başlıkta inceleyeceğim. Göreceğiz ki öncelikle metabolik esnekliği geri kazandırmak ve metabolik katılığın iki büyük bedeli olan, serbest radikal üretimini ve inflamasyonu azaltmak için çalışıyor.

1. Metabolik etkisi
2. Oksidasyona etkisi
3. İnflamasyona etkisi

Asıl olarak Tip 2 diyabetin tedavisinde kullanılan bir ilaç olmasına rağmen, metforminin aynı zamanda besin algısının düzeltilmesi yoluyla metabolik esnekliği geri kazandırma potansiyeli de bulunmaktadır.

ATP'nin "elektron transport zinciri" olarak adlandırılan üretim hattından bahsetmiştim. Burayı tıpkı bir fabrika gibi düşünürsek beş farklı üretim istasyonu olduğu söylenebilir. Birinci istasyondan giren yiyecekler beşinci istasyondan ATP olarak çıkar. Bu beş istasyondan ilki, yani birinci istasyon, ATP üretimi için en çok kullanılan istasyondur. Metformin bu istasyona yiyecek girişini yavaşlatarak işleyişi etkiler.

Hatırlayacak olursak, bizler fazla miktarda ATP depolayamayız; ya oluşan ATP'yi kullanıp tüketmeliyiz ya da yiyeceği ATP'ye dönüştürmeden göbeğimizde yağ olarak depolamalıyız. Bu, enerjinin kullanılmadığı durumlarda ATP üretiminin sürekli devam edemeyeceğini gösterir. Bu dengeyi sağlamak için vücut ATP ile onun kardeşi AMP oranına bakar. ATP enerjinin en yüksek depolandığı molekülken kardeşi AMP en az enerji depolanmış hâlidir. Hücredeki AMP/ATP oranı belirli bir dengede tutulur. Araştırmalar, AMP seviyesinin yüksek, ATP seviyesinin ise daha düşük olduğu durumlarda vücudun daha sağlıklı çalıştığını gösterir. AMP'nin aktive ettiği AMPK yolu olarak adlandırılan hücresel yol, yaşlanma süreçlerini azaltan ve uzun yaşam genlerini aktive eden bir yoldur. Amacımız yaşlanmayı yavaşlatmak olduğuna göre, bu yolun aktive edilmesi işimize gelir.

Metformin, hücre enerji fabrikasının birinci istasyonundan yiyecek girişini yavaşlattığında son ürün olan ATP azalır, dolayısıyla az enerjili kardeşi AMP artar. Bu durumda AMP/ATP oranı AMP tarafına döner. AMP'nin varlığı da uzun yaşam genlerini destekler.

Burada, diyabet ilacı olan metforminin, yediğimiz yiyecekten daha yavaş hızda ATP üretilmesine yardımcı olduğunu anladık. Bunun günlük hayattaki karşılığı ise daha az yemek yemektir. Eğer hücrelere kullanamayacağı kadar çok ATP ürettirmeye çalışırsak bu durum hücrenin ömrünü kısaltır. ATP çok miktarda depolanamayacağı için fazla yemek yemek bizlere kilo almanın ötesinde bir bedel ödetir; hücre yaşlanmasını hızlandırır. O hâlde yemek miktarını kısıtlamak yaşamı uzatacaktır.

Evet, doğru anladınız. TAME çalışmasının benzerini, yediğimiz yemek miktarını azaltarak kendimize uygulayabiliriz.

Metforminin ikinci etkisi hücredeki oksidasyonu azaltmak üzerinedir. Yukarıda bahsettiğim enerji fabrikasında üretilen ATP'nin bir üretim bedeli vardır. Üretim sonunda fabrikadan yan ürün olarak egzoz çıkar. Tıbbi olarak bunlara "serbest radikaller" dediğimizi aktarmıştım. Serbest radikaller çoğalırsa hücrelerde oksidasyon, yani paslanma meydana gelir. Metforminin, fabrika istasyonlarından birinci istasyona giren yiyecek hızını kısıtlayarak etki ettiğini öğrendik. Durum şu ki bu beş istasyondan en çok serbest radikal çıkaran da birinci istasyondur. Birinci istasyona giriş yavaşlarsa serbest radikal üretimi de azalır.

"Peki, biz günlük hayatta bunu nasıl sağlayabiliriz?" sorusuna cevap yine yiyecekler ve onların yenme zamanıyla ilişkilidir. Basit karbonhidratlar, yani unlu ve şekerli yiyecekleri azalttıkça birinci istasyona yiyecek girişi azaltılır. Zaten metforminin diyabet ilacı olmasının amacı budur.

Bir kez daha söyleyeyim; bana göre hepimiz diyabetmişiz gibi beslenmeliyiz. Kan şekeri yüksekliği, insülin direnci, yüksek HbA1C değerleri gibi durumlar sadece diyabete değil, genel sağlık durumumuza da olumsuz etkiler bırakır ve çeşitli hastalıklara kapı aralayabilir. Bu durumda elbette yaşlanma süreci de hızlanır. Oksidasyonu azaltmak için, okside eden basit şeker içeren gıdaları azaltıp antioksidan içeriği yüksek besinleri artırmak bize TAME çalışması etkisi sağlayacaktır.

Üçüncü etki olarak inflamasyonun azaltılması incelenmektedir. İnflamasyon, hücrelerde işlerin yolunda gitmediği, hücrenin kronik bir rahatsızlık yaşadığı anlamına gelir. Kısa süreli inflamasyon gereklidir ancak iş kronikleştiğinde tüm hastalıkların kapısını aralar. Hangi organın hücreleri inflamasyonla karşı karşıyaysa o organda hastalık gelişir. Yaşlanma konusuna gelince, yaşlanma sürecinin kendisi toptan bir kronik inflamasyondur.

Metformin ve daha önce bahsi geçen rapamisin de yaşlanma tedavisi ilaçları olarak incelenen ilk ilaçlar ama son olmayacakları ortada. TAME çalışmasının olumlu sonuçlarıyla yaşlanmanın bir hastalık olarak kabul edilmesi durumunda, ilaç firmaları yaşlanmayı yavaşlatıcı molekülleri araştırmaya ağırlık verecek. Ancak biz şimdilik burada en kolay ve tartışmasız yoldan devam edelim; hücrelerde metformin etkisini sağlayacak bitkisel desteklere odaklanalım. Metformin AMPK sinyalini artırıyordu. Şimdi bunu sağlayabilecek bitkisel desteklere bir göz atalım.

AMPK Sinyalini Artırmak İçin Bitkisel İçerikler

Berberin: Metforminle benzer etkiler gösteren bir bitki içeriğidir.

Goat's Rue: Metformini oluşturan molekülleri taşır.

Tarçın: Şeker metabolizmasında dengeleyicidir.

Yeşil çay: Yağ yakımını destekler.

Karnitin: Uzun zincirli yağların yakılabilmesi için gereklidir.

CLA: Yine yağ yakımında önemlidir.

Yine kromdan D vitaminine kadar birçok bitki ve vitamin grubu, metabolik esnekliği sağlamak ve yağ yakımını desteklemek için beslenme ve egzersiz önerilerine ek olarak kullanılabilir.

Buraya kadar anlattıklarımı özetlersek...

Yükseklikleri sorun çıkaran maddeler; m-TOR ve IGF-1

Düşüklüğü sorun çıkaran maddeler; AMPK ve NAD+

Yaşlanmada bozulan fonksiyonlar; besin algılama azalması, metabolik esneklik azalması, mitokondri fonksiyonunda bozulma, epigenetik bozulma.

Tüm bu başlıklar temelde aynı sonuca işaret ediyor: Metabolik olarak verimli çalışan hücrelere sahip misiniz, değil misiniz?

Bir sonraki yaşlanma belirtecinde eskimiş zombi hücrelerden bahsedeceğim. Eski hücrelerin verimli metabolik iş yapamayacağı düşünülürse yine enerji verimsizliğine katkıda bulunacakları aşikâr... Her bir etken birbirini tetikliyor demiştik.

7. SENESENS

Yaşlılık, Zombi Hücrelere Fit Olma Hâli

Tam da şimdi yaşlanmanın on dört belirteci arasından yaşlanmayla doğrudan ilişkili olan, yaşlı hücrelere geldik. Yaşlanma, en basit ifadeyle, yaşlanmış hücreler topluluğudur. Söz konusu yaşlanmış hücrelere "zombi hücreler" dendiğini daha önce belirtmiştim. Diğer bir deyişle, yaşlandıkça âdeta bir zombiye dönüşürüz. Peki, hakikaten de öyle mi olur?

Senesens; yaşlanmış hücrelerin tıbbi adıdır. "Zombi hücreler" olarak adlandırılmalarının nedeni ne tam ölü ne de tam işlevsel olmalarıdır. Bir bakıma araftadırlar. Bu hücreler, kronik inflamasyonu en çok tetikleyen ve yaşa bağlı hastalıkları başlatan hücrelerdir. Huysuzdurlar ve çevrelerindeki diğer sağlıklı hücreleri de yaşlanmaya teşvik ederler. Aslına bakılırsa zombi hücrelerden kurtulmak gençleşmekle eşdeğerdedir.

Senesens hücreleri aslında siz de şöyle göz ucuyla elinizin üzerine bakarak görebilirsiniz. Orada minik bir ben mi var, yoksa yeni bir leke mi çıktı? İşte bu işaretler işlevsizleşmiş zombi hücrelerdir ve vücudunuzun onlardan kurtulamadığını gösterir. Ne yazık ki yaşlandıkça tüm vücudumuz zombi hücrelerle dolar.

Yaşlandıkça vücudumuzda senesens olarak adlandırılan hücrelerde bir tür artış gözlenir. Bu hücreler, bulundukları dokuları destekleme yeteneklerini kaybeder ve normal işlevlerini yerine getiremezler. Ayrıca bütüne olan fayda kabiliyetlerini de yitirirler; bunun yerine bencilleşir, çevrelerindeki sağlıklı hücreleri de kendileri gibi yaşlanmaları için teşvik eden bir dizi zararlı kimyasal sinyaller yayarlar. Senesens hücrelerin varlığı birçok sağlık sorununa yol açabilir: doku onarımını azaltabilir, kronik inflamasyonu ve hatta sonunda kanser ve diğer yaşa bağlı hastalıkların riskini artırabilir.

Yıpranmış veya ciddi şekilde hasar görmüş hücreler normalde "apoptoz" adı verilen programlanmış bir hücre ölümü süreciyle kendilerini yok eder demiştik. Bu ölü artıklar da bağışıklık sistemi tarafından uzaklaştırılır. Ancak yaşlanma süreciyle bağışıklık zayıflar ve artan sayıda yaşlı ve hasarlı hücre bu temizlik sürecinden kaçarak vücudun tüm dokularında birikmeye başlar. İnsanlar yaşlandıkça bu ölüme dirençli hücrelerin önemli bir kısmı birikerek kronik inflamasyona ve çevredeki hücre ve dokularda hasara neden olur.

Yaşlanma süreciyle apoptoz yeteneği azalırken zombi hücrelerin artışı gözlemlenir. Yetersiz apoptoz, kanserlerde de sıkça görülen bir durumdur. Yani hasarlı hücreler intihar etmek yerine kalıp çoğalır. Kanser, uzun süre, sadece kontrolsüz hücre çoğalması sorunu olarak tanımlandı. Ancak günümüzde kontrolsüz çoğalan hücrelerin yanı sıra, azalmış hücre ölümü de önemli bir faktör olarak kabul edilmekte. Bu sebeple kanser tedavilerine apoptozu artırmayı hedefleyen ilaçlar eklenmeye çalışılıyor.

Hücrelerin, hücre bölünmesini durdurduğu bir limitten bahsetmiştik. Yaklaşık elli bölünme sonrasında bu noktaya ulaşıyorlardı. Bu aşamada, tamamen yok olabilecekleri apoptoz adı verilen gönüllü intihar hâlini başlatmayı durdururlar. Bunun yerine, senesens hücre olarak ölmek ile kalmak arasında arafta bir yaşam biçimine dönerler. Bu duruma, "replikatif yaşlanma" da denir. Bu sürecin bazı evrimsel avantajları vardır. Senesens hücreler çoğalmayı durdurdukları için dokuyu koruyucu bir etki gösterebilir. Ancak bu durumdaki hücreler yaşlanmayı hızlandıran "sitokin" isimli sinyal molekülleri üretir. Bu sitokinler çevredeki diğer hücreleri de yaşlandırabilir. Özetle; yaşlanma hücreler arasında bulaşıcı bir durumdur.

Yaşlanma Bulaşıcıdır

Zombi hücreler, vücutta az sayıda olsalar da, yaşlanma ve kansere neden olduğu düşünülüp "SASP" olarak bilinen yaşlanma moleküllerini salar. Bu nedenle, zombi hücrelerin hedeflenmesi ve ortadan kaldırılması yaşlanma ve kansere olası bir çözüm olarak önerilir.

Ancak zombi hücrelerden kurtulma çabasının hem olumlu hem de olumsuz sonuçları bulunur. Yetişkin bir kişinin her gün elli ila yetmiş milyar hücresi apoptozla intihar ederek ölür. Bu intiharın faydalı bir amacı vardır. Ancak denge önemlidir. Fazla apoptoz Alzheimer'a, az apoptoz ise kansere yol açabilir.

Nitekim araştırmacılar bu dengeyi ölçmek istediler ve ilk olarak fareler üzerinde yaşlanmış hücrelerin apoptozunu tetiklediler, yıpranmış hücrelerin apoptoza girip ölmelerini sağladılar. Farelerin sağlığı ve ömrü bu ölüme dirençli hücrelerin çıkarılmasıyla iyileştirildi, bu da aynı sonucu elde edebilecek ilaç ve tedavi arayışlarını başlattı. İşte bu yeni ilaç sınıfı, "senolitikler" olarak biliniyor.

Bana göre senolitiklere bel bağlamak bir yerde hatalıdır. Çünkü bu hücreler yok edildiğinde yerlerini dolduracak kök hücrelerin olmaması durumunda, bazı organlarda toplam hücre sayısında azalma, yani atrofi meydana gelebilir ve bu da ciddi bir sorun teşkil edebilir.

Uzun yaşamak için temel mantık genellikle aynıdır: Hücrelerin sağlıklı ömürlerini tükettiğinde kendini yenileme veya kendini yok etme yetenekleri zorlanır. Gençlikte az zombi hücreleriniz varken yaşlandıkça sayıları artar. Eğer zombi hücreleriniz varsa kendinizi en sağlıklı hissettiğiniz anda bile hücre düzeyinde inflamasyonunuz var demektir. Zombi hücreler ve inflamasyon, yaşlanmanın ayrılmaz bir parçasıdır. Zombi hücrelerin çevreye yaydığı yaşlanma sitokinleri başlı başına inflamasyon sebebidir.

İleriki bölümlerde on dördüncü maddede inflamasyonu okurken bunun bir tür "kısık ısıda iç ateş" diyebileceğimiz hâl olduğunu göreceğiz. "Hamdım-piştim-yandım" ifadesi yaşlanmayla gelen olgunlaşmayı anlatırken artan inflamasyonu da kastediyor olabilir. Sanki yaşlılık düşük ısıda içten içe pişme ve hatta fazla pişip kavrulma hâlidir. Belki de bu yüzden Biohacking bölümünde okuyacağımız soğuk ortamlar, buz odaları gibi alternatif yöntemler sağlığa iyi gelir. Şu an için en garantili mevcut ölmeme yolu kriyoprezervasyon, yani soğukta dondurulmadır. Burada da görüyoruz ki ısı olmayınca yaşlanma durur.

Zombi hücrelerden kurtulmanın bir yolu, hücrelerin yaşlandıklarında zombileşmeden gönüllü olarak intiharı seçmesidir. Ancak apoptoz ne çok fazla ne de çok az olmalıdır dedik. Peki, bu dengeyi sağlamak için neler yapabiliriz?

Zombi Hücrelerin Temizliği

Apoptozis terimi, Yunancada ağaçtan düşme (yaprağın) manasına gelse de aslında planlı hücre ölümünü ifade eder. Bu süreç, hücrelerin hayatta kalıp kalmayacağına karar veren bir mekanizmadır. Normal bir yetişkinin vücudunda 13 trilyon hücre bulunmaktadır; 1.3×10 üzeri 13. Bunun elli-yetmiş milyarı her gün intihar eder; 7×10 üzeri 10. Bu hesaplamaya göre her gün her bin hücrenin beşi intihar eder, yani intihar oranı yaklaşık % 0.5'tir.

Bu rakamları yazma sebebim, planlı hücre ölümünün yaşamımızın önemli bir parçası olduğunu göstermektir. Hatta henüz anne karnındayken bile bu hücre ölümleri gerçekleşir. Örneğin bebeğin parmakları oluşurken, parmakların birbirinden ayrılabilmesi için oradaki hücreler apoptoz yoluyla intihar eder ki parmak şekli oluşsun. Özetle; doğumdan ölüme kadar bu süreç ihtiyaç duyuldukça yapılır.

Apoptozun en önemli özelliği ince planlanmış bir süreç olmasıdır. Bu süreç o kadar ince detaylıdır ki hangi hücrenin intihar edeceğini bilir ve bu bilgiyi çevresine iletebilir. Hücrenin intihar etmesinin ardından temizlik ekibi olarak adlandırılan immün sistemin büyük çöp yiyicileri olan makrofajlar, bu artıkları temizler.

Apoptoz ile diğer hücre ölümü tiplerini ayırmak gerekir. Apoptoz; planlı, istemli ve düzenli bir hücre intiharıdır ancak nekroz tam tersidir. Nekrozda hücre bir travmaya maruz kalır ve ölümü plan dışıdır. Nekroz inflamasyonla ilişkilidir ancak apoptoz, inflamasyona neden olmaz; sessiz ve temiz ölümdür.

Peki, hücreler neden intiharı seçer?

Hücre strese girerse apoptozu seçebilir. Bu stres hücre içinde oluşmuş olabilir ya da hücreye dışarıdan apoptoz emri verilmiş olabilir. Her iki durumda da hücrenin hayatta kalması vücudun bütünlüğüne menfaat sağlamadığı için intihar kararı alınır. Mantık şudur; hücre yarım yamalak çalışacağına hiç çalışmasın. Bu düşünce bir yere kadar doğrudur. Ancak yıllar geçtikçe iki durum ortaya çıkabilir: Birincisi, apoptoz aşırı olmuş olabilir ve bu bölgede hücre sayısı azalmıştır ki biz buna "atrofi" deriz. Beynin yaşla küçülmesi bu atrofiye örnektir. Diğer olasılık ise yetersiz apoptozdur ki buna en büyük örnek kanserlerdir. Demek ki apoptozun dengesi son derece önemlidir.

Peki, dengeli hücre intiharı için ne yapmalıyız?

Yetersiz apoptoz da hiperapoptoz da bir sorundur. Dolayısıyla bu dengeyi sağlamak önemlidir. Bunun için vücudun kendi başına ne yaptığına odaklanmak yerine, bizim neler yaparak vücuda yardımcı olabileceğimize bakalım.

* * *

Öncelikle apoptoz sinyali için hücrede bir stres olmalıdır demiştik. Peki, bu streslerden hücreyi nasıl koruruz?

Serbest radikalleri azaltmak: Hücre içinde enerji üretimi sırasında ortaya çıkan serbest radikal üretiminin fazla olması, hücrenin temel streslerinden biridir. Normal olması gereken yüzdeden daha fazla serbest radikal üreten hücrelerde hücre içi yapılar hasarlanır. Bu hasar arttıkça zincirleme olaylar başlar ve apoptoz sinyali oluşur. Apoptoz bir kez başlayınca geri döndürülemez ve durdurulamaz bir süreçtir ve hücre nihayetinde ortadan kaldırılır.

Eğer serbest radikal üretimi sürekli yüksekse bu devamlı hücre kaybedeceğiz anlamına gelir. Hücre kaybı hücre yenilenmesinin az olduğu organlarda meydana geldiğinde o organda atrofiden söz ederiz. Beyinde olduğu gibi… O hâlde hücre içindeki serbest radikal stresini olması gerektiği seviyede tutmalıyız.

Bunun için ilk kural; işlenmiş yiyeceklere, kızartmalara, içi kimyasal koruyucu maddelerle dolu besinlere, hazır şekerli ürünlere, trans yağlara beslenmede yer vermemektir. Bu tür yiyeceklerin tüketimi hücre içinde enerjiye dönüştürülmeye çalışıldığında genellikle yanlarında bol miktarda serbest radikal üretimi getirir. Oysa işlenmemiş gıdalar, gökkuşağı rengindeki tüm doğal besinler, iyi yağlar hücrenin kullanımına daha uygun seçeneklerdir. Bu besinlerde bulunan antioksidanlar hücredeki serbest radikal miktarını dengeleyerek hücrenin hasar görmesini ve hücre ölümü kararını ertelemeye yardımcı olur.

Yeterli oksijen sağlanması: Hücre için diğer bir stres faktörü oksijenle ilgilidir. Eğer hücrede veya hücre etrafındaki alanda oksijenlenme sorunu varsa HIF (hipoksiyle artan faktör) adı verilen bir madde artar. HIF'in varlığı hücrenin oksijeni kullanmakta zorlandığını gösterir. HIF seviyesinin artması apoptoz dengesinin bozulmasına yol açabilir.

HIF artışına şunlar sebep olabilir:

Ya vücuda az oksijen giriyordur; apne, KOAH, sigara kullanımında olduğu gibi. Ya da oksijen dokulara ulaşamıyordur;

damar darlığı, damar tıkanıklıkları, dolaşım yetersizliğinde olduğu gibi.

Demek ki dengesiz apoptozdan kurtulmanın diğer bir yolu vücudun oksijen ihtiyacını karşılayabilmektir. Açık havada yapılan egzersizler, damar sağlığını koruyan beslenme alışkanlıkları ve gerektiğinde ilaç takviyesi gibi önlemler alınabilir. Bunun yanı sıra nefes sorunlarının düzeltilmesi ve sigara içilmemesi de önemli adımlardır.

Virüslerle savaş: Hücrelerin apoptoz dengesini bozan bir diğer faktör ise virüslerdir. Virüsler hücrelere girer ve içlerini enfekte ederler. Enfekte hücrelerin yok edilmesi mantıklıdır ancak çok fazla viral yük alıyorsak bu, aşırı hücre kaybedeceğiz demektir. Viral hastalıklarla mücadelede en azından bildiğimiz en pratik immün destek olan D vitamini seviyemizi yeterli düzeyde tutarak işe başlayabiliriz.

Yaşlılık Kanda Dolaşır

Senesens hücreler etrafa yaşlılıklarını bulaştıracak sinyaller salar demiştik. Yaşlanmış hücrelerin temel özelliği, yaşlanmaya ait sinyal molekülleri salmalarıdır ve hepsi bunu yapar. Biz bu sinyal moleküllerini ölçerek söz konusu hücreleri tespit ederiz. Eğer bir hücre yaşlanmışsa ve SASP salmaya başlamışsa kötü haber şu ki bu sinyaller yakınındaki diğer hücrelere yaşlandıklarını ya da yaşlanmaları gerektiğini söyler. Diğer bir deyişle, yaşlı hücreler etraflarındaki hücreleri kendileri gibi olmaya ikna etmeye çalışır. İşte bu sinyaller biz yaşlandıkça kan dolaşımımızda da artar. Bu yüzden temeli 1950'lere uzanan, "iki canlının kan dolaşımını birbirine bağlamak" anlamına gelen en eski parabiozis deneylerinde, yaşlı farelerin genç farelerden kan aldıklarında gençleştiği, genç farelerin yaşlı farelerden kan aldıklarında yaşlandığı görüldü. Bu çalışmalarda, yaşlı fareler ile genç fareler arasında kan dolaşımı sağlandı. Bir süre sonra yaşlı farede gençleşmeye dair belirtiler görülürken genç farenin yaşlanma süreçlerinin hızlandığı gözlemlendi. Bu da yaşlı farelerin kanında yaşını gösteren sinyaller olduğunu ve aynı şekilde genç farelerin kanında da gençliğini gösteren sinyaller olduğunu gösterdi. Kanda dolaşan hormonlar, toksinler, antikorlar, inflamatuar moleküller; hepsi kan sahibinin yaşını ele veriyordu.

Parabiozis yöntemiyle başlayan kan değiştirme araştırmaları günümüzde çok daha ileri seviyelere ulaştı. Öyle ki uzun yaşamak isteyenlerin, çocuklarından veya kendilerinden genç olanlardan kan transfüzyonu almaları artık sıradan bir durum hâline geldi.

Şimdi bu çalışmaların günümüzde hangi aşamada olduğuna bir göz atalım.

Genç Kanı Transfüzyonu

Damarlarımızda dolaşan kanın içindeki "sinyaller" bizi gençleştirebilir veya yaşlandırabilir demiştik. Peki, bu kandan kurtulursak gençleşebilir miyiz?

Gençlere ait kanın gençlik sinyalleri taşıdığı düşüncesiyle, gençlerden toplanıp özel bir işlemden geçirilerek nakle uygun hâle getirilen kanlar, özel şirketler tarafından açık satışa sunuldu. On yedi yaş civarı sağlıklı genç erkeklerden alınan kanlar bir havuzda birleştirilerek isteyenlere nakledilebilir hâle getirildi. Genç kanı transfüzyonu ile, ileri yaştaki kişilerin kanlarında bulunan yaşlanma moleküllerinin yerine gençlikte olan molekülleri almayı umuyorlardı.

Dahası yaşlanmayı durdurma yöntemi olarak gündemde sadece bu husus yoktu.

Yaşlı Kan Plazması Sulandırılması

Kanı bir başkasından almayıp kendi kanınızı gençleştirmeye çalıştığınız bir yöntem olan yaşlı kan plazması sulandırılması işlemi de alternatif yollardan biri olarak popülerlik kazandı.

Kandaki yaşlılık sinyal moleküllerinden kurtulmak için bazı klinikler, kanınızı bir tür diyaliz makinesinden geçirir. Bu, özel makineler kullanılarak gerçekleştirilen bir işlemdir. Burada amaç, yaşlanmayla artıp kanın yaşını ele veren moleküllerin temizlenmesidir.

Bu işlemde kanınızın bir kısmı dışarı alındıktan sonra kırmızı renkli kısmı ayrılır. Plazma dediğimiz beyaz-sarı sıvı kısım atılır. Atılan hacim kadar vücuda uyumlu bir sıvı kanın kırmızı kısmına eklenir ve alınan kan geri verilir. Bu işlemle amaçlanan ise plazma kısmındaki yaşlılık ifade eden moleküllerin bir kısmından kurtulmaktır. Dolaşan kanda oran olarak yoğunlukları azalacağı için daha az yaşlandırıcı sinyal yayacakları düşünülür.

Kendi kanınızın içinde yaşınız kaçsa o yaşa kadar biriken istenmeyen pek çok molekül, inflamasyon sinyali ve gereksiz immün sinyaller dolaşır. Yaşlandıkça bunları kanımızda biriktiririz. Hayatımız boyunca geçirdiğimiz tüm enfeksiyonlara veya yabancı antijenik maddelere karşı birer immün defans molekülü geliştiririz. Bu moleküllerden biri de antikorlardır.

Ya da yaşlandıkça sağlamlığını kaybeden mide-bağırsak sistemimizden içeri immün sistemi harekete geçirebilecek maddeler kaçar. Bu maddelerin sayısı yaşla birlikte artar. Böylece kanın içi yaşlanmayla kalabalıklaştıkça kalabalıklaşır.

Asıl konulardan biri kanı taşıyan damarların giderek sağlığını yitirmesidir. Damar endotelinden salınan birçok inflamasyon sinyali kanda dolaşır. Basitçe, CRP olarak bilinen bir kan testi değeri genel inflamasyon seviyenizi gösterir. Bu değer ne kadar yüksekse kanınızda o kadar çok inflamasyon sinyali bulunuyor demektir.

İşte kanı sulandırmak, yani dilüsyon işlemi, bu moleküllerin birim hacim başına oranını azaltır. Bu sayede birim hacimde istenmeyen molekül sayısı azalır (Burada kanı sulandırma kavramını klasik anlamda değil, yaşlı plazma dilüsyonu yöntemiyle gerçekleştirilen sulandırma işlemi olarak kullanıyorum).

Yaşlanınca ölmeyen zombi hücrelerden ve bunların yaydığı yaşlılık sinyallerinden kurtulma çabalarını anlattım. Elbette bu işin daha çok başındayız. Konuyu şuraya bağlamak istiyorum: Her yaptığımız, yediklerimiz, spor aktivitelerimiz, uyku düzenimiz, stres seviyemiz, aldığımız vitaminler; hepsinin kanda ya bir hormon ya da bir sinyal molekülü olarak karşılığı bulunur. Aslında sağlık için öneride bulunduğumuz her şeyin nihai amacı kandaki yaşlanmaya ait sinyalleri azaltmaktır. Hücreler yaşlanmazsa yaşlı hücre sinyali de kanda dolaşamaz.

Her ne kadar ölümsüzlük için kan içen vampirler konusu bir efsane de olsa gençliğimiz veya yaşlılığımızın kanımıza kayıtlı olduğunu görüyoruz.

8. KÖK HÜCRE TÜKENMESİ

Kök hücre tükenmesi, vücudumuzdaki sağlıklı yedek kök hücrelerin azalması sonucunda hasarlı dokuları yenileme yeteneğinde yaşlanmayla ortaya çıkan bir kayıptır. Kök hücrelerin yok olması ya da yaşlanması bir yaşlılık belirtecidir. Zaten zombi hücrelerin oluşumu da kök hücrelerin tükenmesiyle iyice hızlanır. Şüphesiz bu kaynağı erken tüketmemeye dikkat etmek önemlidir.

Ancak kök hücre havuzunun erken tükenmesinin ardında, zaten şimdiye kadar saydığımız yaşlanma faktörlerine bağlı olarak hücrelerin potansiyel ömürlerinden önce yaşlanmaları olduğunu söyleyebiliriz. Sürekli ve kısa döngülerle yeni hücrelere ihtiyaç oldukça kök hücre havuzumuz tükenir ve kök hücrelerin kendileri de yaşlanır. İşte bu sebeple iPS çalışmaları, ileri yaşlardaki sıradan hücreleri tekrar başlangıçtaki kök hücre evresine döndürmeyi başarmakla yıldızı parlayan uygulamalardır. Şu an için klinikte yapılmasa da pek yakında genlerin yeniden programlanmasıyla gençlik zamanına döndürülen hücreler hayatımızın bir parçası olacak.

Peki, kök hücreleri erken tüketmemek nasıl mümkün olabilir?

Kök hücreler, bulundukları dokuda "niş" olarak adlandırdığımız yerlerde bekler. Örneğin bağırsaktaki kök hücre nişleri, bağırsak pililerinin altındaki kript hücrelerinde yer alır. Beş günde bir tüm bağırsak hücrelerinin yenilenmesi için kök hücreler kriptten yukarı tırmanır. Eski bağırsak mukozasını yenisiyle değiştirirler. Ancak bunu yapmak için en ideal şartlar gece derin uykuda, açken ve karanlıkta sağlanır.

Bu mantığı tüm kök hücre yenilenmelerimiz için doğru kabul edebiliriz. Derin uykuda, karanlıkta ve açlıkla geçirilecek bir gece kök hücrelerimizin yenileme kapasitesini destekler. Bu sayede kök hücre sayımız azalsa bile yenileme kapasiteleri optimum seviyede olur.

9. DEĞİŞMİŞ HÜCRESEL İLETİŞİM BOZUKLUĞU

Değişmiş hücreler arası iletişim, yaşlanmaya bağlı hastalıklara yol açabilen bir durumdur. Hücreler arasındaki sinyallerdeki değişiklikleri ifade eder. Bu iletişim eksikliği farklı nedenlerden kaynaklanabilir. İnflamasyon ve hormonal dengesizlik bunlardan bazılarıdır. Yaşlandıkça vücuttaki kimyasal mesajların iletimi bulanıklaşır. Artan inflamasyon, arka fonda daimî bir gürültü gibi kalır; bu da hücreler arası karmaşaya neden olabilir.

Karışık bir konu olduğu için biz en kolay anlayabileceğimiz yerden başlayalım. Hücreler arası iletişim bozukluğunu kavrayabilmek için bir örnek vermek gerekirse günlük hayatımızda sıkça duyduğumuz "insülin duyarsızlığı" terimi buna iyi bir örnektir. Bu terim, insülin hormonuna cevap veremeyen veya insülinle doğru iletişim kuramayan hücrelerin durumunu ifade eder.

İnsülin direnci ifadesi, "insülin duyarsızlığı" olarak da bilinir. Bu durumda kandaki insülin seviyesi yüksektir ancak bu seviyeye rağmen kan şekeri yeterince düşürülemez. Klinikte beslenmenizi değiştirmeniz konusunda uyarılırsınız ki bu, yüzde yüz gereklidir. Ancak sadece beslenmeye bağlı olmayan bir durumla da karşı karşıya olduğumuzu vurgulamak isterim. Asıl mesele bir iletişim sorunudur.

Hormonlar söz konusu olduğunda hücreler arası ve hücrelerle hormonlar arası iletişim sorunlarına çözüm ararken resme farklı bir açıdan bakmak gerekir. İşte şimdi yukarıda girişini yaptığım iletişim sorununu, insülin üzerinden örnekleyerek açıklamak istiyorum.

İnsülin Direncine Bir İletişim Sorunu Olarak Bakmak

Hücreler arası sinyalleşme konusu oldukça geniş bir konudur. Örneğin hafızanızdaki silinmeler, reflekslerinizdeki azalma veya yaralarınızın yaşlandıkça daha geç iyileşmesi gibi örneklerin hepsi aslında birer hücreler arası iletişim sorunudur. Ancak burada günlük hayatımızı etkileyen bir örnek üzerinden devam edeceğim.

İnsülin direnci, metabolik esneklik kaybının, yaşlanmanın hızlandığının ve başka hastalıkların kapıda sizi beklediğinin bir göstergesidir. İnsülin direnciniz varsa Longevity notunuz düşüktür.

Eğer insülin direnciniz varsa bu sadece fazla yediğiniz için olmayabilir. Acaba burada insülin direncine sebep olan bir iletişim sorunu olabilir mi? İnsülini suçlu ilan etmeden önce, hücrenin insüline cevap veren kısmına, yani insülin reseptörüne bakmak gerekir. Acaba reseptör, insülinle iletişime açık mı?

İletişim nasıl gerçekleşir?

1. İnsülin, etkisini gösterebilmek için hücreye sesini duyurabilmeli, emirlerini içeri iletebilmelidir.

2. Hücrenin zarında insüline ait reseptörler bulunur. Bu reseptörler insülinle birleşerek birbirine lego gibi bağlanır. Bu şekilde hormonun istediklerini hücre duyar.

3. Eğer hücre zarında hasar varsa hormon ve reseptörün birbirine kilitlenmesi bozulur. Bu durum hormonların seslerini hücreye iletmelerine engel olur.

4. Bu durumda kanda hormon miktarı yüksek olsa da hormonun vücutta istenen etkisi az olur.

5. Hücre zarındaki reseptörlerin kendi hormonlarına karşı duyarsızlığı klinikte karşımıza o hormonun etkisinin yetersizliği veya o hormona karşı duyarsızlık olarak çıkabilir. Yani hormonlar ve reseptörleri arasında iletişim sorunu oluşur. İşte insülin ve reseptörü arası iletişim sorunu insülin duyarsızlığı olarak adlandırılır.

Anahtar-Kilit Bozukluğu

Tüm hormonların hücrelere seslerini yeterince duyurabilmeleri için hücre zarının sağlam ve sağlıklı olması gerekir. Hücre zarları hücreleri çevreleyen, çift katlı, bol yağlı bir yapıdır; içinde kolesterol, omega yağları ve proteinler bulunur. Hücre zarını oluşturan yağlar önemli bir rol oynar. Hücre zarı yağları sağlam olduğunda zar esnektir. Bu esneklik hormonlar için çok önemlidir. Hücre zarı üzerinde bulunan hormon reseptörleri tıpkı birer anahtar deliği gibi çalışır. Her reseptör sadece ona uyacak hormonları alacak şekilde tasarlanmıştır (her kilidi açacak anahtarın farklı olması gibi). İnsülin anahtarı da hücre zarındaki insülin reseptörüne uyumlu şekilde bağlanır. İnsülin ve reseptörü arasındaki bu bağlantı (anahtar-kilit bağlantısı) kurulduğunda hücre insülinin ilettiği sinyalleri duyabilir. Ancak hücre zarları okside olursa işler değişir.

Okside olan hücre zarının esnekliği azalır. Normalde hormon ve reseptörü birbirine lego parçaları gibi tam yerleşirken esnekliği azalmış, sertleşmiş zarlarda bu uyum sağlanamaz. Dahası reseptörü aracılığıyla etki göstermeyen hormonu vücut sürekli daha fazla üretmeye başlar. İstenilen etkiyi alana dek hormon üretimi artar. İnsülin örneğinde, kan şekeri istenen açlık değerine düşürülene kadar insülin üretimi artırılır. Biz bunu kan testlerimizde insülin direnci olarak görürüz. Elbette işlenmiş, unlu ve şekerli gıdaların aşırı tüketimi bu sonucu doğurabilir. Ancak zaten uzun süre bu tür besinleri tüketmek de bir tür zar oksidasyonu sebebidir.

Zarların okside olmasının bir diğer sebebi, hücrelerin enerji üretim verimlerinin azalmasıyla ilişkilidir. Bu durum yukarıda detaylı olarak ele aldığım metabolik esneklik kaybıyla açıklanabilir. Yiyecek ve oksijenin yakılması verimsizleşir; verimsiz çalışan bir arabanın motorundan çok egzoz çıkması gibi, artık ürün olarak serbest radikaller artar. Hücreler bu egzozu temizleyecek kapasiteye sahiptir. Ancak yaşlanma süreciyle bu kapasite azalırken sağlıksız beslenme alışkanlıkları da duruma tuz biber eker. *Basitçe, "sağlıksız beslenme"yi, hücre enerji motorlarından daha çok egzoz çıkaran, verimsiz yakıtlardan oluşan bir beslenme şekli olarak tanımlayabiliriz.* Hatalı besinlerin yanı sıra çevresel toksinler, hareketsiz yaşam tarzı, stres gibi sağlık düşmanı etkenler de hücrelerde metabolik enerji verimini düşürür. Bu konuya daha önce değinmiştik.

İşte enerji verimi düşen hücrelerde normalden fazla oluşan serbest radikaller için saldırması en kolay yer hücre zarlarıdır. Serbest radikaller saldırgandır, hücre zarlarının yapısını özellikle bozarlar. Hücre zarlarındaki hasar da hormonlarla reseptörleri arasındaki iletişimi sekteye uğratarak işlevsizleştirir.

Çevresel kimyasallar, hücre-reseptör ilişkisini bozmakta etkili bir başka faktördür ve vücuda giren bazı kimyasallar vücuttaki doğal hormonlarla benzer yapıya sahip olabilir. Bu durumda dış kaynaklı maddeler, vücuttaki hormonların normal bağlanma bölgelerine bağlanarak taklit etme "mimikleme" olayına neden olur. Örneğin östrojen hormonumuz iyi çalışsın isteriz ama özellikle plastik ürünlerde bulunan östrojen benzeri yapılar (ksenobiyotikler) vücuttaki östrojen reseptörlerine bağlanabilir. Bu moleküler taklit, yani molekül yapısı olarak birbirine benzeme hâli, yabancı bir kimyasalın rahatlıkla östrojenin etki göstereceği hücre reseptörünü etkilemesine yol açabilir. Bu durum, neredeyse tüm hormonlar ve reseptörleri için olabilecek istenmeyen bir biyokimyasal reaksiyondur ancak henüz literatürde yeterince yaygın olarak yer almaz.

Girişte belirttiğim gibi hücreler arası iletişimin azalması uzun bir konudur. Ancak şöyle düşünebilirsiniz, yaşlandıkça azalan duyma kabiliyetimiz gibi, hücrelerimiz de yaşlandıkça birbiriyle iletişim kurmakta zorlanır. Oysa gençlik dönemi, tüm hücrelerin tam bir işbirliği içinde çalıştığı, herkesin her şeyden haberdar olduğu zaman dilimidir.

* * *

Bu yaşlanma süreci çok can sıkıcı değil mi? Neyse ki doğuştan gelen bazı gençleşme yeteneklerimiz var. Bunlardan biri otofaji. Otofaji, eski hücrelerin yedek parça olarak kullanılması anlamına gelir. Ancak ne yazık ki zamanla bu yetenek de azalıyor.

10. YETERSİZ OTOFAJİ

Kelime anlamıyla "kendi kendini yemek" olan otofaji, hücresel bileşenlerin ve organellerin, bozulduklarında veya gereksiz olduklarında hücre tarafından sindirilmesini ve geri dönüştürülmesini sağlar. Bu süreç, hücresel sağlığın ve dengenin korunmasında kritik bir rol oynar. Otofaji, hücrelerin kendi kendilerini temizleme ve yenileme sürecini ifade eden önemli bir biyolojik mekanizmadır.

Otofaji aslında hücrelerin çeşitli durumlarla başa çıkmasına yardımcı olur:

- Zararlı proteinlerin temizlenmesi
- Bozuk veya hasarlı organellerin onarılması veya yok edilmesi
- Hücre içi patojenlerin ortadan kaldırılması (örneğin virüsler veya bakteriler)
- Stres veya açlık dönemlerinde enerji üretiminin sürdürülmesi

Yetersiz otofaji hücrenin temizlik görevini eksik yapmasıdır ve bu önemli mekanizmanın etkisiz olduğu bir durumu ifade eder. Bu durumda hücreler artan miktarda bozuk proteinler, organeller veya diğer hücresel bileşenlerle başa çıkamaz. Sonuç olarak hücre içinde çöp ve artık maddeler birikir ve hücresel sağlık tehlikeye girer.

Yetersiz otofaji, yaşlanma sürecinin hızlanmasına neden olabilecek önemli bir faktördür. Çünkü yaşlanma, hücresel seviyede biriken zararlı maddelerin artmasıyla ilişkilidir. Oto-faji temizliği yetişemezse yaşlanma sürecinin hızlanmasına ve yaşlılıkla ilişkilendirilen sağlık sorunlarının ortaya çıkmasına neden olabilir.

Daha önce de değinmiştim; özellikle yanlış katlanmış prote-inlerin yok edilememesi başlı başına hızlandırılmış yaşlanma ve hastalık için bir risk faktörüdür. Aslında hücrelerimizin iç temiz-liği gerçek detoksun tanımıdır.

Peki, hücrelerimizin içini neler kirletir? En başta; bozuk üre-tilmiş, ömrünü tamamlamış, eskimiş proteinler. Bu proteinler birer çöptür. Hücre içindeki temizlik işlemleri yeterince yapıl-mazsa bu kirlilik yaşlanmanın hızlanmasından Parkinson hasta-lığına, kırışıklıktan karaciğer yağlanmasına kadar bir dizi sağlık sorununa yol açabilir.

Kendi Çöpünü Yiyen Sistem

Vücudun çevresel koşullara uyum sağlamak için geliştirdiği bazı yedek sistemler vardır ve eski hücresel proteinlerin yok edilmesi de bu sistemlerden biridir. Ancak bu sürecin güzel tarafı; vücu-dun eski proteinleri tamamen yok etmemesidir, bunun yerine onları parçalayıp işe yarar kısımlarını ayırır. Söz konusu sağlam kısımlar daha sonra vücut için taze protein hammaddesi olarak kullanırken işe yaramayan kısımlar da enerji üretimi için kulla-nır. Yani proteinlerin kötü parçalarından ATP yapar (Vücudu-muz yağ, şeker ve proteini enerjiye çevirebilir. Normal şartlarda proteinlerin bu şekilde dönüştürülmesini istemeyiz. Ancak bura-da eski ve kötü proteinler özellikle seçilip kullanılır).

İşte en kritik husus, kötü proteinlerin "özellikle" tespit edi-lebilmesidir. Gerçek çöpün belirlenmesi gerekir. Biz bu görevi yapan sisteme genel olarak "şaperon aracılı otofaji sistemi" di-yoruz.

Otofaji terimi (oto "kendini", faji "yemek") kelime anlamıyla "vücudun kendi kendini yemesi"dir demiştik. Ancak burada olaya otofaji deyip çıkamayız, bu özel bir versiyonudur ve tam olarak "şaperon aracılı otofaji" olarak adlandırılır. Bu mekanizma hatalı proteinleri en iyi tespit eden sistemlerden biridir. Bu özel otofajide öyle akıllı bir seleksiyon, öyle akıllı bir seçim vardır ki hücre içindeki en zararlı ve işe yaramaz proteinler seçilir. Zaten istediğimiz de budur.

Şaperon aracılı otofajide, hücrenin sitoplazmasındaki zararlı proteinler tespit edilip lizozom adı verilen, içi asit dolu havuzcuklara götürülür. Lizozomlar hücre içinin midesi gibi düşünülebilir. Midemizin yiyecekleri sindirmesi gibi, eski proteinlerin sindirimi de burada gerçekleşir.

Peki, hücre temizliği ne zaman olur?

Selektif otofaji işinin başlaması için açlık süresi önemlidir. Daha yaygın olan genel model otofaji dört beş saatlik bir açlık süresiyle başlar. Ancak bu özel otofajinin başlaması için on saatlik bir açlık süresi gerekir. Açlığı daha da uzatırsanız etkisi otuz altı saatte maksimuma ulaşır ve bu noktada da iki üç gün stabil kalır. Ancak daha uzun süreli açlık durumlarında otofaji etkili çalışmaz.

İdeal olarak bizler on saatten fazla süren açlık aralıklarını yapabiliriz ancak bu süreç akşam saatlerine denk gelmelidir. Öğleden sonraki öğünü ne kadar erken keserseniz vücudunuz için o kadar faydalı olur. Ayrıca asla bir şey yememeniz önemlidir. Çünkü selektif otofaji vücudunuzun bir tür stres altında olduğunu (bu durumda yiyecek eksikliği) algılayarak devreye girer. Dolayısıyla bir şey yerseniz, yediğiniz ne kadar sağlıklı ve kalorisiz de olsa, selektif otofajiden sıradan otofajiye geçersiniz ki sıradan otofajinin temizlik kapasitesi daha düşüktür.

Bu tür açlık durumunda, yani selektif otofajide, lüzumsuz proteinlerin yeniden geri dönüşüme katılması konusunda, kendi vücudunuzun ürettiği proteinleri tüketmiş gibi düşünebilirsiniz. Zaten vücudunuzun kendi proteinleri size en uygun olanlardır. Bir diğer önemli nokta da açlık durumunda kullanılmayan enzimlerin de geri dönüştürülmesidir. Unutmayın, enzimler de birer proteindir. Açlık durumunda vücuda glikoz girmediğinden, glikozdan enerji üreten sistemdeki enzimler kullanılmadığı için parçalanıp yenilenir ve tazeleri yapılır. Bu sayede, tekrar yediğinizde glikozdan daha etkili enerji üreten taze enzimlere sahip olursunuz.

Alzheimer, Parkinson gibi hastalıklarda beyinde istenmeyen protein birikimlerinden ve bunları normalde temizleyen şaperon aracılı otofajiden bahsedilir. Yıllarca süren sürekli yeme alışkanlığı ve yaşlanma süreci otofaji sisteminin etkinliğini azaltarak bu protein birikimlerinin artmasına neden olur. Bu durumda yaşlandıkça uzun açlık periyotlarına, özellikle öğleden sonra başlayan açlıklara başlamanın hücre temizliği için gerekliliği ortada. Hatta yapabilen kişiler bu periyotları ayda birkaç güne uzatarak bu temizlik sürecini destekleyebilir.

Bu sebeple açlığı sadece kilo verme odaklı ele almamalıyız. Arada aç kalarak vücudun kendi kendini yenilemesi için fırsat yaratmalıyız. Bu sayede eski hücreler yerine yenileri üretilir ve vücut tazelenir. Ancak uyarayım; hamilelik döneminde olanlar, çocuklar, emziren anneler veya herhangi bir sağlık sorunu olanlar bu tür değişiklikler yapmadan önce mutlaka hekimlerine danışmalıdır.

İnsan vücudu tonlarca hücreden oluşur ve en ideal şartlarda bile her şey mükemmel gitmeyebilir. Üretim hataları, kötü beslenme alışkanlıkları, uyku düzensizliği, stres ve hareketsiz yaşam gibi birçok faktör vücudumuzun işleyişini etkileyebilir. Dahası zaman da bizim aleyhimize işler.

Burada şu soruyu sormak yerinde olabilir: Bulaşık makinemiz olan otofaji gençlik döneminde verimli çalışırken yaşlandıkça etkisi neden azalır? İşte bu soruya vereceğim cevap, yaşlanmayı yavaşlatmada elinize güzel bir koz verecek.

Otofajinin aktive olması ile durması arasındaki temel belirleyici vücudunuza giren kalori miktarıyla ilgilidir. Otofajiyi başlatan sistem AMPK yolağıdır, açlıkla aktive olur; durduran ise m-TOR yolağıdır, toklukla aktive olur. Basitçe, açlık veya az kalori alımının otofajiyi başlatmak için önemli bir etken olduğunu görüyoruz.

AMPK yolu dediğimiz otofajiyi artıran yol, ortalıkta ATP olmadığında devreye girer. Bu yol açlıkla devreye girdiğinde otofaji başlatır. Vücut hem enerji üretmek için eskimiş hücreleri otofajiyle kullanır ve enerji azlığını bunlarla sağlar hem de kötü üretilmiş proteinlerden kurtulur. Dahası otofajinin yeterli olması durumunda yok edilen hücrelerin yerine hemen kök hücrelerden yeni hücreler gelir. Evet, kök hücrelerimiz gençliğimizin garantisidir ancak kafalarına göre gidip bir organı yenileyemezler. Önlerinin açılması gereklidir.

Açlıkla aktive olan AMPK yolu dışında, bir de m-TOR yolundan bahsettim. Bu yol bizi otofajiden alıkoyar ve eskilere fit olmak zorunda bırakır. Peki, bu yol nasıl aktif olur; çok yemekle. Özellikle basit karbonhidratlara, şeker içeren besinlere dayalı beslenme m-TOR yolunu aktive eder. Bu yol aktif ise otofajiyle temizlik yapılamaz.

Aynı zamanda m-TOR yolu, yaşlanmaya bağlı tüm hastalıklarla el ele gider.

Peki, m-TOR yolunu nasıl inhibe edebiliriz?:

1. Rapamisin
2. Resveratrol
3. Metformin
4. NAD+

Otofajiyi artırmak için şu yollara başvurulabilir:

1. Toplam kaloriyi azaltmak
2. Basit karbondiratları ve şekeri azaltmak
3. Öğün aralarına minimum dört saat aralık koymak
4. Akşam öğünlerini erkene çekmek
5. Egzersiz yapmak
6. İyi bir uyku (otofaji en çok uykuda gerçekleşir)

Evet, uyku ile otofajinin çok yakın ilişkisi vardır. Ne kadar iyi uyku, o kadar otofaji diyebiliriz. Melatonin de otofajiyi destekler. Bir kez daha tekrarlayayım; akşam yemeğini çok erken saatlerde yediğimiz ve hatta yemediğimiz gecelerde iyi bir uyku uyursak çok sağlam bir otofajiyle dip bucak hücresel temizlik yaparız. Üstelik yok edilen eskinin yerine yenisini yapacak kök hücreler de gece uykuda daha aktiftir.

İşte sevgili okur, gece yatağa aç girdiğinizde mideniz açlıktan gurulduyor diye rahatsız oluyorsanız o gurultuyu şimdi hücresel bulaşık makinenizden gelen bir ses olarak düşünmek belki sizi bir nebze rahatlatabilir.

* * *

Şimdi yaşlanmanın diğer belirteçlerine geçeceğiz. Ancak on birinci belirteç olan ekleme düzensizliğini, konunun normal okuyucuya karışıklığı bakımından atlayacağım. Mikrobiyom konusuna ise ileride şimdiye kadar duyduklarınızdan farklı bir açıyla yaklaşacağım. Şimdi odağımı mekanik yaşlanmaya çeviriyorum.

13. MEKANİK YAŞLANMA

Konu yaşlanmaktan açılınca genellikle aklımıza kırışmış, sarkmış yüz hatları gelir. Ancak tüm iç organlarımız, tüm hücrelerimiz bizimle yaşlandığı hâlde, "yaşlanmak" kelimesi bize sadece aynada gördüğümüz dış görünüşümüzü çağrıştırır. Dolayısıyla bu bölümün konusu, aynaya baktığımızda giderek yaşlandığımızı görüyorsak bunun sebebini anlatmaya yönelik olsun.

Mekanik yaşlanma, hücrelerin yaşlanmasını değil, hücreler arası boşlukları dolduran hücre dışı matriksteki yaşlanmayı kasteder. Bu bölgeye "ekstrasellüler matriks" veya kısaltmasıyla ECM denir ve vücuttaki tüm dokuları, örneğin kolajeni, kemiği, eklemleri içerir. ECM aslında hücrelerin içinde yattıkları yataktır ve hücreler arası boşluğu dolduran dokular bütünüdür. O dokuya üç boyutlu hacmi veren ECM yapısıdır. İşte aynaya baktığımızda yüzümüzde beğendiğimiz dolgun yuvarlaklığın sebebi de ECM'nin dolgunluğundan kaynaklanır. Yine eklemlerimizin esnekliği ECM kalitesine bağlıdır ve cildimizi çekip uzattığımızda sarkmayıp yerine geri toparlanması da ECM'nin marifetidir. ECM kalitesindeki azalma, cildimizde ve dokularımızda yaşlanmaya bağlı sarkmalara neden olur. Görüldüğü üzere, sarkmalarımız için maalesef sadece yerçekimini suçlayamıyoruz.

Peki, gençlikte nasıl oluyor da yüzümüz sarkmıyor?

Tüm cilt dokusu ve altındaki katmanlar bir hacim oluşturur. Dolayısıyla onları iki boyutlu değil, üç boyutlu olarak düşünelim. Bu nedenle cildin 3D yapısı olarak bahsedeceğim. Gençlikte cildin ve altındaki katmanların yapısı 3D iken yaşlandıkça sanki 2D gibi olur, incelip sarkarak 3D yapısını kaybeder. Ne demiştik; gençlikte bu 3D yapıyı sağlayan şey genç ekstrasellüler matrikstir (ECM). ECM, adı üstünde hücrelerin aralarını dolduran yastık şeklindeki yapıyı kasteder. Gerçekten de yastık gibidir; tüm hücreler, cilt hücreleri de dâhil, bu yastık yapılar arasına yerleşir. Basit bir ifadeyle; gençlikte kabarık, üç boyutlu yastıklarımız varken yaşlandıkça bu yastıklar yassılaşır.

ECM, içerisinde kolajenin de olduğu bir yastıktır. Bu yastığın kabarık olması, içindeki kolajen dâhil diğer proteinlerin esnek ve hacimli olmasıyla alakalıdır. Dolayısıyla 3D iken giderek 2D hâle geliyorsak ECM içindeki proteinlerin yapısında bir değişiklik olmaktadır. İşte ECM'deki söz konusu yapı değişikliğine biz "mekanik yaşlanma" adını veriyoruz.

Mekanik yaşlanmada eklem esnekliği kaybından kemik kaybına kadar yine pek çok ayrı başlık bulunur. Örneğin ayağınızı kırıp üç ay boyunca alçı kullansanız, alçılı bacağınızda bir incelme ve güçsüzleşme meydana gelir. Bu da bir tür mekanik yaşlanma örneğidir. Bu örnekte kaslarınızı kullanmadığınız ve onlara mekanik stimülasyon sağlamadığınız için kas kaybı yaşanır.

Bir diğer çarpıcı örnek, uzay istasyonundaki astronotların yerçekiminin mekanik etkisinden uzak kalmaları sebebiyle hızla kemik yoğunluklarını kaybetmeleridir. Yerçekiminin mekanik etkisi olmadığında kemikler hızla yaşlanmaya başlar. Yerçekiminin mekanik etkisi yaşlanmayı önlemek için gereklidir. Bu durum, dünyadan daha düşük yerçekimine sahip bir gezegende daha hızlı yaşlanacağımızı gösterir. Bir film konusu olabilecek kadar ilginç olan bu husus, NASA'nın da araştırma konularından biridir. NASA, uzayda yerçekimsiz ortamda hızlı yaşlanmanın sonuçlarını Longevity araştırmalarına yön vermek için kullanmakta. "Organoid" adı verilen küçük organ hücreleri, NASA'nın yerçekimsiz laboratuvarlarında hızla yaşlanmaya tabi tutuluyor.

Sonrasında, bu hücrelerin tekrar gençleştirilmesi için molekül arayışlarına devam ediliyor.

NASA çalışmasını günlük hayata uyarlamak istersek kemikleri korumak için belli bir mekanik stimülasyon sağlamanın gerekliliğini anlarız. Hafif tempolu yürüyüşün her adımda yukarı kemiklerimize ilettiği baskı sebebiyle kemik sağlığımız için egzersiz önerilir. Trambolinde zıplamak da tüm vücudun mekanik yaşlanmasını azaltan bir stimülasyonu sağlar. Aynı şekilde, kaslara hareket ve egzersizle uyaran gitmediğinde, mekanik harekete zorlanmadıklarında hızla kaybedilirler.

Nitekim uzun yaşayan bazı yeraltı hayvanlarını inceleyen bir araştırmada, bu hayvanların mekanik yaşlanmaya karşı dirençli genlere sahip oldukları görüldü. Yeraltında küçük tünellerde sürekli eğilip bükülerek yaşamak zorunda olan bu hayvanlarda ECM'nin kendini sık sık yenilediği gözlemlendi. Bu durum söz konusu hayvanların eklemlerinin, ciltlerinin ve genel olarak dokularının daha esnek olmasına katkı sağlar.

Bizler yeraltındaki dar tünellerde sürünerek yaşamak zorunda olan hayvanların esnek ECM yapısını taklit etmek için masajı hayatımıza dâhil edebiliriz. Masaj, mekanik bir stimülasyon sağlayarak ECM'nin kendini daha iyi yenilemesine katkıda bulunur. Ayrıca masajın yarattığı mekanik baskı, vücutta o bölgeye dikkat çeken bir durum oluşturur; kan dolaşımını artırır ve dokuyu besler. Daha da iyisi, masajın yarattığı mekanik uyarı, o bölgedeki eski hücrelerin daha kolay tespit edilmesini ve immün sistem tarafından yok edilmesini sağlar. Lenf dolaşımının artması, hücrelerden çıkan ve atılması gereken ancak hücre etrafındaki ECM'de birikebilen metabolik atıkların o dokudan uzaklaştırılmasına yardımcı olur. Dolayısıyla mekanik yaşlanmayı azaltmak için lenf drenajı da önemli bir destektir.

Özetle, mekanik yaşlanmayı azaltmak için yaşam şeklimizde neler yapabiliriz?:

- Egzersiz
- Sert toprak zeminde tempolu yürüyüş
- Masaj
- Lenf drenaj
- Trambolin kullanmak

Şimdi farklı bir konuya geçiyoruz. Beslenme açısından ECM'yi yıpratan, dolayısıyla bizi mekanik olarak yaşlandıran konuların başında kanda yüksek şeker seviyelerinin kalması gelir. Yanlış beslenme ECM'deki proteinlere zarar verir. Bu zararın adı AGE'dir. Gelin şimdi AGE nedir, odağımızı buraya çevirelim.

AGE Nedir?

Türkçede "ileri glikozillenmiş son ürünler" anlamına gelen AGE (*Advanced Glycation End Product*), kan şekerinin vücut proteinlerine verdiği zararı açıklar. AGE'lenmiş proteinler artık esnekliklerini ve hacimlerini kaybetmiş proteinlerdir. AGE'lenme vücuttaki tüm proteinlerin başına gelir. Ciltteki ekstrasellüler matriksin yastıkçık gibi olan proteinleri de bundan nasibini alır. Bu durumda yastık yassılaşır, esneklik ve dolgunluk kaybolur. Üstelik bu durum bir kez meydana geldiğinde maalesef geri dönüşü mümkün değildir.

AGE'lenmenin basitçe biyokimyası şu şekildedir: Kan şekeri hızla yükselirse ve uzun süre yüksek seviyelerde kalırsa vücutta ECM proteinleriyle şeker arasında AGE oluşur. Bu, vücudun yüksek şekerden kurtulma çabasının yetersiz kaldığı durumlarda meydana gelir. Vücudun temel amacı şekerden bir an önce kurtulmaktır. Bunun için pankreas-insülin devreye girer. İnsülin fazla şekerin yağ olarak depolanması ve vücuttan atılması için çalışır. Bu süreçler gerçekleşirken kanda hâlâ şeker bulunur ve bu şeker kan dolaşımıyla vücudun her bölgesine ulaşır. Buna cilt yastıkçıklarımız da dâhil... Kandaki şeker, ECM proteinleriyle temas ettiğinde, kelimenin tam anlamıyla bu proteinlere yapışır. Biz buna, "glikozillenme" adını veririz. Bu enzimsiz ve istenmeyen şekerlenme, proteinlerin yastıkçık yapısını bozar. Tüm proteinler 3D yapıdadır, yani üç boyutlu hacimlerde bulunurlar. Hediye paketlerini süslemekte kullandığımız renkli, kıvrık rafyaları düşünün. Onları bıçakla sıyırınca kıvır kıvır olurlar. İşte proteinler de tıpkı böyle kendi üstlerine katlanarak kıvrımlı topçuklar yapar. Biz buna "protein katlanması" deriz. Proteinler fonksiyonlarını tam anlamıyla gerçekleştirebilmek için bu rafya modelinde olduğu gibi üç boyutlu katlanmayı yapabilmelidir. İyi katlanmamış proteinler 3D yapılı olamaz ve görevlerini yerine getiremez. Proteinlerdeki hatalı katlanmanın yaşlanmayla ilgili çok önemli bir konu olduğunu öğrendik. Burada ayrıntı olarak kan şekerinin ciltteki veya eklemdeki ECM proteinlerine yapışmasını ve o yapının esnekliğini bozmasını anlatıyorum.

Ne kadar glikozillenme varsa o kadar eskimiş ECM'miz var demektir. Eskimiş ECM, esneklik kabiliyetini yitirip katılaştığı, sarktığı için hücreler arası mekanik desteğimizin bozulmasına neden olur. Vücut dış etkilere karşı daha savunmasız hâle gelir. Bu nedenle yaşlandıkça yüzümüzde yastık izleriyle uyanırız. Ayrıca azalan kas ve kemik kütlesi sebebiyle yaş ilerledikçe düşüp sakatlanma riskimiz artar. Bununla birlikte, yaşlanma sürecinde bir yerimizde oluşan yara gençlik dönemimize nazaran daha yavaş iyileşir.

Peki, AGE'lerden kurtuluş için beslenmede neler yapılabilir?

- Adı üstünde glikozillenme olduğuna göre, AGE'lenmekten ilk kurtuluş, kana hızla karışan unlu ve şekerli gıdaları ve içecekleri azaltmak
- Sebze ağırlıklı beslenmek
- Kan şekerinin yavaş yavaş yükselmesini, keskin pikler yapmamasını sağlamak için yavaş yemek

- Bir önceki öğündeki hasara yenisini eklememek için yemek aralarına dört beş saat koymak
- AGE'ler hazır ürünlerde de bulunur. Bir yiyecek aşırı yüksek ısıda pişirildiğinde içerdikleri proteinler vücudumuzdaki gibi AGE'lenir. Bu sebeple pişirme sıcaklığını azaltmak önemlidir.
- Hazır gıdalar, içlerinde un veya şeker olmasa bile, işlenip hazırlanırken yüksek ısıya maruz kaldıkları için birer AGE deposudur. Bu nedenle hazır gıda tüketimini azaltmak gerekir.

Şimdi yukarıda anlattığım tüm yaşlanma sebeplerine eşlik eden ve onları hiç yalnız bırakmayan bir maddeye geldik; inflamasyon.

14. YAŞLANMANIN EN ÖNEMLİ ALAMETİFARİKASI: *INFLAM-AGİNG*

Yaşlanmayı hızlandıran bir faktör olduğu için *Inflam-aging* olarak adlandırılan inflamasyon konusu aslında pek çok yerde karşımıza çıkar. Basitçe, vücudun içinde bir "iyileşme çabası" olduğunu anlatır. Bu iyileşme çabası kısa süreli olduğunda gereklidir. Ancak yukarıda belirtilen yaşlanmanın tüm belirteçleri, yanlarında kronik düşük düzey inflamasyonla gelir. Arka plandaki gürültünün sebebi budur. Arka plan inflamasyonu; tüm hastalıkların başlangıcında, hastalık henüz ortaya çıkmadan bir ön hazırlık hâlidir. Hastalıklar oluştuğunda ise olay zaten daha yüksek doz inflamasyona gider. Ancak adı konulmuş herhangi bir hastalık oluşmadığında bile inflamasyon ne kadar çoksa yaşlanma o kadar artar. Aksi de geçerlidir, yaşlanmayla inflamasyon da artar.

Yaşlanmayı hızlandıran düşük düzey kronik inflamasyon (*Low-grade Chronic Inflammation* veya LGCI), vücutta sürekli meydana gelen ancak hafif ve belirgin semptomlara yol açmayan bir hücresel yangı durumudur. Bu tür inflamasyon, akut iltihaplanmanın aksine, ani ve yoğun bir yanıt olmaksızın sessiz ve sinsice devam eder. Bu genellikle kişi tarafından fark edilmez ve teşhis koyulacak spesifik semptomlara yol açmaz. Ancak günbegün yaşlanmanın hızlanmasına sebep olur.

Düşük düzey kronik inflamasyon birden fazla faktörün etkileşimi sonucunda ortaya çıkabilir. Olası nedenler arasında yanlış beslenme, obezite, yetersiz fiziksel aktivite, sigara, stres, genetik yatkınlık ve sessiz kronik enfeksiyonlar yer alabilir. Bu tip inflamasyon, o an olmasa bile ileride sağlık sorunlarına yol açabileceği ve kronik hastalıkların riskini artırabileceği için önemlidir. Nitekim düşük düzey kronik inflamasyon, Tip 2 diyabet, kalp hastalığı, obezite, kanser ve otoimmün hastalıklar gibi bir dizi kronik sağlık sorununun gelişimine neden olur.

Teşhisi, genellikle inflamatuar belirteçlerin (örneğin CRP veya C-reaktif protein) kan testleriyle yapılır.

İnflamasyon ve yaşlanma arasındaki ilişki aslında karmaşık bir konudur. Öyle ki bilim dünyası inflamasyonun yaşlanmayı nasıl hızlandırdığı sorusuna cevap arar. Elbette bazı önemli mekanizmalar ve etkiler hakkında genel bir anlayış bulunur. Bazıları şöyle:

- Yaşlanmanın kendisi bir inflamasyon sebebidir. Yaşlandıkça vücutta düşük seviyeli kronik inflamasyon riski artar. Kronik inflamasyon yaşlanma sürecini hızlandırabilir ve yaşa bağlı sağlık sorunlarına neden olabilir.

- İnflamasyonun neden olduğu hücresel hasar yaşlanmayı hızlandırır. Kronik inflamasyon hücrelere zarar verebilir. İnflamasyon sırasında salınan kimyasal maddeler hücrelerin DNA'sına zarar verebilir. Söz konusu DNA hasarı hücrelerin normal işlevini bozabilir ve yaşlanma belirtilerini hızlandırabilir.

- İnflamasyon düşük düzeyde oksidatif stres sebebidir. Hatırlayacağınız gibi; oksidatif stres, hücrelerin serbest radikallerle reaksiyona girmesi sonucu zarar görmesidir. Bu durum da yaşa bağlı hastalıkların riskini artırabilir.

- Yaşlandıkça bağışıklık sistemi zayıflar, bu da kronik inflamasyonun artmasına yol açabilir. Zayıflayan bağışıklık sistemi inflamatuar yanıtı düzenleme yeteneğini kaybedebilir ve kronik hastalıkların gelişme riskini artırabilir.

- Yaşa bağlı hastalıkların artması inflamasyonun da artması demektir.

Bana göre inflamasyon hayatın ta kendisidir. Canlılık zaten inflamasyonla gelir. Her nefes alışımızda hayatta kalmamızı sağlayan olaylar bütününün ister istemez bir bedeli vardır. Bu olaylar vücuttaki inflamasyonumuzu artırır. Aslında oksijen kullanan canlıların tamamı belirli bir dereceye kadar inflamasyona maruz kalır. Çünkü en temel inflamasyon, hücrede enerji üretimi sırasında meydana gelir. Oksijenle besin maddelerinin yanması esnasında, enerji üretirken ortaya çıkan yan sanayi ürünleri, yani serbest radikaller, en temel inflamasyon sebebidir. Bundan kaçış yoktur. Buradaki temel konu, hücre içerisindeki enerji üretimi kaçaklarını minimuma indirmektir. Bu durumda verimsiz enerji üretimi azalacağı için atık üretimi de kontrol edilebilecek seviyede olacaktır.

Ancak ne yaparsak yapalım, yıllar boyunca tüm hücrelerin ve sistemlerin eskimesi sebebiyle kaçaklar artar. Bu kaçakların hücreye verdiği hasarlar sonucunda oluşan inflamasyon, temelde hücre içinde *bir tür iyileşmeyen yara* anlamına gelir. En sağlıklı hâlimizde bile yaşlanmayla mikro düzeydeki inflamasyonun miktarı artar. Daha önceki bölümlerde bahsettiğim zombi hücreler aslında ilerlemiş inflamasyon sonucu oluşan hücrelerdir. Aynı zamanda zombi hücrelerin varlığı da fazladan inflamasyon sebebidir.

Daha önce bahsettiğim metabolik esneklik kaybı da inflamasyonun hem sonucu hem de sebebidir. Yine önceki bölümlerde değindiğim otofaji eksikliği, yani eski hücrelere fit olmak da bir inflamasyon sebebidir; aynı zamanda inflamasyon yüzünden artar. DNA'daki hasar da hücre içindeki inflamasyonla artar. Ama DNA'da meydana gelen hasar, inflamasyonu da artırır.

Aslında inflamasyon, neresinden bakarsanız bakın, kötü olarak değerlendirdiğimiz birçok olayın hem sebebi hem de sonucudur. Ama kötü sağlık durumları olmasa da sadece zamanın ilerlemesi bile inflamasyonu bir sorun hâline getirir. Bir bebeğin hücreleri de doğup ilk nefesini aldığı gün inflamasyona başlar. Ancak gençlik döneminde bu inflamasyonla baş edecek

119

antioksidan sistemimiz, otofaji sistemimiz ve bağışıklık sistemimiz güçlüdür. Yaşlanma sürecinde mikro düzeyde hasar gören ve tam olarak iyileşemeyen, çevresine hasta olduğuna dair sinyaller yayan hücrelerin sayısı artar. Bu yüzden inflamasyonu canlılık için bir pazarlık olarak kabul ederim. Burada yapabileceğimiz en iyi şey, zaten var olan inflamasyonu daha fazla artırmamak için üzerimize düşen görevleri yerine getirmektir. Bu da elbette her zaman üzerine konuştuğumuz tüm sağlık konularını içerir.

* * *

İnflamasyon konusunu ele alırken bağırsak kaynaklı inflamasyona da değinmek istiyorum. Çünkü dön dolaş yeme-içmeyi konuştuğumuz için beslenme alışkanlıklarımız sonucunda hasar gören bağırsaklar inflamasyonumuza nasıl neden oluyor, bunu kavramak bile inflamasyonla baş etme konusunda elimizi güçlendirir. Ayrıca yaşlanmanın başka bir belirteci olan mikrobiyomun bozulması konusu için de önemlidir. Bağırsak içindeki dost bakteriler hakkında çok konuşuldu ancak asıl mesele bağırsaktan içeri sızan bakteri artıklarıdır. Dolayısıyla vurgulamak istediğim, inflamasyonun en temel sebeplerinden biri olan bağırsak-inflamasyon ilişkisidir.

LPS'ler ve İnflamasyon

Burada vücutta en yüksek oranda inflamasyon yapan maddeden, LPS'lerden bahsetmeden olmaz. LPS konusu yeterince dikkate alınmamıştır. LPS'lerin inflamasyon gücü oldukça yüksektir; hatta bir araştırma yapılırken, denek hayvanında inflamasyon oluşturulması gerektiğinde genellikle hayvana LPS enjekte edilerek bu sağlanır. LPS'lerin inflamasyonu kolayca başlattığı iyi bilinir. Peki, LPS nedir?

Lipopolisakkarit (LPS), bakteriyel hücre duvarlarının bir bileşenidir ve özellikle Gram-negatif bakterilerde bulunur. LPS, bakterinin dış zarının (dış membran) dış yüzeyinde yer alan bir moleküldür. Bu bileşen, bağışıklık sistemimizi uyarabilen ve patojenik özelliklere sahip bir endotoksin olarak kabul edilir. Adı üstünde; endotoksin. LPS'ler günlük hayatımızda düşündüğümüzden çok daha fazla bir etkiye sahiptir. Öyle ki biz her yemekten sonra postprandial endotoksemi yaşarız; yani her yemek sonrası kanda toksin yükselmesi olur. Ancak bu toksin, endotoksin yani LPS'lerdir; diğer bir deyişle, bağırsaklardaki Gram-negatif bakterilerin yağlı "duvarları." Masaya oturduğumuzda, sağlığımızda gözle görünür bir sorun olmasa bile, her yemek sonrası "otomatik" olarak bir endotoksin yükü olacağını bilmek gerekir. Bu yük miktarı kimin sağlıklı yediğine, kimin sağlıklı yaşadığına, kimin mide-bağırsak şikâyeti olup olmadığına bağlıdır. Tersi olarak da siz sağlıksız yer, sağlıksız yaşarsanız her öğün sonrası içeri kaçan endotoksinler, beyniniz de dâhil vücudunuzu düşük düzey sinsi bir inflamasyon moduna sokar. Elbette gluten, süt, işlenmiş gıdalar, hazır ürünler, alkol gibi tüm sağlıksız besinleri tüketiyorsanız bağırsak bariyeriniz iyice zayıflar. Bu da inflamasyona tuz biber eker.

Lipopolisakkarit (LPS), normal şartlarda vücuda geçmemesi gereken bakteri artıklarıdır. Ancak sağlıksız beslenmenin neden olduğu sızdıran bağırsak sorununda bu LPS'ler bağırsak duvarından sızabilir ve bağırsakta lokal olarak başlayan inflamasyon tüm vücuda yayılır.

LPS, bakteriyel hücre duvarının bir bileşeni olduğu için vücuda girdiğinde bağışıklık sistemi onu bakterinin kendisi gibi yok edilmesi gereken zararlı bir madde olarak algılar ve inflamatuar yanıtların tetiklenmesine yol açar. Bu savaş sırasında çeşitli sorunlar ortaya çıkabilir. Örneğin damarlarda LPS varsa damar endoteli hasarlanır, bağırsaklarda ise bağırsak duvarı hasar görebilir. Beyindeki damarların endotelinde LPS bulunması ise kan-beyin bariyerini bozabilir.

Örneğin beyindeki LPS varlığı, inflamatuar yanıtların artmasına, beyin dokusunun hasar görmesine ve nörolojik bozukluklara yol açabilir. Sağlıklı yaşam tarzını benimseyen kişilerde genellikle LPS'nin beyne geçişi sınırlıdır ve kan-beyin bariyeri tarafından etkili şekilde engellenir. Ancak sağlıksız yaşam koşulları söz konusu olduğunda bu durumun izdüşümü olarak kan-beyin bariyeri de dâhil tüm mukozaların geçirgenliğinde artış gözlemlenebilir. Örneğin bağırsak sağlığı zayıf olan kişilerde LPS'ler bağırsaktan kana, kandan beyne geçebilir. Çünkü sağlıksız beslenme alışkanlıkları, yetersiz uyku, işlenmiş gıdaların tüketilmesi, stres ve diğer olumsuz yaşam koşulları kan-beyin bariyerinin geçirgenliğini artırabilir.

LPS'lerin yıllarca vücuda yayılarak artması inflamasyon konusunda önemli bir başlık oluşturur. Vücudun kendi biyokimyasal işleyişinin artıkları bir yana, Longevity'de asıl amacımız dışarıdan gelen inflamasyon sebeplerini sınırlamaktır. Bu sebeple bağırsak sağlığı ve mikrobiyom konuları önceliklidir. İnflamasyon zaten yaşlanmaya sebep olan diğer on üç maddenin tamamını içerir. Yaşlanmanın paketinde gelen tüm hastalıklar inflamatuar özellik gösterir. Tüm otoimmün hastalıklar, kanser, Alzheimer, cilt yaşlanması, eklemler; hepsi temelde inflamasyon yapar. Vücutta inflamasyon varlığı bu hastalıkları öne çeker ve şiddetlerini artırabilir. Bu durumda yine tavuk mu yumurtadan, yumurta mı tavuktan döngüsü karşımıza çıkar. Ancak beslenme alışkanlıklarımızı kontrol ederek inflamasyonu azaltabiliriz. Bu sebeple beslenme meselesine, beslenmenin inflamasyon sebebi olabileceği veya inflamasyonu azaltabileceği bakış açısıyla yaklaşmalıyız.

Kitap boyunca beslenme konusuna önem vermemin başlıca iki sebebi, yanlış beslenmenin,

1. Metabolik esnekliğin azalmasına sebep olması
2. İnflamasyon sebebi olmasıdır.

Bu konular iç içe geçmiş hâldedir. Sonuç ise hızlı yaşlanmadır. Gelin şimdi elinizi güçlendirmek için beslenme yoluyla inflamasyonu nasıl azaltacağımızı ele alalım. Azalmış inflamasyon gençlik demekse anti-inflamatuar beslenme, gençleştirici beslenme tarzıdır. Gelin biz de beslenme ve Longevity arasındaki ilişkiyi ele alırken bu noktadan başlayalım.

Üçüncü Bölüm
LONGEVITY VE BESLENME

Let the food be thy medicine and medicine be thy food.

Hipokrat

ANTİ-İNFLAMATUAR BESLENME VE LONGEVITY

İnflamasyon sürecinde vücut, basitçe, ya içeriden ya da dışarıdan kaynaklanan bir "sorunu" çözmek zorundadır. Dışarıdan gelen inflamasyon sebepleri olarak genellikle virüs, bakteri, mantar gibi unsurları kabul ederiz. Ancak asıl büyük miktarda ve her gün dışarıdan gelen etkenlerin başında "yiyecekler" gelir.

Bir şeyin inflamatuar olması için vücutta bir reaksiyon zincirine sebep olması gerekir. Diğer bir deyişle, vücut bununla savaşmalıdır. Peki, vücudumuz neden yiyeceklerle savaşsın? Çünkü bazı yiyecek proteinleri vücut için antijen olarak algılanır. Bu da o yiyecek proteininin düşman olarak algılanması anlamına gelir.

Anne sütünden sonra normal yiyeceklere geçişte vücut söz konusu yiyecekleri yavaş yavaş tanır. Bağırsak mukozasındaki immün sistem her yiyeceği tarar ve o yiyeceğin bizimle uyumluluğuna bakar. Bebeklikten itibaren bu yiyecekleri öğrenir ve tepki vermek yerine onları tolere etmeyi öğrenir. Buna "oral tolerans" denir. Yani ağızdan alınan bir yiyeceğin düşman, diğer bir deyişle antijen olmaktan ziyade dost olarak algılanmasıdır. Oral toleransın etkili olması önemlidir. Bu da en çok bebeğin anne sütü emmesiyle sağlanır. Çünkü annenin kendi yediklerinden yıllar boyunca kazandığı oral tolerans bebeğe de geçer. Gün geçtikçe bebek kendi oral toleransını geliştirir ve yiyeceklerle çatışmaz. Ancak zamanla oral toleransta azalma olur. Yani bağırsaktaki bağışıklık sistemi tolere ettiği yiyeceklere tepki vermeye başlar.

Bunun en önemli nedenlerinden biri günümüzde yiyeceklerin doğal hâllerinden farklı olmasıdır. Doğal yapısıyla dost olarak kabul edilen bir yiyecek proteini üzerine eklenen koruyucular onu yabancılaştırabilir ve bağırsaktaki immün sistem bunları antijen olarak algılar. Bu durum birkaç mekanizma aracılığıyla gerçekleşir:

Hapten Etkisi: Doğal bir yiyecek proteinine eklenmiş bir katkı veya koruyucu madde "hapten" olarak adlandırdığımız bir tür bağışıklık tepkisi tetikleyicisi hâline gelir. Yani bir yiyecek proteini, üzerine yapışan bir kimyasalla antijenik özellik kazanır ve immün sistemi düşman gibi harekete geçirir. Katkılı gıdaların inflamasyona sebep olmasını kısmen bu şekilde açıklayabiliriz.

Sindirim Yetersizlikleri: Kimyasallar dışında, yiyecek proteinlerine tepki vermemizin başka nedenleri de vardır. Sindirim yetersizlikleri bunun en temel ayağıdır. Bir yiyeceğin antijenik olarak algılanmaması için en küçük hâline dek sindirilmesi gerekir. Yiyeceklerin protein yapıları antijenik olabildiğine göre protein sindirimini etkileyen sorunlar bağırsaktaki immün sisteme yük olur. Protein sindirimi için yiyecekleri ağızda uzun süre çiğnemek ve parçalamak ilk kuraldır. Yani hızlı yemek ve az çiğnemek bir yiyeceğin antijen özelliği kazanmasına sebep olabilir. Antijen özelliği kazanmış bir yiyecek eninde sonunda bağırsaktaki immün sistemi harekete geçirecek ve burada bir savaş başlatacaktır.

Az çiğnemenin yanı sıra, mide asidi eksikliği de yaygın bir sorundur. Protein sindirimi için yeterli miktarda mide asidine ihtiyaç vardır. Eğer eksiklik söz konusuysa mide asidi takviyesi kullanılabilir. Yemekle tüketilen elma sirkesi ve limon, midede protein sindirimini destekler.

Mideden sonra sindirimde pankreas devreye girer. Pankreastan sindirim enzimleri salınır. Ancak pankreas sindirim enzim yetersizlikleri de oldukça yaygındır. Bu konuda fikir sahibi olmak için kan testlerinde amilaz ve lipaz acı verilen iki enzimi ölçebiliriz. Gerekirse pankreas enzim desteğ sağlayan ilaçlar da vardır.

Pankreasla beraber, sindirim için safra kesesi salgıları da gereklidir. Ancak safra kesesinde çamurlaşma, taş oluşumu veya safra kesesinin alınması sindirimi olumsuz etkileyebilir. Bu konuda da destek ilaçlar mevcuttur.

Sindirimin yaşla yetersizleşmesi olağan bir durumdur, çünkü enzimler daha güçsüz hâle gelir. Yaş ilerledikçe daha fazla çiğneme ve daha yavaş yemek yeme kuralı uygulanmalıdır. Gerekirse destek alınmalıdır.

Tüm bunların amacı şudur; vücudun oral tolerans gösterdiği bir yiyeceğe giderek toleranssızlaşmak, sindirimle o yiyeceğin en küçük parçasına ayrılamamasından kaynaklanır. Vücudun tolerans gösterdiği ve alıştığı iyi sindirilmiş minik yiyecek parçaları, zamanla daha az sindirilerek, minik olmaktan ziyade büyük hâlde kalır. Sindirilip parçalanmamış bu büyük yapılı proteinler bağırsaktaki immün sistemin daha önce tanımadığı yapılardır. Dolayısıyla immün sistem bu yapılara oral tolerans gösteremez ve tepki verir.

Yiyeceklere toleranssızlıkla başlayan bağırsaktaki lokal savaş o bölgede hasara sebep olabilir. Ancak bağırsak mukozası ve hemen altındaki savaşın etkileri maalesef sadece orada kalmaz, tüm vücuda yayılır. Üstelik vücuda etkileri de farklı sonuçlar doğurur.

Otoimmün hastalıkları başlatır: Bağırsaktaki yiyeceklerle savaşın sebebi bu yiyeceklerin birer antijen olarak algılanmasıydı. Bir şey antijen ise vücudun ona karşı antikor üretmesi savunma mekanizmasıdır. Hangi yiyecek rahatsızlık yaratıyorsa vücut ona karşı bir anti-yiyecek antikoru üretir. Bu, vücudun bir bakteri veya virüse karşı yaptığı gibi bir savunma mekanizmasıdır.

İşte yiyecekleri düşman olarak algılayıp bizi korumak için üretilen bu antikorlar sadece bağırsakta kalmaz, tüm vücuda yayılır. İdeali, bu antikorların sadece o yiyecek gelince tepki vermesidir ama maalesef böyle olmaz. Bu antikorların varlığı vücudun tamamı için bir risk oluşturur. Bu riskin adı "moleküler mimikleme" olarak adlandırılan durumdur. Yani moleküler eş-benzerlik, moleküler taklit durumu…

"Moleküler taklit etme" yöntemiyle yiyeceklere olan tepkinin organlara karşı verilmesi mümkün olur. Bir yiyeceğe karşı oluşturulan ve kanda dolaşan antikorlar vücuda ait masum bir protein yapısını da o yiyecek sanabilir. Çünkü yiyeceklerdeki protein yapısı ile vücuttaki protein yapısı moleküler olarak birbirine benzer. Lego parçaları gibi düşünün: Yiyecek için yapılmış lego, yani antikor, vücutta başka bir yere de tam olarak uyum sağlayıp yapışabilir. Örneğin glutene karşı yapılan antikorlar tiroit dokusuna bu şekilde yapışabilir. Tiroit dokusu moleküler taklit etme yöntemiyle gluten proteini gibi algılanır ve lego parçası gibi oraya tam olarak uyumludur. Yiyecek antikorlarının tiroit proteinlerine saldırması durumu da tiroit hastalıklarına sebep olabilir.

Dahası bu mekanizma pek çok otoimmün hastalığın temelinde yatar. Tüm otoimmün hastalıklar inflamatuardır.

LPS geçişini artırır: Bağırsaktan başlayan ve orada kalmayıp vücuda yayılan inflamasyonun bir başka sebebi de bağırsaktan içeri sızan bakteri artıklarıdır. Yukarıda açıkladığım gibi, LPS'ler hasarlı bağırsaktan içeri sızdıkça tüm vücutta şiddetli bir inflamasyon oluşur.

İnflamasyon Yapan Yiyecekler ve Durumlar

- Gluten içeren yiyecekler
- Süt grubu ürünleri
- İşlenmiş gıdalar
- Yüksek ısıda pişirilmiş gıdalar
- İşlenmiş etler
- Katkılı ürünler
- Toksinler
- Şeker ve un içeren gıdalar
- Geç saatte yenen yemekler
- Hızlı yemek, çiğnemeden yutmak
- Mide asidi yetersizliği
- Sindirim enzim yetersizliği
- İyi bakteri yetersizliği
- Kabızlık
- Anne sütü emmemek
- D vitamini yetersizliği
- A vitamini yetersizliği

Anti-İnflamatuar Besinler ve Durumlar

- Lifli sebze ve meyveler
- Olabildiğince çiğ yemek
- Pişirmede yüksek ısı kullanmamak
- Çok iyi çiğnemek
- Doğal proteinler
- Katkısız ürünler
- Un ve şekeri beslenmeden çıkarmak
- Bağırsak sağlığı için kefir, probiyotik destekleri
- Kabız olmamak için bol su içmek
- Gece yenilenebilmesi için bağırsağı boş bırakmak
- D vitamini seviyemizi yüksek tutmak
- A vitamini içeren havuç, karaciğer gibi besinleri tüketmek
- Bağırsak hücrelerini koruyan bütirat içerdiği için tereyağ, sade yağ kullanmak

Anti-İnflamatuar Beslenme

- İşlenmiş gıdalardan uzak durmak: İlk kuraldır. Bilindiği gibi unlu ve şekerli gıdalar, ağır kızartmalar, alkol, mısır şurubu içeren ürünler; hepsi vücutta iltihaplanmayı artırıcı etki yapar.

- İyi yağlar: Anti-inflamatuar beslenme için önemli bir bileşen balık yağıdır. Somon, keten tohumu, ceviz gibi gıdalarda bol miktarda bulunur.

- Meyve ve sebzeler: Renkli meyve ve sebzeler, antioksidanlar ve fitokimyasallar açısından zengindir. Bu besin maddeleri vücuttaki serbest radikalleri nötralize ederek iltihaplanmayı azaltabilir. Böğürtlen, yaban mersini, brokoli, ıspanak ve turunçgiller iltihaplanma karşıtı özelliklere sahiptir.

- Baharatlar ve otlar: Zencefil, zerdeçal, kişniş gibi baharatlar ve otların anti-inflamatuar özellikleri bulunur. Bunlar yemeklerinize lezzet katarken aynı zamanda iltihaplanma riskinizi azaltabilir.

- Protein kaynakları: Anti-inflamatuar beslenmede yağsız et, tavuk, balık ve baklagiller gibi sağlıklı protein kaynakları tercih edilir.

- Zararlı yağlardan kaçınma: Trans yağlardan ve doymuş yağlardan kaçınmak önemlidir. Bunun yerine zeytinyağı, avokado yağı gibi sağlıklı yağları tercih etmek daha iyidir.

- Şeker ve rafine karbonhidratlardan kaçınma: Rafine şeker ve karbonhidratlar iltihaplanmayı artırabilir ve kan şekerini hızla yükseltebilir. Bu nedenle beyaz ekmek, tatlılar ve işlenmiş gıdalardan kaçınmak anti-inflamatuar beslenmenin bir parçasıdır.

Kısaca;

1. Gece yemeyerek
2. Gluten ve şeker içeren gıdalardan uzak durarak
3. Paketli ürünleri azaltarak

4. Taze sebze, baharat, tohum yemeyi artırarak
5. Yeterince su içerek bizim sebep olduğumuz inflamasyon azaltılabilir.

"Tüm Hastalıklar Bağırsakta Başlar"

Hipokrat'ın dediği gibi; "Tüm hastalıklar bağırsakta başlar." Öyle ki ağzımıza ne koyduğumuz, yakın ve uzak gelecekteki hastalıklarımızın temel belirleyicisidir.

Tüm bağırsağı açıp yayarsanız her birimizde 400 metrekarelik, koca bir futbol sahasındaki bir kale kadar yüzeyi bulunur. Bu geniş kale her zaman sağlam olmalıdır.

Kalenin sağlamlığı için mukoza hücrelerinin birbirine sıkıca yapışmaları, birer kale duvarı gibi omuz omuza durmaları gerekir. Eğer birbirinden uzaklaşırlarsa kontrolsüz şekilde içeri giren unsurlar olabilir.

Kale korunmasında dost bakterilerimiz bize yardım eder. Bunun için yediğimiz sebze ve meyvelerin, yani temelde bitkisel gıdaların liflerini kullanırız. Lifleri sindirmek bizim için zordur, mesela elma kabuğundaki pektin maddesi gibi. Ama onlar sindirebilirler. Bu liflerden kendilerine ve bize iyi yağlar üretirler. SCFA (*Short-chain fatty acid*) kısaltmasıyla, boyu kısa yağlar üretirler. Bu yağların kısa olması onların enerji için hızlıca yakılmasını sağlar. Uzun boylu yağları yakmak şüphesiz uzun boylu bir iştir.

SCFA'lardan biri olan bütirat yağı, bağırsak mukozamızı onarmak için gerekli enerjiyi sağlar. Yani kale duvarında çatlaklar varsa onları sıvar. Böylece içeri sindirimi bitmemiş yiyecekler kaçmaz.

Dahası bütirat, kale duvarını onarırken başka pek çok fayda da sağlar.

• Kolon kanserini azaltır.
• Oradaki tümörün beslenmesini engeller.

- Kötü hücrelerin apoptozla intihar etmelerini sağlar.
- Tümör olan hücreyi tespit edip çoğalmasını engelleyen p53 genini aktive eder.
- İshale de kabızlığa da iyi gelir.
- Bağırsaktaki inflamasyonu azaltır.

Bel Kalınlığı-İnflamasyon-Longevity

Longevity-inflamasyon-beslenme arasındaki ilişkiyi vurgulayan bir nokta daha var.

Kilolu olmanın, özellikle bel bölgesindeki iç organ etrafındaki yağlanmanın ömrü kısalttığına hiç şüphe yok. İdeal kilonun ömrü uzattığı ve fazla kilonun ömrü kısalttığı birçok çalışmada farklı açılardan defalarca anlatıldı. Bu, temelde yine bir motor-yakıt mantığına dayanır. Kötü beslenme alışkanlıkları metabolik esnekliğimizi bozduğundan belli bir yaştan sonra ne kadar dikkat etsek de kilo almaya daha meyilli oluruz ve bu genellikle bel ve iç organlar etrafında yağlanma şeklinde kendini gösterir.

Benim görüşüme göre, bel çevresindeki kalınlık, kapıdan girdiğiniz anda hücresel yaşınızı anlamamı sağlayacak bir ipucudur.

İnflamasyonla mücadelede temel kural, ideal kiloya ulaşmaya çalışmaktır. Özellikle bel bölgesi ve iç organ yağlanması inflamatuar sitokinlerin salınmasına yol açar. Bel bölgesi yağları kendi başlarına doğrudan inflamasyon kaynağıdır. Öyle ki ideal kiloda bir kişide bile bel bölgesinde yağlanma varsa inflamasyondan söz edebiliriz. Bu durumda metabolik esneklik azalmış ve vücut şeker ve yağları işlerken sorunlar yaşamaya başlamıştır.

Kitap boyunca nasıl ve ne zaman beslenmemiz gerektiğine vurgu yapacağım. Ancak odağı *Longevity* olan bu kitapta tam da burada şunu belirtmem gerekir: Eğer bir gün tüm bilim insanlarının çabasıyla mucizevi bir yaşlanma önleme ilacı bulunacaksa ipi göğüsleyecek ilaç muhtemelen malum zayıflama iğneleri olacaktır. Elbette bu iğneleri övmüyorum. Burada zayıflama iğnelerinin sadece gereksiz kiloları kaybetmekle kalmayıp aynı zamanda iç organ yağlanmasını azaltarak ömrü uzatabileceğini anlamak önemlidir. Bu nedenle üretici firmalar bu iğneleri birer uzun yaşam hapı hâline getirmeyi planlıyor.

Elbette uzun ve sağlıklı bir yaşam için yapılması gereken birçok şey var. Bunları tek tek anlatacağım ancak burada vurgulamak istediğim nokta, yeme-içme alışkanlıklarının ve kilo kontrolünün listenin başında yer aldığıdır. Metformin ve zayıflama iğneleri gibi ilaçların sadece kilo vermek ya da diyabeti düzeltmek amacıyla değil, aynı zamanda ömrü uzatmaya yönelik kullanıldığını keşfetmek şaşırtıcı değildir. Bu nedenle, bu ilaçlara özenmek yerine, onların düzeltebileceği konuyu (ideal kiloya ulaşma) doğru şekilde kavramak önemlidir.

Yaşlanma belirteçleri olan bu on dört maddenin tamamı, özellikle de inflamasyonu azaltmak için elimizdeki en büyük gücün ideal kiloda olmak olduğunu anlamalıyız. Karaciğer yağlanması, yüksek HbA1C gibi sorunlarla uğraşırken Longevity alanında başka çözümlere yönelmek bir tür safdillik olur.

BESLENME VE LONGEVITY

Beslenme konusunun yaşlanmayı yavaşlatmakta elimizdeki büyük güç olduğunu her yerde pek çok kez dile getirdim. Elinizdeki kitapta da ara ara uzun bir yaşam için nasıl besleneceğimizi yazdım ancak konu Longevity olunca beslenmeyi tek bir başlık altında toparlamak, özetlemek gerekir. Burada sizlere aralarında küçük nüanslar olan beslenme modellerinden bahsedeceğim. Hangisinin ömrü daha çok uzattığını birlikte inceleyeceğiz.

Ömür uzatan ilk çalışma, kalori kısıtlaması üzerine yapılan çalışmaydı. Basitçe, tüm gün yediklerini azaltanlar uzun yaşam süresine sahip oluyordu. Beslenme ile yaşamın uzunluğu konusu ilk kez bu yaklaşımla birbirine bağlandı. Gelin biz de Longevity nezdinde beslenmenin ne anlama geldiği meselesine buradan başlayalım.

Kalori Kısıtlaması ve Longevity

Sofradan Doymadan Kalk, Uzun Yaşa. Şüphesiz bu konuda seneler içinde bilimsel olarak ikna olmamızı engelleyecek herhangi bir soru işareti kalmadı. Nitekim sofradan doymadan kalkma meselesi, dinî yaklaşımlardan uzun yaşam süreleriyle bilinen toplumların alışkanlıklarına kadar pek çok yerde rastlanılan, sağlıklı bir yaşam için önerilen yaygın bir uygulamadır.

Kalori kısıtlamasının ömrü uzattığı savı öncelikle hayvanlar üzerinde yapılan çalışmalara dayanarak ortaya atıldı. Bu araştırmalarda çeşitli hayvan türlerinde kalori kısıtlamasının ömür uzattığı gözlemlendi. Bu türler arasında maymunlar, fareler, sıçanlar, meyve sinekleri ve hatta mayalar bulunuyordu. Örneğin 1935 yılında yapılan bir çalışmada, ciddi bir diyete tabi tutulan sıçanların %33'e varan oranlarda daha uzun yaşadığı görüldü. Son birkaç on yılda yapılan benzer deneylerde, farklı türlerde ömrün %50 ila %300 arasında uzadığı gözlemlendi. Özellikle Rhesus maymunları (Hint şebeği) üzerinde yapılan araştırmalar insanlar için daha fazla ilgi çekici oldu. Wisconsin Ulusal Primat Araştırma Merkezi'nde yapılan yirmi yıllık bir çalışma, temel beslenmenin %30 oranında kısıtlanmasının maymunların yaşlanma sürecini yavaşlattığını ortaya koydu. Bu çalışmada, kalori kısıtlaması uygulanan maymunlarda, yaşa bağlı hastalıkların ortaya çıkışında ve ölümde gecikmeler gözlemlendi. Kontrol grubundaki maymunlara kıyasla, kalori kısıtlaması uygulanan maymunlar biyolojik olarak daha genç görünüyordu ve daha düşük vücut ve yağ kütlesine sahipti.

Yale Üniversitesi'nde gerçekleştirilen bir çalışma da insanlarda ılımlı kalori kısıtlamasının sağlık üzerindeki etkisini doğruladı. Yaşlanma biyolojisi üzerine yapılan CALERIE (*Comprehensive Assessment of Long-term Effects of Reducing Intake of Energy*-Enerji Alımının Azaltılmasının Uzun Süreli Etkilerinin Kapsamlı Değerlendirmesi) adlı önemli klinik çalışma, Amerikan Ulusal Yaşlanma Enstitüsü tarafından finanse edildi. Bu çalışmada, katılımcıların bir kısmının kalori alımı %14 azaltıldı ve iki yıl boyunca sağlık etkileri analiz edildi. Çalışma, iki yıl süren %25'lik sürdürülebilir kalori kısıtlamasının metabolizma hızını ve çekirdek vücut sıcaklığını azaltıp azaltmadığını test etmişti.

Az Yemek Hakikaten de Ömrü Uzatır mı?

Az yemek yemenin ömrü nasıl uzattığına dair pek çok farklı bilimsel açıklama var. Bazıları şöyle:

Metabolik Hızın Azalması: Kalori alımının azaltılması vücudun genel metabolik hızını düşürür. Daha düşük bir metabolik hız, hücresel düzeyde daha az serbest radikal üretilmesi anlamına gelir. Burada anlatılmak istenen, bir makineye az yakıt koyup enerji üretim çarkını yavaş çalıştırmaktır. Yiyeceklerden elde ettiğimiz ATP %100 verimli bir enerji üretimi sağlamaz. Her üretimde yaklaşık %0.4'lük bir üretim artığı meydana gelir. Söz konusu %0.4'lük oran bebekler için bile geçerlidir. Ancak yaş ilerledikçe üretim artığı miktarı artar. Çünkü zaten %100 verimli çalışamayan enerji sistemi giderek daha az verimli hâle gelir. Kalori kısıtlaması bu noktada, "Gireni azaltırsan çıkan da azalır," mantığına dayanır. Verimin düştüğü enerji üretim hattında, yakıt azaltıldığında serbest radikal üretimi de azalır.

Hücresel Stres Yanıtlarının Aktivasyonu: Kalori kısıtlaması hücrelerin stres yanıtlarını tetikleyerek savunma mekanizmalarını güçlendirir. Bu, insanlık tarihinde her zaman yiyecek bolluğunda yaşamadığımız gerçeğinden kaynaklanır. Ne demiştik; genlerimizde yiyeceğin kıt olduğu zamanlara dayanmayı sağlayan düzenlemeler bulunur. Dolayısıyla yemek kıtlığını taklit eden "az yeme" stratejisiyle bu genetik gücümüzü harekete geçirmeliyiz. Özellikle açlıkta ve düşük kalorili diyetlerde aktive olan Sirtuinlerin yaşam süresini uzattığına değinmiştik. Benzer şekilde ömür uzatan bir molekül olan AMPK'den de bahsetmiştim. Tekrarlayalım: ATP, adenozin trifosfat (üç), üç yüksek enerji taşıyan fosfat grubunu içerirken AMP, adenozin monofosfat (bir), azalmış enerjiyi temsil eder; yani "pilin boşalmakta olduğu" anlamına gelir.

İnsülin ve IGF-1 Sinyallemesinde Azalma: Kalori kısıtlaması insülin ve İnsülin-Benzeri Büyüme Faktörü 1 (IGF-1) hormonlarının seviyelerinde azalmaya yol açar. Bu hormonların düşük seviyeleri yaşlanma sürecini yavaşlatabilir.

Otofaji ve Hücre Yenilenmesinin Artması: Kalori kısıtlaması otofajiyi artırır. Otofaji, hücrelerin kendi zarar görmüş bileşenlerini ve organellerini parçalayarak yenilenmesini sağlayan bir süreçtir demiştik. Bu süreç, hücrelerin daha sağlıklı ve işlevsel kalmasına yardımcı olur. Otofaji, yiyecek az olduğunda hücrelerin kendi kötü artıklarını tüketme mantığına dayanır.

Gen Ekspresyonunda Değişiklikler: Kalori kısıtlaması, gen ekspresyonunda değişikliklere yol açar. Bu durum, yaşlanma sürecini etkileyen genlerin ifadesini değiştirerek yaşlanmayı yavaşlatabilir.

Beslenmede Sadece Karbonhidratları mı Azaltmak Gerekir?

Çoğu zaman, "Kaloriyi azaltalım, az yiyelim," denildiğinde ilk akla gelen şey beslenme rutininden karbonhidratları çıkarmaktır. Bu bir noktaya kadar doğrudur. Ancak proteinlerin -kilo yapmadıkları inancıyla- kısıtlanması pek akla gelmez. Oysaki proteinler vücuda "büyüme" sinyali verir. Bu sinyal, m-TOR yoluyla gösterilen bir yolak üzerinden iletilir.

Yaşlanma sürecini hızlandıran m-TOR'dan bahsetmiştim. Tekrar hatırlayalım. m-TOR aktivasyonu amino asit seviyelerine bağlı olarak gerçekleşir. Yüksek amino asit seviyeleri m-TOR aktivasyonunu teşvik ederken düşük seviyeler inhibe eder. m-TOR'un aktivasyonu aynı zamanda otofajiyi baskılar. Otofaji aktive olmazsa eski hücre artıklarımızdan kurtulamayız.

m-TOR yolağının aşırı aktivasyonu bazı sağlık sorunlarına yol açabilir, özellikle kanser ve metabolik hastalıklarla bağlantılı olduğu bilinir. Bu nedenle m-TOR ve beslenme arasındaki ilişki modern biyomedikal araştırmaların önemli bir odak noktasıdır.

Şimdi ise popüler Longevity beslenme uygulamalarından bir diğerine, aralıklı açlık konusuna gelelim.

Aralıklı Açlık ve Longevity

Konuya girmeden önce hikâyenin geçmişini kısaca özetleyelim.

Biraz önce değindiğim, az yiyip ömrün uzaması uygulaması olayın başlangıcıydı. Buna, "kalori kısıtlı diyet" manasına gelen *calorie restricted diet* denildi. Bu uygulamada toplamda az yiyordunuz ama tüm gün neyi ne zaman yediğinize karışmıyorlardı. Ardından ise, "Az yiyelim ama sık sık yiyelim," yaklaşımı geldi. "Az ama sık sık ye," önerisi uzun zaman moda oldu. Ancak bir süre sonra "az ve sık yemek" ile "yemeğe keskin uzun aralar vermek" uygulaması birbiriyle kıyaslanmaya başladı. Kazanan, yemek yemeye ara vermek oldu. Buna da "aralıklı açlık" manasına gelen *Intermittent Fasting* denildi. Sık sık yemek yaklaşımı bitti, ara vermek başladı.

Aralıklı Açlık, Peki Ama Kaç Saat Ara Verilmeli?

Aralıklı açlık uygulamasının ilk günlerine dönersek ilk etapta önerilen açlık süresi on iki saatti. Sonra bu süre uzatıldı ve daha iyi sonuçlar alındı. Süre artık on altı saate çıkmıştı, yani on altı saat boyunca aç kalmak ve sekiz saatlik bir sürede yemek yemek gerekiyordu. Ancak bu aralığın günün hangi saatlerinde olması gerektiği bu yaklaşımda da vurgulanmamıştı. İnsanların kolayına geldiği için çoğu kişi bu aralıklı açlığı gündüze denk getiriyordu. Akşam yemeğini istedikleri saatte yiyip, o saate on altı saatlik bir açlık süresi ekleyerek aralıklı açlık yapıyorlardı. Bu da çoğunlukla kahvaltıyı atlamaktan ibaret bir uygulamaydı. Zaten gece saat 21.00'de yemek yenilirse kim hemen acıkır ki?

Sabahı atlamak, ilk başta sanki işe yarar görünür. Çok yiyen biri hiç değilse sabahki kaloriden kurtulmuştur. Ancak bunun biyokimyasal olarak çok az menfaati vardır. Kısa sürede etkisiz hâle gelir. İçinizden bazıları, yurt dışında bazı ünlü doktorların sadece geceden geceye yiyerek aralıklı açlık uyguladıklarını savunduklarını hatırlayabilir. Ancak bu uygulamanın bilimsel olarak yetersiz ve hatalı olduğuna onlar da çıkan yayınlarla ikna olup söylem ve uygulamalarını değiştirdiler. Kahvaltıyı atlamak marifet değil, asıl marifet akşam yemeğini olabilen en erken saatte kesmektir.

Dolayısıyla aralıklı açlığı kahvaltıyı atlayarak uyguladığını sanan kişiler ve saat konusunu göz ardı eden hekimler tekrar düşünmeye, bilim insanları aralığın ne zaman verilmesi gerektiğini incelemeye başladı. Tüm bu açıklara rağmen göbeklerini eritmekte zorlanan ve üstüne gün boyunca hâlsiz hisseden insanlar aralıklı açlığın yapıldığı saatlerin öneminin olup olmadığını sorgulamaya başlayınca devreye yeni bir perspektif girdi.

Bu sefer "zaman kısıtlı beslenme" anlamına gelen *time restricted diet* olarak adlandırılan bir uygulama geliştirildi. Bu uygulamada, gün içinde belirli zaman pencereleri seçildi. *Early time restricted diet* uygulamasında günün erken saatlerinde yeme penceresi oluşturuldu; örneğin sabah 08.00 ile öğleden sonra 15.00 arası gibi. *Late time restricted diet* ise yeme penceresinin öğlen 13.00'te başlayıp akşam 20.00'ye kadar olduğu zaman aralığını kapsıyordu. Bu şekilde iki grup oluşturuldu ve her iki gruba aynı yiyecekler verildi. Burada yapılmak istenen, aralıklı açlığın farklı saatlerde yeme ve farklı saatlerde açlık süresini kapsamasının bir fark yaratıp yaratmadığını anlamaktı. Sonuçlar, çalışmayı yapanları da şaşırttı. Erkenci *"early"* grubu her açıdan çok daha iyi sonuçlar elde etmişti.

Sirkadiyen Aralıklı Açlık ve Longevity

Burada Ağustos 2023'te yayımlanan ve Amerikan televizyonlarında büyük yankı uyandıran bir araştırmadan bahsedeceğim. Bu çalışma, Ağustos 2018 ile Nisan 2020 arasında yapılmış; yani oldukça uzun bir zaman diliminden bahsediyoruz. Amacı, yemeğin içeriği ve kalorisi değişmeden, günün farklı saatlerinde tüketilmesinin etkisini ölçmekti.

Çalışmada, yaşları yirmi beş ila yetmiş beş arasındaki aşırı kilolu doksan kişi incelenmiş. Bu kişiler iki gruba ayrılmış ve aynı yemekleri farklı saatlerde tüketmişler. İlk grup sabah 07.00 ile öğlen 15.00 arası, ikinci grup ise öğlen 13.00 ile akşam 21.00 arası yemek yemiş.

Elde edilen verilere göre; günün erken saatlerinde yemek yiyenler, geç saatlerde yemek yiyenlere göre daha fazla kilo vermişler. Ancak sadece kilo kaybı değil, diğer metabolik etkiler de gözlenmiş. Erken saatlerde yemek yiyen grupta tansiyon, trigliserid seviyeleri, kan yağları daha düşük bulunmuş. Ayrıca erken saatte yemek yiyen kişilerin yorgunluklarının azaldığı, enerjik hissettikleri ve depresyon değerlerinin düştüğü tespit edilmiş. Çalışmada; erken saatlerde yemek yemenin ucuz ve etkili bir kilo verme stratejisi olduğu, bu yaklaşımla kardiyovasküler hastalıklar, diyabet ve metabolik sendrom gibi çağımızın yaygın hastalıklarının azaltılabileceği sonucuna varılmış. Ayrıca günün erken saatlerinde yemek yeme alışkanlığının sürdürülebilirliği de incelenmiş, katılımcıların yüzde 41'inin bu alışkanlığı hayatlarında devam ettirmeye karar verdiği görülmüş.

Yemeğin bütün güne yayılmaması, belli bir aralık içinde yenmesi gerektiği konusu zaten inceleniyordu. Araştırmada, aynı süre boyunca aç kalınması, aynı menünün tüketilmesi ve aynı kalorilerin alınması durumunda erken saatlerde beslenen grupta çok daha hızlı ve etkili sonuçlar elde edildiği görülüyor. Bu bulgu sayesinde bizler de, "Son öğün erken mi yenmeli, geç mi?" sorusunun ne kadar önemli olduğunu bir kez daha görüyoruz.

Evrimsel gelişimimizde, "Güneş ışığı varsa yemek bulunur," mantığı olduğundan gündüz açlığı hücreler üzerinde stres yaratır. Bu sebeple sirkadiyen ritme uygun olarak günün erken saatlerinde yemek yiyip 17.00'de yemeyi keserek ve gece 23.00'te karanlıkta uyuyarak sabah uyandığımızda tartıda bir gece öncekinden 300 ile 500 gram daha düşük çıkabileceğimizi görürüz.

Bu uygulamanın menfaat listesi uzun... Aralıklı açlık meselesinden sonra gelin şimdi popüler Longevity beslenme uygulamalarından bir diğerine, OMAD (*One Meal a Day* "Günde Bir Öğün") uygulamasının detaylarına bakalım.

Günde Bir Öğün Beslenmek

Twitter'ın CEO'su Jack Dorsey'in günde tek öğün beslendiğini açıklamasıyla OMAD diyeti olarak yeni bir kavram hayatımıza girdi. OMAD: *One Meal a Day*, yani günde tek öğün yemek yemek anlamına gelen bu uygulama, bu sefer de söz konusu tek öğünün hangi saatte olacağı üzerine tartışmalara yol açtı. Bazıları en doğru saat olarak "gün ışığının en yüksek olduğu" öğlen saatini önerdi.

OMAD beslenme şekli en ideal beslenme şekli olmayabilir ancak diyet veya sağlıklı yemek kavramından sıkılanlar ve hızlıca kilo vermek isteyenler için iyi bir geçiş dönemi beslenme şekli olabilir.

Peki, OMAD nasıl yapılır?

1. Tek öğün için günün en aktif olduğunuz saatini, bana göre öğlen saatini seçmelisiniz.
2. Öğlen saatinde verilen bir saatlik yemek arası dışında, günün geri kalan yirmi üç saatinde hiçbir şey yememelisiniz.
3. Bu tek saate kısıtlanmış yeme şekline *time restricted diet*, yani "zaman kısıtlı beslenme" de diyebiliriz. Bu kısıtla tüm yeme zamanı o bir saate sınırlı olmalı.
4. OMAD'ı cazip kılan şey, kalori hesabı yapmadan "istediğinizden" "istediğiniz kadar" yiyebilecek olmanızdır. Ancak bu tek öğünde bonkör olmanın bir bedeli olarak geri kalan yirmi üç saatte hiçbir şey yemeyeceksiniz.

OMAD'ın erkeklere daha uygun olduğu söylenebilir; çünkü sağlıklı beslenme alışkanlıklarını sürdürmek ve sağlıksız olanlardan kaçınmak, yemek miktarını azaltmak onlara zor gelir. Dolayısıyla tek bir öğünde abartıp daha sonra aç kalabilirler. Aralıklı beslenme de benzer bir mantıkla uygulanabilir.

Ancak özellikle henüz doğurganlık çağındaki kadınların OMAD yapmalarını tavsiye etmiyoruz. Çünkü bu kadar uzun süreli açlık menstrüel periyotlarının düzensizleşmesine sebep olabilir. Kadınlar için bana göre ideal olanı, gün içinde iki veya üç öğün beslenmek ancak son öğünü saat 17.00'de bitirmektir. Kadınlar şayet isterlerse haftada bir veya iki gün OMAD uygulayabilirler.

İşin özü, gece açlığıdır ve bu zaten sürdürülebilir bir uygulamadır. Gece açlığı ve gençlik arasında sıkı bir ilişki vardır.

Gece Açlığı ve Longevity

Burada sizlere gece aç kalmanın uzun yaşama faydalarını on maddeyle sıralayacağım.

Büyüme hormonu artar: Gece boyu melatonin hormonu dışında birçok başka hormon da salgılanır. Gece uykuda salınan büyüme hormonu bunların başındadır. Bu hormon anabolik bir yapıya sahiptir ve kasların korunması için gereklidir. Dolayısıyla gece açlığı sırasında vücut yağları yakılırken aynı zamanda büyüme hormonunun salınımıyla kasların güçlenmesi de sağlanır.

Gece açlığı beyni korur: Gece açlığı beyin fonksiyonlarının korunmasını ve yenilenmesini sağlar. Beyin, vücudun büyük bir kısmını kullandığı için gece açlığı sırasında enerji girişi olmaması enerji üretiminin bir sonucu olan serbest radikallerin azalmasına neden olur. Beyin, serbest radikal hasarına en duyarlı organdır; çünkü beynin bol miktarda yağ içeren hücre zarları serbest radikallerin saldırmak için en sevdikleri yerdir. Bu nedenle gece açlığı şüphesiz sağlıklı bir beyin için önemlidir.

Son yıllarda buna eklenen yeni bir bilgi de gece açlığı durumunda beyni koruyan BDNF adlı maddenin arttığıdır. Araştırmalarda, sürekli olarak yem verilen farelerle gece aç kalan fareler arasında yapılan karşılaştırmalarda, gece aç kalan farelerin zekâ ve öğrenme hızlarının diğerlerine göre çok daha yüksek olduğu fark edilmiştir. Bu bulgular, egzersizin beyinde yarattığı faydaya benzer bir etkinin gece açlığıyla da sağlanabileceğini öne sürer.

Bağışıklık sistemi güçlenir: Gece açlığı bağışıklık sisteminin düzenlenmesine katkı sağlar. Bağışıklık sisteminde önemli rol oynayan T hücrelerinin açlık sırasında geceleri yeniden programlandığı gözlemlenmiştir. İyi çalışan T hücrelerine sahip olmak otoimmün hastalıkların önlenmesi açısından son derece önemlidir. Otoimmün reaksiyonlar gece açlığı ve kaliteli bir uykuyla azalabilir. Ayrıca eski "tükenmiş/*exhausted*" T hücreleri yerine açlık sırasında yeni T hücrelerinin geldiği görülmüştür. Bazı açlık çalışmaları, istenmeyen otoimmün saldırıları gösteren kan değerlerinin açlıkta azaldığını ortaya koyar.

İskemi sonrası iyileşmeyi hızlandırır: Çalışmalar inme sonrası iyileşmenin gece açlığı ile hızlandığını göstermiştir.

Kemoterapi ilaçlarının etkisini artırır: Kanserde tümör hücrelerinin kemoterapi ilaçlarına karşı direncinin gece açlığıyla azaldığı görülmüştür. Bu nedenle bazı kemoterapi uygulamalarından önce kanser hastalarına bir veya iki günlük açlık önerilir. Ancak sağlıklı hücreler bu ilaçlardan kendilerini daha kolay koruyabilir. Yine fareler üzerinde yapılan araştırmalarda, açlığın cilt kanseri ve meme kanserinin ilerlemesini yavaşlattığı görülmüştür.

Cildi nemlendirir: Gece açlığında vücudumuz istenilmeyen yağları yakarken bizler aynı zamanda yağ yakmanın sağladığı cilt nemlendirmesi bonusundan da faydalanırız. Yağ yakma işlemi vücudu nemlendirir. Açlık durumunda gerçekleşen yağ yakımı süreci beta oksidasyon adı verilen bir süreçtir ve son ürün olarak yüksek enerji üretiminin yanı sıra önemli miktarda su da oluşturur. Yağ yakımı sırasında hücre içinde artan su, içtiğimiz sudan daha farklı ve özel bir sudur.

İnsülin rezistansını azaltır: Açlık sinyali genellikle karaciğerde başlar. Karaciğer bu sinyalleri göndererek ve genetik değişimlerle bu bilgiyi tüm vücuda yayar. Gece açlığında insülinin hücreler üzerindeki etkisi artar. Bu durumda insülin direnci azalır, kan şekeri düşer.

İç organ yağlanması azaltır: Uyurken özellikle iç organlar etrafındaki yağlar enerjiye dönüştürülür, bel-kalça oranımız azalarak uyanırız.

Kalp hastalıklarının oluşumunu azaltır: Açlık durumunda kan yağları, yani trigliseridler, enerji için kullanılır. Gece açlığı ile kolesterol seviyeleri düşer ve trigliserid miktarı azalır. Nitekim hayvan deneylerinde tansiyonun da gece açlığı ile azaldığı görülmüştür.

Ömrü uzatır: Doğada az yemenin ve gece açlığının karşılığı vardır. Uzun yaşayan hayvanlara baktığımızda metabolizmalarının yavaşladığını ve genellikle otçul beslendiklerini görürüz. Bünyeleri az miktarda serbest radikal üretir.

Doğada açlığın faydalarına örnek vermek için kış uykusunu da hatırlayabiliriz. Kış uykusuna yatan hayvanlar, aç ve uykuda oldukları süre boyunca sadece vücutlarında depolanan yağları enerji kaynağı olarak kullanır. Hiç yemek yemedikleri bu dönemi oldukça sağlıklı şekilde atlatırlar. Kış uykusunun benzeri her gece aç ve uykuda olduğumuz zamandır. Çok sayıda araştırma, gece açlığı ve kaliteli bir uykuyla, eski hücrelerimizden otofaji yoluyla kurtulup yenilenerek uyandığımızı gösterir. Uzun yaşamın sırlarından biri olarak gösterilen otofaji en iyi gece açken ve uykuda olduğumuz zaman gerçekleşir.

Gece açlığı leptin rezistansını azaltır: Gece açlığı konusuna eğilmişken burada leptin meselesini de eklemeden geçmek olmaz. Leptin tıpkı insülin gibi önemli bir hormondur ancak bazen baş belası olabilir ve onunla başa çıkmanın yolu da genellikle gece açlığından geçer. Yağ dokusundan salgılanan leptin, tokluk hormonudur. Eğer leptin etkili şekilde salgılanıyorsa bizler tok hissederiz. Yemekten sonra salgılanan leptin beyne tok olduğumuz mesajını iletir. Leptinin karşı kutbu olan grelin ise açlık hormonudur. Mide boşaldığında grelin seviyeleri artar, bu da açlık hissine yol açar. Mide dolu olduğunda ise grelin susar. Leptin seviyelerinin yeterli ve etkili olduğu durumlarda yemek isteğimiz azalır, doygunluk hissi artar.

Leptin yağ dokusundan salınır ve tokluk hissi verir dedik ancak kilolu kişilerde o kadar yağ dokusu bulunmasına rağmen neden tok hissetmekte zorlanırlar? Cevap, tıpkı insülin rezistansında olduğu gibi, leptin rezistansında gizlidir. Hücreler, leptine duyarsızlaşır. Diğer bir deyişle, hücreler leptine karşı dirençli hâle gelir.

Gece açlığıyla ilişkisine geçersek leptin genellikle en çok gece 02.00-04.00 arasında salgılanır. Bu saatler uykunun en derin olduğu, büyüme hormonunun salgılandığı ve yeterince açlık olduğu için insülinin düşük seviyelerde bulunduğu saatlerdir. Akşam açlığı ile sirkadiyen ritme uygun saat olan 23.00 öncesinde uykuya dalındığında vücut yağ yakımına başlar. Bu yağ yakımı özellikle istenmeyen organ etrafındaki yağlar başta olmak üzere depo yağların yakımıdır. Yakılan yağlar leptin seviyelerini yükseltir. İşte her gece bu süreç gerçekleştiğinde leptin duyarsızlığı azalacaktır. Aynı şekilde, insülin duyarsızlığı da... Ayrıca sabah kahvaltıya uyandığımızda gece boyunca yağ yakımı modunda olan bir bünyeyle uyanmak da işin bonusudur.

* * *

Görüldüğü üzere, tüm yaklaşımların özü yemeğe ara vermekten geçer. Peki, yemeğe neden "ara" vermeliyiz?

Cevap, yine metabolik enerji sensörlerimizdedir: AMPK ve m-TOR. Bunlardan biri sağlığa, öbürü hastalığa açılan kapılardır. m-TOR ve AMPK meselesine daha önce detaylı olarak değindiğim için burada sadece aralıklı açlık ve sık beslenme ile ilişkileri üzerine eğileceğim.

Siyah Şapkalı Kötü Adam: m-TOR

m-TOR bir hücrenin gidebileceği iki yoldan kötü olanıdır. m-TOR yolunun aktive olmasında ilk şart aralıksız yemektir. Bu yolu aktive edenler;

1. Ortalıkta fazladan enerji olması. Enerjinin hücremizdeki birimi ATP çoksa m-TOR yolu aktive olur.
2. Glikoz seviyesi kanda yüksekse aktive olur.
3. Fazla protein alımı bu yolu aktive eder.
4. Egzersiz yoksa m-TOR aktive olur. Yani enerjiyi harcamamışsak...
5. Sürekli ara vermeden yersek de m-TOR devamlı aktif kalır (az miktarda da olsa sık sık yemek).

Aktif m-TOR Bize Neler Sağlar?

- İnsülini artırdığı gibi, insülin duyarsızlığını da artırır.
- Yağ yakımını azaltır.
- Hücre büyümesini artırır.
- Tümörleşmeyi artırır.
- Kolesterolü artırır.
- Trigliseridleri, kan yağlarını artırır.
- İnflamasyonu artırır.
- Serbest radikalleri artırır.
- Bağışıklığı azaltır.
- Uzun yaşam genlerini susturur.
- Vücudun otofajiyle eski hücrelerden kurtulmasını engeller.
- Karaciğeri yağlandırır.
- Kilo aldırır.
- Kanser, diyabet, kalp hastalıkları, demans gibi tüm hastalıkların altından çıkar.

Görüldüğü üzere m-TOR yolu ya da metabolizmanın m-TOR düğmesi diyelim, gerçekten siyah şapkalı kötü adamdır. Ve onu aktive eden ilk şey **sürekli aralıksız** yemektir. m-TOR'un düşmanı ve onu durdurabilen en etkili şey ise AMPK yoludur.

Beyaz Şapkalı İyi Adam: AMPK

Metabolik yollardan ikincisi, m-TOR'un tam tersi olan AMPK yoludur. Bizim yolumuz da bu yol olmalıdır.

AMPK yolu için gerekenler; açlık (yeterince açlık) ve egzersizdir. Peki, bu yol aktive olduğunda neler olur?

1. Kan şekeri düşer.

2. İnsülin düşer.

3. Yağ yakımı artar.

4. Yağ depolama azalır.

5. Trigliserid düşer.

6. Kolesterol düşer.

7. Serbest radikaller azalır.

8. İnflamasyonu azaltır.

9. Bağışıklığı artırır.

10. Uzun yaşam genlerini aktive eder (SIRT ve FOXO genleri).

11. Otofajiyi artırır, eski hücrelerden kurtulmayı sağlar.

12. Hücre büyümesini de tümör hücre büyümesini de azaltır.

13. Hücrelerin az insülinle çalışmasını sağlar, insülin rezistansını azaltır.

14. Kilo verdirir.

15. Diyabet, kalp hastalıkları, demans gibi tüm hastalıklar için olumlu etki yapar. Metformin grubu diyabet ilaçlarının etkisi AMPK'yi artırmak üzerinedir.

Unutmayın; bizler sürekli yemek için yaratılmadık. Sürekli yiyecek bulacağımız bugünlerin geleceğini metabolik sensörlerimiz bilmiyordu. Bu sebeple beslenme aralıklarımıza dikkat etmeli ve "modern" dünyanın avantaj görünen dezavantajlarını sağlığımız için yeniden düşünmeliyiz.

Beslenme ve Longevity ilişkisi üzerine konuşurken, sık ve bol kepçeden beslenmenin ötesinde, "modern" dünyanın bize kazandırdığı ve kilo almamızı destekleyen yeni alışkanlıklardan birine daha burada değinmeden geçemeyeceğim.

Modern Çağ İnsanının Yeni Kilo Alma Sebebi; Mavi Işık

Amerikalıların sık kullandığı bir ifade olan *couch potato*, yani kanepe patatesi; hareket etmeyen, kanepeden kalkmayan kilolu insanları tanımlar. Elbette kımıldamadan kanepede oturup gece boyunca atıştırmanın kilo aldıracağı hiçbirimize sürpriz olmayacak. Bu bilmediğimiz bir şey değil. Ancak hiçbir şey yemeden bütün gece boyunca o kanepede TV izlemek de kilo alma sebebidir. Üstelik bu pek çoğunuzun aklına gelebileceği gibi sadece hareketsizlikten değil, yanlış ışıktan kaynaklanır. Aslında "gözünüzden" kilo alırsınız. Üstelik sadece TV'nin değil; cep telefonunun, bilgisayarın ve hatta evdeki ışıkların etkisi de böyledir.

İşte yanlış ışık, çağımızın yeni kilo alma sebebidir.

Ben burada gece boyunca suni ışığa maruz kalmaya kısaca LAN diyeceğim (*Artificial Light at Night*).

Endokrin bozucular (*endocrine distruptors*) dediğimizde akla ilk olarak genellikle kimyasallar gelir. Ancak ben yeni bir endokrin bozucu maddenin LAN olduğunu söylemeliyim. Evet, LAN bir endokrin bozucudur. Peki, LAN nasıl olup da endokrin sistemi ya da metabolizmamızı bozar sorusunu yanıtlamadan önce size yaklaşık 44.000 kişi üzerinde yapılmış bir çalışmadan bahsetmek istiyorum.

Söz konusu çalışmanın adı Sister Study. Bu çalışma, 35-74 yaş arası kadınlar üzerinde gerçekleştirildi. Tüm diğer şartlar eşitlenerek, katılımcılar gece suni ışığa maruz bırakıldı. Çalışma, gece LAN'a maruz kalan katılımcıların ortalama beş kilo aldığını gösterdi. Ayrıca bu kişilerin kilolu olma eğilimleri %17 oranında artmıştı. Âdeta yağ yakma metabolizmaları %17 azalmış gibi... Başka bir çalışmada ise, bir yıllık süreçte, LAN etkisi altında kalan erkeklerde ortalama 3.8 cm, kadınlarda ise ortalama 2.5 cm bel genişlemesi gözlemlendi.

İnanılır gibi değil. Peki, nasıl oluyor da "gözümüzden" kilo alabiliyoruz? Cevabı; sirkadiyen ritim bozulmasıdır.

Doğal iç saat ayarımızı belirleyen şey, göze direkt ulaşan gün ışığıdır. Gözden giren ışığın dalga boyuna ait bilgi SCN, yani suprakiazmatik nukleus adıyla bilinen bölgeye ulaşır. Bu bölge bizim ana iç saat merkezimizdir. Vücuttaki tüm sirkadiyen ayarlamalar bu merkezden gelen emirlere göre çalışır. Yani göze hangi ışık gelmişse o bilgi ana saat merkezine gider ve günün saatini vücut böyle belirler.

Ancak konu şu ki ne göz ne de beyin ışığın kaynağı hakkında fikir sahibidir. Diğer bir deyişle; o ışık doğal gün ışığı mı, yoksa LAN dediğimiz elektroniklerin ışığı mı bunu bilemez. Dolayısıyla ne tür bir ışık geliyorsa iç saatini ona göre ayarlar.

Doğal döngümüzde milyonlarca yıldır akşamüstü azalan ışık ve gece ışıksızlık vardı. Sistemin ana ayarı buna göre düzenlenmişti. Mesela karaciğerimiz, böbrek üstü bezimiz, pankreasımız bu döngüye göre çalışır. Karaciğerin hem şeker hem yağ metabolizmasında önemli görevleri olduğunu biliyoruz. Kan şekerini düzenlemede, trigliserid denen kan yağlarını ayarlamada çok önemli görevleri vardır. Yukarıdaki çalışmalarda normal karaciğer fonksiyonunda, gece LAN'a maruz kalınca şöyle bir farklılık tespit edildi: Gece ışık varsa karaciğer kandan şekeri, insülinden bağımsız olarak hızla kendine çekiyor ve ondan hızla trigliserid, yani kan yağları yapıyor. Bu yağları da kendinde depoluyor. Bu yağlanma metabolik sendroma, kalp hastalıklarına, karın bölgesi kalınlaşmasına yol açar. Bu yağlanmanın ilerlemiş hâli olan NASH (*nonalcoholic steatohepatitis*), yani karaciğerin alkolik olmayan yağlanması, günümüz dünyasının çok yaygın ve korkulan bir hastalığıdır. NASH hastalığı için yanlış beslenme, gece yemek, fruktoz şurubu içeren gıdaları çok tüketmek gibi nedenler gösterilir. Ancak yemekten bağımsız olarak, gece maruz kalınan LAN da bunun bir sebebidir.

Karaciğer sirkadiyen saatini şaşırınca, yani gece elektronik cihazlara baktığımızda karaciğerde şöyle farklı bir davranış ortaya çıkar. Karaciğerde, şekerin içeri alınmasını sağlayan özel reseptörler bulunur. Tüm şeker reseptörlerine genel olarak "GLUT" adı verilir ve bunlardan on dört adet vardır. Ancak karaciğerin özellikle gece ışık altında aktive olan şeker reseptörü GLUT2'dir. GLUT2, diğer GLUT'lardan farklı olarak insülinden bağımsız çalışır. Diğer bir deyişle, insülin seviyeniz düşük olsa bile aktiftir. Dolayısıyla burada konumuz, klasik kilo alma durumu olan insülin rezistansı değildir. Gece LAN'a maruz kalan gözlerimiz, karaciğere yanlış sinyal gönderir. Karaciğer bu durumda GLUT2 düğmesine basar ve herhangi bir şey yemeseniz de kanda şeker varmış ve onu içeri çekmek durumundaymış gibi davranır. GLUT2, kanda bulunan/bulunmayan şekerin alınmasından sorumludur. Sonra bu şekerleri harcamak yerine trigliseridlere dönüştürür. Bu yağları da uzak ve ideal olan bölgelere göndereceğine kendinde karaciğer yağlanması olarak biriktirir. Bu durum artarsa yağları karın bölgesinde depolar. Sonuç olarak, gece yemek yemeseniz bile kalınlaşan bir bel, yağlanan bir karaciğerle karşılaşırsınız.

Işığın bu şekilde metabolizmayı etkilemesindeki bir başka sebep, melatonini azaltıp kortizolü artırmasıdır. Gece ışığı kortizolü artırır. "Kortizon kullandım, kilo aldım," cümlesine pek çoğunuz çeşitli yerlerde kulak misafiri olmuşsunuzdur. Stres hormonu olarak adının kötüye çıkması kortizolün kötülüğünden değil, yanlış zamanlarda üretilmesindendir. Normalde kortizol de diğer tüm hormonlarımız gibi sirkadiyen saate göre salgılanır. Doğal olarak pik yapma zamanı sabah güneşin doğduğu erken saatlerken, akşamüstü 18.00 gibi gün ışığı azaldıkça kortizolümüz en alt seviyelere iner. Bunu belirleyen ana etkenin ışık olduğunu bildiğimize göre geceki elektronik ışıklar, karanlığın kraliçesi melatoninin düşmanıyken kortizolün yandaşıdır.

LAN'ı Engelleme Önerileri

1. LAN etkisi en çok kısa dalga boyu olan mavi ışıklarla olur. Mavinin zıddı kırmızıdır. Evdeki aydınlatmaları sarı-turuncu, kırmızı olanlarla değiştirebilirsiniz.
2. LAN, ışığın şiddetinden de etkilenir. Ev ışıklarını DİM'li lambalarla değiştirebilirsiniz.
3. LAN'ın olumsuz etkileri en çok elektroniklerden gelen ışıkla olur. Cep telefonuna, bilgisayara gece filtresini indirmek gerekir.
4. LAN'dan kurtulmanın yolu, ideali saat 18.00 sonrasında olsa da en geç 20.00 sonrası elektroniklere veda etmektir.
5. Geç saatlere kadar oturup LAN'a maruz kalmamak için uyku düzeni çok önemlidir. Bu sebeple sirkadiyen iç saate bağlı kalmak burada da ön plana çıkar. Sirkadiyen iç saati doğru kurmanın en temel yolu ise sabah gün ışığıyla uyanmaktır.

Sabah gün ışığıyla uyanmak, kilo almanızı azaltmaktan depresyonu engellemeye, erken menopoza girmenizi engellemekten PCOS'a kadar say say bitmeyen olumlu etkilere sahiptir. Şüphesiz bu hususlar tıbbi literatürün yeni ve temel konuları olarak karşımıza gün geçtikçe daha çok çıkacaktır.

Dördüncü Bölüm
VÜCUT SİSTEMLERİ VE LONGEVITY

Youth is wasted on the young.
George Bernard Shaw

Yaşlanmanın sebeplerini hücre işleyişi düzeyinde anlamaya çalıştık. Bu bölümde vücut sistemlerinin nasıl ve neden yaşlandığını ve onları genç tutmak için neler yapmamız gerektiğini konuşalım.

SİRKADİYEN SİSTEM VE LONGEVITY

Longevity biliminde konumuz biyolojik zamanı yavaşlatmaktır. Burada biyolojik zamanı ne ölçüyor, biyolojik sayaçları nasıl kontrol edip kandırabiliriz bunu kavramalıyız. İşimiz dış zamandan yavaş giden iç zamansa, konu başlıklarımızın en büyüğü, iç saatleri hızla çalıştıran hatalarımız olmalı.

Öncelikle, sirkadiyen ritim nedir?

On sekizinci yüzyılda gök bilimci Jean-Jacques d'Ortous mimoza çiçeklerini gözlemlerken çiçeklerin gündüzleri yapraklarını güneşe doğru açtıklarını, gece karanlıkta kapattıklarını fark etmişti. Ardından diğer bilim insanları da hayvanların da ışıkla karanlığa farklı tepkiler verdiğini gözlemledi. İşte bu güne ve geceye olan adaptasyon hâline "sirkadiyen ritim" dediler.

Sirkadiyen kelimesinin kökeni Latincedir. Latince *circa*, yani "etrafında" demektir; *diem* ise "gün" anlamına gelir. Biyoritmimiz bir döngü hâlindedir, sabit değildir. Bu döngüyü oluşturan temel olay güneşin varlığıdır. İç biyolojik saatlerimiz gün ve geceyi ışığın dalga boyundan algılar. Vücudumuzdaki tüm hücrelerde biyolojik saat reseptörleri bulunur ve bunların doğru çalışması tüm sağlığımızı etkiler.

Sirkadiyen ritme vücuttaki her şey dâhildir. Hormonlar sirkadiyen salgılanır. Enzimler sirkadiyen aktif olur veya pasifleşir. Metabolik olaylar gün içinde farklı hızlarda olur. Vücut ısısı sirkadiyendir. Yediğini sindirmek sirkadiyendir. Yediğini yakabilmek sirkadiyendir. Eskiyen hücrelerin temizlenmesi sirkadiyendir. DNA tamirinin iyi veya kötü yapılabilmesi sirkadiyendir. Aslında her hücrenin her türlü işlemi sirkadiyendir. Yeme, içme, duygu durumu, mod, hormonlar, ne kadar idrar yapıldığı, hatta fiziksel güç bile bu ritimlere ayarlıdır. Bu nedenle Olimpiyatlarda kırılan rekorların bu ritme paralel zamanlara denk gelmesi şaşırtıcı değildir. İnsanın fiziksel sirkadiyen ritminin doruk yaptığı erken öğleden sonrası saatlerinde kırılan olimpik rekorların sayısı azımsanmayacak derecededir.

Tüm hormonlar sirkadiyendir dedik. Ancak burada sadece insülinin sirkadiyen çalışmasını örnek olarak ele alsak bile, yaptığımız yaşlanma hızlandıran hataların çoğunu anlayabiliriz.

Bizi hızla yaşlandırdığı için ömrümüzü kısaltan hormonlardan biri insülindir. İnsülin direnci yaşlanmanın belki de ilk metabolik göstergesidir. Onu manipüle etmek için insülinin de bir ritmi olduğunu bilmemiz gerekir. Hem insülin hem de insülin hormonunu üreten organımız pankreasın çalışması sirkadiyendir. Yani günün bazı saatlerinde daha çok, bazı saatlerinde daha az çalışır. Mesela günün erken saatlerinde, pankreasın üzerindeki sirkadiyen reseptörler sabah olduğunu bilir ve kan şekeri ayarlamalarını daha iyi yaparlar. Dolayısıyla pankreas sabah şeker-insülin dengesinde daha başarılı ayarlama yapar. Ancak gün ilerledikçe pankreasın biyolojik saati değişir ve akşama doğru kan şekeri düzenleme konusundaki becerikliliği azalır.

Sadece pankreasın çalışması ve insülin salınımıyla bile vardığımız sonuç bellidir; sabah kan şekerini enerjiye çevirmeye yönelik güçlü bir ayarlama becerisi varken öğlen bu ayarlama yeteneği orta dereceye, akşam ise iyice düşük seviyelere iner.

Günün ve gecenin farkını algılayan sirkadiyen reseptörlerin etkisiyle, akşam olunca kan şekerini hücre içine sokarak enerjiye dönüştürmek yerine, yağ olarak depolamaya yönelik bir sistem çalışır. Bu nedenle az miktarda yenilse bile akşam saatlerindeki yemek, özellikle de iç organ yağlanması olarak kiloya dönüşmeye daha yatkındır. Nitekim günlük hayatta da akşam yedikçe kilo aldığımızı gözlemleriz. Bu durumun arkasındaki bilim işte sirkadiyen ritim tıbbıdır.

Sirkadiyen tıp konusunda pek çok laboratuvar çalışması yapıldı. Mesela tüm gün ışık altında bekletilen, geceyi yaşamalarına izin verilmeyen farelerin sirkadiyen ritimlerini kaybettikleri görüldü. Bu durumda fareler hızla kilo aldılar. Ayrıca kanlarına sürekli, tüm gün boyunca aynı hızda glikoz verilen farelerin akşam saatlerinde kan şekerini daha zor dengeledikleri ve Tip 2 diyabete doğru ilerledikleri gözlemlendi.

Özetle; insülin, gündüzleri glikozu enerji için daha başarılı şekilde hücreye sokarken geceleri daha çok yağa çevirir. Şimdi insülin dışında sirkadiyen ritimden etkilenen diğer hormonlar üzerinden devam edelim.

Melatonin ve Kortizol

Geceyi başlatan hormon melatonin, sabah çalar saatimiz olan hormon ise kortizoldür. Diğer bir deyişle, sirkadiyen ritmin gece bölümünü başlatan hormon melatonin, gündüz bölümünü başlatıp sabah bizi uyandıran hormon kortizoldür. Bu iki hormon, insülin ve şekerin davranışlarını etkiler. Melatonin salgılanması pankreasa enerjiye, dolayısıyla insüline gerek olmayacak dinlenme zamanı, yani gece olduğu bilgisini iletir. Çünkü pankreasta melatonin reseptörleri bulunur. Sabaha karşı ise gün ışığının artmasıyla melatonin düşer ve melatoninin zıddı olan kortizol hormonu yükselir.

Kortizol hormonu, genellikle "savaş veya kaç" tepkisiyle ilişkilendirilen bir hormondur. Yani hafif bir stres hormonu artışıyla uyanırız. Milyonlarca yıl boyunca hayatta kalma mekanizmalarımız sabahki koşuşturmaya bizi hazırlamak ister. Bu nedenle güne enerji lazımdır. Kortizol salındığında kan şekeri de artar.

Melatonin ve kortizol birbirine zıt şekilde çalışır. Birinin seviyesi yükseldiğinde diğerinin seviyesi genellikle düşüktür. Tip 2 diyabetlilerde melatoninin düşük, kortizolün yüksek olması bu durumda şaşırtıcı değildir. Obezite durumunda da yine kortizol seviyeleri yüksektir. Kortizolün varlığı kan şekeri düzenlemesini bozabilir. Kortizolün olduğu yerde melatonin azalır. Gece uykusuz kalmak ise kronik stres yaratarak bu dengenin bozulmasına yol açar. Melatonin ve kortizol, temel sirkadiyen iç saat kurucuları olduğundan bu hormonların ideal salınım zamanlarını bozmamak önemlidir. Bu dengenin bozulduğu her durum kilo alma eğilimini artırır.

Melatonin için ideal olan, kan şekerinin düşük olduğu zamanlar, yani açlık hâli ve karanlık ortamdır. Böylece kortizolü alt edebilir. Salınmaya başlandığı saat akşam 21.00 civarıdır, 23.00'e doğru pik yapar, gece boyu sürer. Melatoninin sağlıklı olarak devreye girmesi için salınmasından önce kan şekeri-insülin işlerinin bitmesi gerekir. Bunun için de yemek faslının akşam 21.00'den üç dört saat önce sonlandırılması gerekir.

Gece Kullanılan Elektronikler Hızlı Yaşlanma Sebebi

Gözlerimiz sadece görme işlemi için kullanılmaz, gözde günün zamanını ölçen reseptörler de vardır demiştik. Göz retinası kamera gibidir. Gün ışığı spektrumunu çok hassas şekilde ölçer. Bu "melanopsin" isimli bir fotoreseptördür. Melanopsinin görevi şekil algılamak değil, güneş ışığının renginden dalga boyunu anlayarak günün hangi saatinde olduğumuzu beyindeki asıl zaman ölçer olan merkeze bildirmektir. Beyindeki zaman ölçer merkez SCN, yani suprakiazmatik nükleus hipotalamustadır. SCN bizim biyolojik ana saatimizdir. Biyoritim tutucudur. SCN, beyin ve organlarla ortak çalışır. Gözden aldığı ışıkla, zaman bilgisini ânında tüm organlara iletir. Böylece vücudun iç saatini kurar, organların sirkadiyen ritimlerini düzenler, hormon salınım zamanlarını belirlemekte söz sahibidir.

SCN hipofizden büyüme hormonu, epifizden melatonin, böbrek üstünden kortizol, tiroitten tiroit hormonu, gonadlardan seks hormonları salgılanmasında zaman ayarlayıcıdır. Öyle ki Alzheimer'da dejenere olan SCN sebebiyle hastalar günü, yılı, açlığı, tokluğu bilemez.

SCN'ye ışık bilgisini taşıyan melanopsin, özellikle mavi ışık dalga boyuna hassastır. Melanopsine "fotopigment" diyebiliriz. Bu, görme özürlülerde de biyoritmi ayarlayan, ışığı yakalayan pigmenttir. Görmeye değil, sirkadiyen ritme hizmet eder. Melanopsin uyku saatini ve uyanıklık saatini SCN'ye bildirir, SCN de ânında bu bilgiyi tüm vücutla paylaşır. Cep telefonu, tabletler, bilgisayar ve TV'lerden yayılan ışık 400-500 nm arasındaki mavi ışıktır. Gün ışığı bittiği hâlde bu dalga boyunu algılayan melanopsin, sirkadiyen ritmin gece faslına geçtiğini bilemez, gündüz gibi algılar ve SCN'ye, SCN vasıtasıyla da tüm vücuda gündüz olduğu bilgisi yayılır.

Bu mesele şimdilik büyük bir sağlık sorunu olarak ele alınmasa da, bu durumun bir iki gece olması sorun çıkarmıyor gibi görünse de bir çalışmaya göre insanların günlerinin %87'sini ofis ve ev içinde geçirdikleri tespit edildi. Bu durumda hem lambalar hem de elektronikler sebebiyle sürekli sahte ışık tacizine uğruyoruz. Ofisler neyse ama akşam olduğu hâlde evde elektroniklerimize bakmaya devam edersek sirkadiyen ritim sinyalleri karışır. Mavi ışık, gündüz değil, gece göze geldiğinde vücut için bir stres yapıcıdır. Mavi ışık stres hormonu kortizolü artırır, melatonini azaltır.

Özetle; gece kullandığınız elektronikler gerçek bir yaşlandırıcıdır. Elektroniklerin sorun yaratmalarının en büyük sebebi yaydıkları mavi ışıktır. Mavi ışığın etkisi cildinizi de yaşlandırır. Özetle; cep telefonlarımıza gece boyunca bakmanın bizi daha çok Instagram filtresi kullanmak zorunda bıraktığını henüz fark edemedik.

Malillüminasyon: Çağın Yeni Hastalığı

İstenmeyen ışığa maruz kalmaya veya gün ışığına yeterince maruz kalamamaya "malillüminasyon" diyelim. Mal "kötü" demektir, illüminasyon ise "ışıklanma, aydınlanma" anlamına gelir. Bence bunu da günümüzün yaygın ama farkında olmadığımız bir hastalığı olarak hastalıklar listesine eklemeliyiz. Kötü ışık yüzünden sirkadiyen ritmin hızlanması sebebiyle olması gerekenden hızlı yaşlanırız.

İç saati kuran sistem sirkadiyen ritmimizdir. Örneğin sirkadiyen ritmimiz geceleri yorgun, sabahları enerjik hissetmemize yardımcı olur. Denizaşırı uçmak gibi programınızı değiştirmek zorunda kaldıysanız muhtemelen jetlag yaşadınız. Jetlag iken uyku-yeme-sindirim düzeninizin bozulduğunu bilirsiniz. Jetlag bir hastalık gibi bizi etkiler. Bu tepkiler vücudunuzun normal ritminden çıkan, bozulmuş sirkadiyen saatinden kaynaklanır. Tekrar bulunduğunuz yerin saatine uyum sağlayana kadar kendinize gelemezsiniz.

Jetlag'in yarattığı rahatsızlıklardan iç saat ile dışarıdaki saat arasındaki uyumun sağlık için önemli olduğunu anlayabiliyoruz. Bu uyumun sağlık üzerinde birçok olumlu etkisi olduğuna dair pek çok kanıt da bulunur. Vücudumuzun iç saatiyle kendi programımızı uyumlu hâle getirdiğimizde, ihtiyaç hâlinde hücrelerimizin verimli çalışmasına yardımcı olmak için enerjimizi optimize edebiliriz.

Ne yazık ki yaşlandıkça sirkadiyen saatimizin bazı yönleri zayıflar. Bu durum, yanlış gen ifadesine neden olur; hücrelerin yanlış zamanda veya daha az etkili şekilde görevlerini yerine getirme olasılığını artırır. İç saati düzgün çalışmayan hücreler hastalık riskinin artmasına yol açar. Yani yaşlanmanın ilerlemesi, iç saatin zaten bozulduğu bir ortamda yapılan hatalarla birleştiğinde zamanından önce yaşlanmaya sebep olur. Örneğin düşük uyku kalitesi bilişsel gerilemeyle ilişkilendirilirken yanlış saatlerde beslenme alışkanlıkları ise diyabet ve hipertansiyon riskinin artmasına neden olur.

Şu anda iç saatin bozulmasının neden olduğu hızlı yaşlanmayı tam olarak nasıl yavaşlatacağımızı henüz tam olarak anlayamasak da şunu biliyoruz; sirkadiyen ritmimiz esnektir ve bu konuda hâlâ yapabileceğiniz bazı şeyler vardır.

İç Saatleri Yavaşlatmak İçin Ne Yapabiliriz?

Sabahları doğal ışığı kucaklayın: Güneş ışığına bakmak, beyninize ve vücudunuza aktifleşmeleri için sinyal gönderir.

Sabah erken kalkın: 07.30'dan önce, dışarıdaki gün ışığına kısa bir süre maruz kalmaya çalışın. Bu, sirkadiyen saati kurar. O geceki melatonin salınımınızın miktarı artar, çok daha iyi uyursunuz.

Güneş gözlüğü yerine şapka takın: Güneşin rahatsız edici olmadığı zamanlarda güneş gözlüğü yerine şapka takmayı tercih edin; özellikle sabahları ve akşamüzerleri.

Geceleri ışıktan kaçının: Sirkadiyen ritminiz öncelikle ışık tarafından yönetildiğinden, yatmadan önce cep telefonu gibi parlak ışıklardan kaçının. Parlak ışık, beyninize dinlenme zamanı mı, yoksa aktivite zamanı mı olduğu konusunda çelişkili sinyaller gönderir. Bu sebeple yatmadan en az iki saat önce bu teması kesmek gerekir. Teknolojik cihazlarınız yatak odasında dahi bulunmamalıdır. Gece uyanmalarında da elektroniklere asla bakmayın.

Bilgisayarınızda ve cep telefonunuzda mavi ışık filtreleri kullanmak, sirkadiyen ritminizi korumak için önemli bir adımdır. Bu filtreleri gece kullanıma ayarlayın.

Evinizde LED ışıklardan kaçının. Bunun yerine, kırmızı ışık, şömine ışığı ve mum ışığı gibi alternatifleri tercih edin. Ayrıca doğal gün ışığı sağlayan lambaları da kullanabilirsiniz.

Yatmadan en az bir saat önce odanın ışığını iyice kısın. Perde ve uyku bandı gibi eşyalar kullanarak ışığı tamamen engellemeye çalışın.

Yeterli uyku alın: Yatağa 23.00'te gidin ve sabah güneşle aynı saatte uyanın. Doğru zamanda enerji dolu hissetmenizi sağlayacak düzenli bir uyku ritmi oluşturun. Kısa veya düşük kaliteli uyku, beyninizin gerekli derin, dinlendirici uyku aşamalarına ulaşmasını engelleyebilir. Bu aşamalar, beyindeki onarım ve yenilenme süreçleri için önemlidir.

Düşük ısılı bir odada uyuyun: Yatak odanız fırın gibi olmasın, uyurken düşük ısıda tutun. Uykuya geçişte odanın serin olması sirkadiyen ritme destek sağlar.

Akşam yemeğini saat 17.00'de bitirin: Işık dışında en önemli sirkadiyen ritim bozucu, yanlış zamanda beslenmedir.

Fareler üzerinde yapılan araştırmalar, günlük yiyecek tüketimini sekiz saatlik bir zaman dilimi içerisinde sınırlamanın genlerin sirkadiyen ritmini iyileştirdiğini, metabolik sağlığı artırdığını ve hafızayı güçlendirdiğini gösteriyor. En azından gece geç saatlerde atıştırmaktan kaçının, çünkü gece yenen yiyecekler sirkadiyen ritminize bir "uyandırma" sinyali gönderir.

* * *

Aslına bakarsanız bana göre şu anda tüm dünya âdeta *fastforward*, yani ileri sarma tuşuna basılmış olarak hızla yaşlanıyor.

Biyolojik olarak yirmi dört saatlik zamanı içeride otuz altı saat geçirmiş kadar yaşlanarak geçiriyoruz. Neticede her yıl belki bir yıllık değil, bir buçuk yıllık yaşlanıyoruz. Gençlere bakın; elli yaş üstü, kronolojik olarak kendilerinden yirmi-otuz yaş yaşlı ebeveynlerinden daha hastalıklı durumdalar. İşte bunun en büyük ve göz ardı edilmiş sebebi sirkadiyen iç saatimizi bozacak yaşam şeklidir. Bu durum gençlerin sözde "modern" hayata doğuştan maruz kalmaları ve işlenmiş gıdaları tüketmelerinden kaynaklanıyor gibi görünse de kötü ışık ve bozuk sirkadiyen sistem kötü yiyeceklerden daha hızlı yaşlandırır. Öyle ya, iç "saat" ileri sarıyorsa biyolojik zamanı nasıl kontrol edebiliriz ki...

UYKU VE LONGEVITY

"Neden uyuyoruz?" Birçok uyku araştırmacısı, bu sorunun cevabının peşinde, niye uyuduğumuzu bulmak için hâlâ uykusuz kalıyor. Dünya uykusuz... Yetişkinlerin neredeyse üçte ikisi önerilen günde sekiz saatlik uyku rutinine uymuyor. Bu bilgiler belki şahsi uyku düzeninizden ya da çevrenizdeki durumlardan işittiklerinizden farklı değildir. Ancak uykusuzluğun bedellerini öğrenmek hoşunuza gitmeyecek.

- Yedi saatten az uyuma rutini olanların kanser riski ikiye katlanıyor.
- Yetersiz ve etkisiz uyku Alzheimer nedenleri arasında yer alıyor.
- Sadece bir hafta eksik ve düzensiz uyku dahi derhâl kan şekeri ayarlamalarınızı bozarak sizi prediyabetik kan testi sonuçlarına doğru sürükleyebilir.
- Kısa, verimsiz uyku rutini kalp hastalıklarında da suçlular arasındadır.
- Az uyuma depresyon, anksiyete gibi psikolojik sorunların da tetikleyicisidir.
- Uykusuz kaldığınız, bitkin uyandığınız günlere daha çok yemek ihtiyacıyla devam ettiğinizi fark etmişsinizdir. İyi uyuyamadığınızda ve iyi dinlenemediğinizde daha çok karbonhidrat yemek istersiniz.

Özetle; kısa uyku, kısa yaşam süresidir denilebilir. Partilemeyi sevenlerin, "Ölünce nasılsa uyuyacağız," argümanı bu yaşam tarzında yaşamaya devam ederlerse erkenden gerçekleşecektir.

Dünya Sağlık Örgütü Amerika, İngiltere, Japonya, Güney Kore gibi endüstrileşmiş modern ülkelerde salgın hâlinde bir uyku eksikliği sorunu olduğunu belirtiyor. Uyku azlığı ve buna bağlı hastalıkların roket hızıyla yükseldiğini bildiğimiz bu ülkelerle en azından bu alanda yarışmak istemeyiz. Aslında bizler gece ve karanlık ikilisinin avantajını tam anlamıyla kullanabilmek için uyuyoruz. Karanlıkta bizler için büyük menfaatler vardır. Hiçbir yere yetişemeyen, meşgul modern insanların düşündüğünün aksine, uyku bir zaman kaybı değil, kârdır.

1. Öncelikle beyni resetlemek için uyuyoruz. Öğrenme, hafıza, doğru karar alma, doğru seçim yapma kapasitemizi ertesi gün yükseltebilmek için uyuyoruz.

2. Psikolojik sağlığımız için uyuyoruz. Uyku beynimizdeki duygusal beyin yolaklarını kalibre eder. Ertesi gün sosyal hayatımızda ve hislerimizde doğru rotayı daha kolay buluruz.

3. Daha temiz bir beyin için uyuyoruz. Beynin lenfatik sistemi beyindeki metabolizma artıklarını gece boyunca detoks eder.

4. Uyku immün sistemi güçlendirir. Tümörlerle savaşmayı, enfeksiyona direnmeyi artırır.

5. Uyku şeker, insülin, leptin metabolizmasını dengeler. Kiloyu kontrol eder. Uykusuzluk ise kilo aldırır.

6. Bağırsak mikrobiyotamız da gece farklı bir dengeleme içinde olur. Sağlıklı bağırsak mikrobiyotası için de doğru saatlerde kaliteli bir gece uykusu şarttır. Vücudumuzdaki tüm bakteriler de sirkadiyen ritmimize uyar. Gündüz aktif olan bakterilerle gece aktif olanlar farklıdır. İyiler gece çoğalır.

7. Uykusuzluğun ya da geç yatmanın bağışıklığı düşürdüğünü jetlag sonrası kolay hastalanmamızdan biliriz demiştik. Benzer şekilde, nezle, grip olduğumuzda kolumuzu

kaldıramaz hâlde yorgun ve uykulu oluruz. Çünkü bağışıklık kendini uyku moduna geçirerek gücünü artırmak ister. Uyku güçlü bir bağışıklık savunmasıdır. Uykunun kraliçesi melatonin en güçlü antioksidandır.

Uykusuzluk ise stres yaratır. Artık bunu hepimiz biliyoruz; kortizol sempatik sistemin hormonuyken melatonin parasempatik sistemin hormonudur. Bu iki sistem de döngüler hâlinde çalışır, yani sirkadiyendir. Gün boyunca sempatik sistem aktifken geceleri ise parasempatik sistem devreye girer. Parasempatik sistem iç organların çalışmasını kontrol eder. Tamir ve yenileme bu sistemin kontrolündedir. Gece daha aktif olan bu sistem uykudaki tamir işlemlerinin zeminini hazırlar. Eğer gece olunca sirkadiyen ritmi parasempatik sistemin aktif olacağı hâle getirmiyorsak vücutta kronik stres oluşur.

Tüm bu nedenlerle her doktorun aslında uykuyu reçetelemesi gerekir. En acısız sızısız, en kolay yapılan, en keyifli, en yan etkisiz reçete maddesidir uyku. Belki de uyku sorunlarına karşı kayıtsız kalıp hâlen uykusuz kalmak için şartları zorlamamızın sebebi işin tıbbi önemini henüz yeterince kavrayamamamızdandır.

Beyinde Temizlik Var!

Uyku meselesine varoluş açısından bakınca bir hata var gibi görünür. Bir canlının, çevresinin farkında olmadığı bu savunmasız hâlinin büyük bir amacı olmalı ki canlılar bu riski her gece göze alsın. Peki, uykunun bu çok temel biyolojik faydası ne olabilir? Son yıllarda bu soruya farklı bir cevap verildi; beynin temizlenmesi sadece gece olduğu için biz canlılar bu riski alıyoruz. Temizliği yapan glimfatik sistemin çalışabilmesi için uyku şart... Uyku aslında glimfatik sistem yoluyla, beynin tüm gün oluşturduğu metabolik çöpleri temizleme vaktidir. Yani uyku, eşittir beyin temizliği.

Uykunun önemi tartışılmaz ama burada konumuz uyku ile beyin temizliği arasındaki bağlantı... Şüphesiz beynin temizliğe her organdan daha çok ihtiyacı vardır. Araştırmalar nörolojik hastalıklar ile beyin lenfatik sisteminin çalışması arasında bir ilişki olduğunu gösterir. Nitekim temizlik işleminin iyi yapılamaması nöro-inflamasyon sebebidir. Bu nedenle şimdilerde nörolojik hastalıkların tedavisi için glimfatik drenajın artırılması konusu üzerine çeşitli araştırmalar yapılıyor.

Vücutta herhangi bir organın hücresi, görevini yaptıktan sonra metabolik artıklar üretir. Bu artıkların hücreden dışarı atıldıktan sonra, o bölgeden de temizlenmesi gerekir. Lenf sistemimizin varlığı bunun içindir. Lenf sistemimiz, hücredeki işler bitince hücreden dışarı, hücreler arası boşluğa atılan çöpleri temizleyen sistemdir. Tüm vücut lenf ağıyla kaplıdır. Damar ağımız gibi, çok uzun bir lenf ağımız vardır. Lenf sistemi, gece gündüz metabolik artık temizliğiyle uğraşır. Beyinde ise durum farklıdır. Beyinde vücuttaki gibi klasik lenf damar ağı yoktur. Beynin çöplerini temizleme işi biraz daha farklıdır.

Şüphesiz beyin son derece değerli bir organdır ve her santimetresinin önemi vardır. Bu nedenle vücuttaki gibi geniş alanlara yayılan bir lenf hattının beyne yerleşmesi uygun değildir. Beyinde, bu duruma çözüm olarak, damarların hemen etrafında dolanan bir lenf hattı bulunur. Bu lenf hattı lenfatik sistem yerine "glimfatik sistem" olarak adlandırılır. Glimfatik sistem, beyin hücrelerinin metabolik atıklarını toplar ve bunları beyinden dışarı, boyundaki lenf nodlarına boşaltır. Ve en önemlisi, bu temizlik işlemi genellikle geceleri yapılır.

Glimfatik sistemin çalışma şartları, vücut lenf sisteminden farklı... Gece uykuda aktiftir, gündüz neredeyse durur. Uyandığınızda glimfatik beyin temizliği %95 azalır. Uyanıkken temizlik gerçekleşmez.

Beyindeki metabolik çöpler, beyin hücrelerinin enerji üretirken ortaya çıkardıkları çöplerdir. Oksijen ve besin yakarak enerji üreten tüm vücut hücrelerinin çöpleri benzerdir. Beyinde ekstra çöp olarak, amiloid protein artıklarını da saymalıyız. Amiloid, beyinde üretilen bir tür kötü proteindir. Her dakika sizde de bende de üretilir. Ama gece uyku esnasında glimfatik sistem bunları temizler. Alzheimer'da ise bu proteinlerin birikimi artar ve temizlik işi bunları yok etmeye yetmez. Beyinde amiloid beta birikimi Alzheimer'ın patolojik bulgusudur.

Dahası beyin uyku hâlinde yapacağı temizliği maksimuma çıkarmak için glimfatik sisteme yardımcı olur. Uyku sırasında bazı beyin hücreleri kendilerini gönüllü olarak büzüştürür. Bu, glimfatik sistemin daha rahat çalışabilmesi için boşluk yaratmak amacıyla yapılan bir harekettir. Böylece beyin lenfi rahatlıkla beyni temizleyebilir.

Burada bir parantez açıp sizlerle bir bilgi daha paylaşmak isterim. Yatış pozisyonunun beyni temizlemeye faydası olup olmadığı incelendiğinde en iyi temizliğin yan yatarken yapıldığı görüldü. Yani yüzüstü veya sırtüstü yerine, yan yatmanın en iyi beyin lenf dolaşımını sağladığı araştırmalarla ortaya koyuldu. İkinci etkili yatış pozisyonu sırtüstü, en kötüsü ise yüzüstü pozisyonda uyumak...

Parantezi kapatıp bölümün başında sorduğumuz sorunun cevabına dönelim. Demek ki varoluşsal açıdan uykunun faydasının beyni gece resetlemek, temizlemek olduğu söylenebilir.

Ancak burada şunu da es geçmeyelim; uyku, beyin temizliği, yani beyin hijyeni için çok önemlidir ancak uyku için de hijyen şarttır. Ne mi demek istiyorum?

Uyku Hijyeni Nedir?

Uyku hijyeni, uykuya geçiş için ideal şartların sağlanmasıdır. Aslında uykuya dalışta daha erken saatlerin daha iyi olduğunu söyleyebiliriz. En ideal zaman saat 23.00 öncesi ya da en geç saat 23.00 olmalıdır. Çünkü bu saat uyku hormonumuzun pik yaptığı zamandır demiştik. Bilirsiniz, gece 23.00'te bir uyku vurur, o saatte yataktaysanız uyursunuz ama ayaktaysanız uykunuz on-on beş dakika içinde açılır. İşte tam o saatte karanlık bir ortamda ve yatak odasında olmanız ideal uyku zamanını yakalamanız için bir şanstır.

Burada uykunun dost ve düşmanlarını hatırlamakta da yarar var.

Uyku dostları:
- Papatyalı, lavantalı bitki çayları, ılık duş
- Saat 20.00 itibariyle elektronik cihazlara veda etmek, sakin filmleri az ışıkta seyretmek
- Basılı kitap okumak
- Meditasyonla uyumak
- Serin yatak odası, vücuda dolanmayan rahat pijamalar

Uyku düşmanları:
- Gece heyecanlı filmler, bilgisayarda yazışmalar, tabletten okumalar, cep telefonuna uzun uzun bakmalar
- Geç saatte içilen çay-kahveler, uzun oturulan misafirlikler
- Çok sıcak yatak odası, kat kat pijamalar, horlayan partner, yatağa gelen ev hayvanları

Aslında hepimizin bildiği üzere uykunun en büyük düşmanı "durdurulamayan düşünceler"dir. Yattığınızda düşünmenin fişini çekmenin bir yolunu bulmanız gerekir.

Durdurulamayan düşüncelerin yanı sıra üzerinde düşünmemiz gereken bir diğer konu da toplayamadığımız dikkatimiz ve son yıllarda sıkça duyduğumuz bir terim olan "beyin sisi" (*brain fog*) olmalıdır. Genellikle konsantrasyon eksikliği, hafıza sorunları, zihinsel berraklıkta azalma ve düşünme yeteneğinde bozulma şeklinde kendini gösterir. Bu durumun kişiler tarafından tanımlanması dahi zor olabilir. Zaman zaman ortaya çıkar ancak sonrasında düzelebilir.

Nörolojik açıdan bakıldığında beyin sisinin spesifik bir tıbbi tanımı yoktur ancak genellikle altta yatan başka bir sağlık sorunu veya yaşam tarzı faktörlerinin belirtisi olarak kabul edilir. Uykusuzluk, stres, depresyon, anksiyete, kronik yorgunluk sendromu, hormonal değişiklikler, beslenme eksiklikleri ve bazı ilaçların yan etkileri gibi birçok faktör beyin sisine neden olabilir. Tedavi genellikle altta yatan nedenleri ele almayı ve yaşam tarzı değişikliklerini içerir.

Beynin "gençlikteki" keskinliği yitirmesi yaşlanmayla beyin sisinin arttığı manasına gelir. Demans ise beyin sisinin bir tür ileri hâlidir. Ancak günümüzde beyin sisini genç yaşlarda ve biraz da aniden ortaya çıkan bir şikâyet olarak görüyoruz. Özellikle COVID-19 gibi ağır enfeksiyonlar sonrasında uzun ve gecikmiş bir iyileşme süreci yaşanabilir. Ancak hayat tarzımız hâlihazırda zaten beyin sisi şikâyeti yaşamamıza sebep olacak olumsuz şartlar içerir.

Bana göre Longevity biliminde liste başına kaliteli bir uyku yerleşir. Beyni ve uzun yaşamı desteklemek için ilk şart uykudur.

Beyniniz "Sızdırıyor" mu?

Beynimiz, korunması en öncelikli organımızdır. Vücuda girmiş bakterilerden veya toksinlerden, hatta ilaçlardan korunmalıdır. Bu koruma için beyin ve kan arasında çok sıkı bir sınır vardır. "Kan-beyin bariyeri" (*Blood Brain Barier*-BBB) olarak adlandırılan bu sınır kapısı çok sağlam olmalıdır. Sınır kapısında kaçaklar olması, yani kan-beyin bariyerinin sızdırması depresyondan Alzheimer'a kadar çok sayıda hastalığa kapıyı aralar. Gelin şimdi de bunun önemine değinelim.

Öncelikle bu bariyer nasıl bir yapıya sahiptir? Kan-beyin bariyeri beyin ile beyne giden kan damarları arasında bulunur.

Beynin kanlanması için 600 km'lik kan damarı ağı mevcuttur. Bu kan damarlarıyla beyin arasında yaklaşık 12 metrekarelik bir sınır vardır. Bu yüzey, bize kan-beyin bariyerinin büyüklüğünü gösterir.

Damarlarla beyin arasında bir sınır olduğu, bir bilim insanı denek hayvanlara renkli boya enjekte ettiğinde beyinlerinin içinde renklenmenin olmamasıyla anlaşıldı. Burada bir filtre, bir sınır olmalıydı ki vücudun her yerine kanla giden renkli boya beyne geçmemişti. Günümüzde hâlen bu tür yöntemler kan-beyin bariyerinde bir sızıntı olup olmadığını ölçmek için kullanılır.

Peki, beyin ve kan arasında neden bu kadar sıkı bir bariyer mevcuttur? Çünkü beyin öncelikli bir organdır. Beyindeki nöronların verimli şekilde çalışabilmesi için vücudun diğer bölgelerine kıyasla çok daha istikrarlı bir ortama ihtiyaç vardır.

Dolaşan kanda sürekli değişiklikler meydana gelir; örneğin yemek öncesi ve sonrası glikoz miktarı hızla değişir, gün içerisinde kandaki hormon seviyeleri değişir, birçok biyokimyasal değişiklik gün boyu oluşur. Kandaki bu değişimler beyindeki nöronlar için fazla maceralıdır. Nöronlar macera sevmez. Onlar stabil bir biyokimyasal ortamda olmak ister. Bu yüzden kandaki dalgalanmaların beyne çok az yansıması gerekir. Kan-beyin bariyerinin amaçlarından biri bu dalgalanmalardan beyni korumaktır.

Kan-beyin bariyerinin bir başka önemli amacı beyne zararlı maddelerin girişini engellemektir. Bu zararlı maddeler hem vücudun içinden kaynaklanmış olabilir hem de dışarıdan vücuda girmiş olabilir. Mesela vücuda girmiş bir bakterinin beyne geçmemesi gerekir. Toksinlerin, kimyasal artıkların beyne geçmemesi gerekir. Çoğu ilacın da beyne geçmemesi doğru olandır. İşte beyin kendini bunlardan bariyeri sayesinde korur.

Bunun için çok iyi bir filtreleme gerekir. Kan-beyin bariyeri bu yüzden çok seçici geçirgendir. İşine yarayanları içeri alır, içerideki metabolik artıkları dışarı atar.

Tüm bariyerlerin üzeri endotel hücreleri dediğimiz hücreler-
ce kaplıdır. Bazı yerlerde endotel hücreleri arasında doğal boş-
luklar bulunur. Amaç o bölgeye giriş-çıkış için kapı aralamaktır.
Ancak kan-beyin bariyerindeki endotel hücreleri arası boşluk
yoktur. Beyne ulaşan kan damarlarının üzerindeki endotel hüc-
releri birbirine yapışıktır. Kan-beyin bariyeri hücreleri arasında
boşluk bırakılmamış, bu bölgeler özel proteinlerle sıkı sıkıya
yapıştırılmıştır. Birbirine sıkıca yapışmış hücrelerden oluşan bu
yapıya *tight junction* (TJ) denir. TJ'ler, sızdırmayan kan-beyin
bariyerinin temel belirleyicisidir. İşte yazımızın konusu olan be-
yin sızdırması meselesi bu TJ'lerin sızdırmazlığının bozulmasıyla
ortaya çıkar. Bu yüzden amaç TJ'leri sıkı tutmaktır.

Buradaki hasarlar beyne geçmemesi gereken maddelerin ge-
çebilmesine ve beyinde bir inflamasyon başlatmasına sebep olur.
Beyin sisi de nöro-inflamasyonun basit bir versiyonudur.

Sızdıran beyin, beyne ait tüm inflamatuar nörolojik hastalık-
ların başlangıcıdır. Beyne istenmeyen maddeler sızmaması için
elimizde bağırsaktan içeri istenmeyen maddelerin sızmasını ön-
lemek gibi bir seçenek bulunur. Beslenme alışkanlıklarımızı dü-
zenlerken bu uygulamaların sadece bağırsak sağlığını değil, aynı
zamanda beyin sağlığını da koruduğunu hatırda tutmak gerekir.

Peki, burada bu konuya neden değindim?

Araştırmalar, uyku ve kan-beyin bariyeri (BBB) arasındaki
ilişkiyi detaylı şekilde incelemiş ve önemli bulgular sunmuştur.
İnsanları uykusuz bırakıp BBB'lerinde geçirgenlik artışı olup
olmadığını inceleyen çalışmalar, uyku kısıtlamasının BBB'yi za-
yıflattığını gösterdi. Hakikaten de uzun süreli uyanıklık dönem-
lerinden kaynaklanan iltihabi sinyallemelerde bir artış, endotel
hücrelerini sıkıca bir arada tutan bağlantı proteinlerinin parça-
lanmasına neden olur. Bu durumda endotel hücreleri arasında
boşluklar oluşur. Uyku yoksunluğu yaşayan fareler ve sıçanlarla
yapılan çalışmalarda da bu sıkı bağlantı proteinlerinin sayısında

azalma ve sonuç olarak BBB'nin geçirgenliğinde artış gözlemlendi.

Uyku ile kan-beyin bariyerinin (BBB) iyileşmesi meselesi araştırıldığında da uykusuzluğun neden olduğu BBB hasarının, yeterli uyku alındığında normale döndüğü görüldü. Yapılan bir çalışma, uyku kaybını takiben ekstra bir iki saatlik uyku almanın, beyindeki çoğu alanda BBB işlevini geri getirdiğini gösterdi. Daha fazla uyku süresi verildiğinde BBB'nin tüm beyin bölgelerindeki işlevi normale döndü. Bu bulgular, uyku bozukluklarının tedavisinin BBB'yi güçlendirebileceğni, böylece beyin sağlığını koruyarak uzun vadeli sonuçları iyileştirebileceğini gösteriyor. Uyku bozukluklarına karşı önlemler almak, BBB'nin sağlığını ve dolayısıyla beyin sağlığını korumak için etkili bir strateji olabilir. BBB sağlamlığı arttıkça beyin sisi şikâyetimiz de azalacaktır.

BBB'nin düzenlenmesinde sirkadiyen ritim önemli bir rol oynar. Uykusuzluk veya uyku eksikliği BBB'nin beyin korumasını etkiler. Modern toplumda uyku saatlerinin idealden uzaklaşmasıyla bu ilişki giderek daha fazla önem kazanıyor. Çoğu kişi geç saatlerde uyuyor. Kaldı ki normalde ideal olarak belirtilen saat 23.00'ün bile geç olduğunu belirtmiştim. Örneğin saat 23.00 yerine saat 22.00'de uyuyan bir kişinin ertesi günkü beyin sisi, 23.00'te yattığı gecenin sabahından daha azdır. Yani ne kadar erken uyursanız beyin sisiniz o kadar azalır.

Gece uykusunu konuştuk. Peki, pek çoğumuzun sevdiği öğle uykularının, gün içi kısa kestirmelerin bize faydası ya da zararı var mı?

Yakınlarda bu konuda bir çalışma yapıldı; sonuçlarına göre, şekerleme yapmaya yatkınlıkları olan kişilerde bu alışkanlık bir tür genetik yatkınlık olarak görülürken bu grubun beyin hacminde bir artış, beyin yaşlanma hızında bir yavaşlama tespit edildi. Peki, beyin için "kısa bir mola, kısa bir reset" anlamına gelen "öğlen uykusu"nun artıları ve eksileri nelerdir?

Zaten önceki araştırmalar, kısa bir şekerleme yapan kişilerin, kestirmeden sonraki saatlerde bilişsel testlerde daha iyi performans gösterdiklerini ortaya koymuştu. Yeni çalışma ise gündüz şekerleme yapma ile beyin sağlığı arasında nedensel bir ilişki olup olmadığını belirlemeyi amaçlıyordu. Burada "Mendel randomizasyonu" adı verilen bir teknik kullanıldı. İnsanların uyuma alışkanlığını belirlemek için 97 DNA parçacığına bakıldı. Birleşik Krallık Biobank çalışmasından 378.932 kişinin verilerini kullanarak, genetik olarak şekerleme yapmaya daha "programlanmış" insanların, beyin sağlığı ve biliş ölçümlerini; bu genetik varyantlara sahip olmayan muadilleriyle karşılaştırdılar. Genellikle insanların kestirmeye önceden karar verdikleri görüldü. Araştırma ekibi, genetik olarak şekerleme alışkanlığına programlanmış kişilerle, gece uyumamaya programlanmış kişiler arasında ortalama beyin hacmi farkı tespit etti. Şekerleme yapanlarınki daha büyüktü. Bu büyüklük farkının 2.6 ila 6.5 yıllık yaşlanmaya eşdeğer olduğu tahmin ediliyor. Yani şekerleme yapmaya programlanmış kişiler 2.6 ila 6.5 yıl arası daha genç beyne sahipti. Ancak bu durum sadece hacim olarak ortaya çıktı. Başka faktörler değişmemişti.

Beyin yaşlandıkça minik minik atrofiye olur. Atrofi, beyinde kaybedilen hücrelere bağlı olarak beynin bir tür "çekmesi", küçülmesidir. Doktorlar aile büyüklerinin beyin filmlerini yorumlarken atrofik alanlar lafı geçebilir, bu ifadeye denk gelmiş olabilirsiniz. Dolayısıyla şekerlemenin beynin büyümesine katkısı burada dikkat çeker.

Şekerlemenin başka faydaları da vardır. Kısa şekerlemeler gün içindeki yorgunluğu azaltır ve onarıcı olabilir. Yetersiz uykuyla geçen bir geceden sonra şekerleme gündüzkü uykulu ve bitkin hâli giderebilir.

Şekerlemeler, ayrıca, yeterince uyumak için mücadele eden ve düzensiz zamanlarda uyanık olmak zorunda olan vardiyalı çalışanlar ya da jetlag mağdurları için özellikle faydalı olabilir. Önceki gece yeterince uyuyamamış kişilerde bağışıklık sistemini destekler.

Kısa bir gündüz şekerlemesi işyeri performansını artırabilir. Araştırmalar, uyku molalarının dikkati ve verimliliği artırdığını, hataları azalttığını ve karar verme becerilerini iyileştirdiğini gösterir. Bu da daha üretken olmanıza ve iş performansınızı artırmanıza yardımcı olabilir.

Şekerleme; hafıza, mantıksal akıl yürütme ve karmaşık görevleri tamamlama yeteneği gibi bilişsel işlevleri geliştirebilir. Özellikle öğrenme süreçlerinin ardından yapılan bir şekerleme, bilgileri hafızaya almayı güçlendirebilir.

Bazı araştırmalar, uykudan sonra fiziksel performansın da gelişebileceğini gösterdi. Sporcuların gündüz şekerleme yapmaları durumunda daha iyi dayanıklılık, daha iyi reaksiyon süreleri ve bilişsel performans sergiledikleri gözlemlendi. Yorgun hissettiğinizde veya enerji düşüklüğü yaşadığınızda kısa bir uyku molası enerji kazanmanıza yardımcı olabilir. Ayrıca uyku molaları kaslardaki gerginliği de azaltır.

Uyuklamanın başka pek çok sağlık yararları sağlayabileceği belirtiliyor. Örneğin bir gözlemsel çalışmada. haftada bir veya iki kez şekerleme yapmanın daha düşük kardiyovasküler problem riski ile ilişkili olduğu gösterildi.

Şekerleme yapmak için iki kuralımız var:

1. Şekerleme otuz dakikadan kısa olmalı, ideali yirmi dakika.
2. Günün daha erken saatlerinde olmalı, erken öğleden sonra saatleri gibi.

Uyuyan Sadece Biz miyiz? Kanser Hücreleri de Uyur mu?

Normal hücreler, enerjilerinin %90-95'ini oksijen kullanarak üretir. Zaten nefes almamızın amacı da budur. Bu üretimde yakıt olarak hem şekeri hem de yağı kullanabilirler. Normal hücreler enerjilerinin sadece %5'ini oksijen kullanmadan, sadece şekerden üretir. Kanser hücrelerinin bir kısmı ise bu oranı terse çevirir. Enerjilerinin %90-95'ini şekerden, oksijeni kullanmadan üretirler. Oksijenin varlığına rağmen oksijeni kullanmadan, sadece glikozu kullanarak enerji üretmeye "Walburg fenomeni" adı verilir.

Normal hücrelerde, oksijen varken enerji üretimi gerçek bir "yanma" olayıdır. Yiyeceklerden gelen enerji oksijenle yakılır. Oksijeni kullanmamak ise yanma değil; bir tür "turşulaşma", yani fermantasyon olayıdır. Sonucunda da laktik asit üretilir. Kanser hücresinin bu şekilde enerji üretmesinin amacı hızla bolca enerjiyi şekerden sağlayabilmesidir. Bu enerjiyi kendini çoğaltmak için kullanır. Ayrıca ortamda oksijen olsa bile bunu normal hücrenin yaptığı gibi, yiyecekleri yakma işinde kullanmaz. Çünkü o işin yapıldığı üretim hattını kendine lazım olan başka hammaddeleri üretmek için kullanır. Kendine kendi DNA'sından kopya yapar, kendine protein üretir, kendine hücre zarı üretir. Yani kanser hücresi, sağlam hücreyi kanserleştirince onu kendini çoğaltacak fabrikaya dönüştürür. Zaten böylece büyür ve metastaz yapmaya başlar.

Çalışmalarda görüldü ki kanser hücrelerinin bazıları gündüzleri ışık varken oksijensiz fermantasyon durumunda çalışırken geceleri uykuda normal hücre gibi çalışmaya döner. Diğer bir deyişle, uykudayken oksijeni enerji üretme işine geri sokar. Bu durum kanser hücresinin o an için "normal" hücre olması demektir. Kendini çoğaltması durur, metastaz kapasitesi azalır. İşte bu tip kanser hücrelerine "part time kanser hücreleri" denir.

Asıl sorumuz, neden gündüz kötü çocukken gece uslu durmaya karar verdikleridir.

Cevap, uykuda yatar. Biz uyurken onlar da uyur. Bu durum en çok solid tümör denen kanser türlerinde görülür. Mesela meme kanseri bir solid tümördür.

Uykuda salınan melatonin hormonu bu işte başroldedir. Melatonin varlığı kanser hücrelerini part time işçi hâline sokar. Peki, bu nasıl olur?

- Melatonin yüksek antioksidandır, hücreleri serbest radikal hasarından korur.
- Melatonin hücrenin enerji için şeker kullanımını engeller. Bu konu araştırıldıkça şu sonuç ortaya çıkmıştır: Melatoninin hücreye girişi ile, kanser hücrelerinin şekeri içeri soktukları kapı aynıdır (GLUT 1). Glikoz ve melatonin bu kapıdan girmek için yarışır. İyi bir uykuda yarışı melatonin kazanır.
- Melatonin, sirkadiyen iç saat belirleyicisidir. Sağlıklı hücrelerin de gece boyunca şeker yakmasını azaltır. Şeker yakmak azaldıysa serbest radikal üretimi de azalır. Şekerin yakıt olarak kullanılması sonucunda fazla egzoz (serbest radikal) ortaya çıkar, şekerin temel sorunu budur. İyi bir uykuyla gelen melatonin, bazı kanser hücrelerinin gece çalışmasını yavaşlatır, onları normal hücre gibi çalışmaya zorlar. Zaten çok sayıda çalışma melatonin azlığının tümörleri artırdığını söyler.

Peki, Melatonin Nasıl Artar?

Melatonin "gecenin hormonu" olarak bilinir ancak üretilmesi için emir sabahtan verilir. Sabah güneşin doğuşu ile göze gelen ışık sirkadiyen iç saati kurar demiştik. Vücut hemen o günkü "yapılacaklar listesi"ni hazırlar. Melatoninin gece 21.00'de başlayacak üretimini de işte bu yapılacaklar listesine yazar. Bunun için önce sabahtan serotonin üretir. Serotonine de "gündüzün melatonini" diyebiliriz. Çünkü gece serotonin, melatonine dönecektir. Bu durumda melatonin için ilk işin serotonini garantiye almak olduğunu anlıyoruz. Bunun için şunlar lazım:

- Sabah güneş ışığıyla uyanmak. Güneş ışığına, gözlüksüz veya camdan değil, direkt temas etmek gerekir. Sabah ne kadar erken bunu yaparsak melatonin üretimi o kadar garanti olur. Çok yoğun güneşli zamanlarda, güneşin doğuşunu izlerken güneşin 15 derece altına veya üstüne bakarak gözlerimizi koruyabiliriz.
- Serotonin hammaddesi triptofan için muz, hindi, bitter çikolata, kakao gibi besinler tüketmeliyiz.
- Serotoninin temel üretim yerlerinden biri bağırsaklarımızdı. O hâlde bağırsak sağlığı (dost bakteriler), bağırsak mukozasının sağlamlığı (kolostrum, lifli gıdalar) uyku için de gündemimize girdi.
- Melatonininin de yaşla üretimi azalır. Uykusuzluk sorunu olan yaşı ileri kişilerde şüphesiz melatonin desteklenmelidir.

Serotoninden melatonin hammaddesini yaptık. Ama üretilmiş olanı da gece kaybetmemek gerekir. Artık sanırım hepimiz bunun için ne yapmamız gerektiğini öğrendik. Tekrarlayalım.

Saat 21.00 sonrası parlak ev ışıkları, elektronik cihaz ışıkları melatonininin baş düşmanıdır. Öyle ki gece yarısı uyanıp yarım dakika telefonunuza bakmanız bile mevcut melatonininizin ânında %40 azalmasına sebep olur. Evdeki ışıkları kısmak, ışıkları sarı/turuncu tonlara çevirmek, telefonların gece ekran filtresini açmak bir yere kadar melatonini korur.

Melatonin ve ışık arasındaki ilişki, vücudun biyolojik saatinin düzenlenmesinde ve uyku-uyanıklık döngüsünün kontrolünde önemli rol oynar. Melatonin beyinde "pineal bezi" tarafından üretilir ve üretilmesi için karanlık gerekir. Akşam saat 21.00'den itibaren pineal bez melatonin üretimini artırır.

Mavi ışık, göz hücreleri tarafından algılandığında suprakiazmatik çekirdeği uyararak melatonin üretimini baskılar. Bu nedenle akşam saatlerinde mavi ışığa maruz kalmak, melatonin

üretimini olumsuz etkileyerek uykuya geçişte zorluk yaşanması-
na neden olabilir. Dolayısıyla mavi ışığın olumsuz etkilerini en
aza indirmek için bazı adımlar atmak gerekir.

Mavi Işığın Zararlarını Azaltmak İçin Öneriler

Mavi ışığa maruziyeti azaltmak ve göz sağlığını korumak
için aşağıda yer alan yöntemleri kullanabilirsiniz:

- **Gece Modu veya Mavi Işık Filtreleri Kullanımı:** Çoğu
akıllı telefon, tablet ve bilgisayar gece modu veya mavi
ışık filtresi gibi özelliklere sahiptir. Bu modları etkinleş-
tirerek ekranlardan yayılan mavi ışığı azaltabilir ve göz
yorgunluğunu en aza indirebilirsiniz.

- **Ekran Süresini Sınırlamak:** Dijital cihazları uzun süreli
kullanmaktan kaçınmak mavi ışığa maruziyeti azaltmaya
yardımcı olabilir. Özellikle akşam saatlerinde ekran süre-
sini sınırlamak uyku kalitesini artırabilir.

- **Doğal Işıkla Daha Fazla Zaman Geçirmek:** Gün içinde
dışarıda zaman geçirerek doğal güneş ışığına maruz kal-
mak iç saatinizi düzenleyebilir ve mavi ışığa maruziyeti
dengeleyebilir.

- **Akşam Saatlerinde Daha Az Ekran Kullanımı:** Özellikle
yatmadan birkaç saat önce ekran kullanımını azaltmak
melatonin üretimini artırarak uykuya dalma sürecini ko-
laylaştırabilir.

- **Loş Işıkta Çalışma:** Dijital cihazları kullanırken aydın-
latmayı loş tutmak veya loş ışık kaynakları kullanmak
göz yorgunluğunu azaltabilir.

- **Gece Uyuma Ortamını Karartmak:** Gece uyuma ala-
nınızı mümkün olduğunca karanlık tutmak melatonin
üretimini artırabilir ve uykunuzun daha dinlendirici ol-
masına yardımcı olabilir.

Bu listeye şunlar da eklenebilir: Dijital ekranları yakından izlemek yerine uzakta tutmaya çalışmak, yatak odasında elektronik cihaz bulundurmamaya çalışmak, yatmadan önce kitap okumak gibi göz sağlığı için daha az rahatsız edici aktivitelere yönelmek.

İdeal Uyku Şartları Nelerdir?

- Saat 23.00'ten önce yatmak
- Yatak odasının karanlık olması
- Uyku bandı takmak, karartma perdeleri kullanmak
- Yatak odasının normal oturma odası ısınızdan daha düşük derecede olması. Nispeten soğuk bir odada uyumak.
- Yatak odasının temiz hava alabilmesi.
- Sağlıklı malzemelerden yatak ve örtüleri.
- Çıplak yatmak (uzmanların kaliteli uykunun çıplak yatmakla bağlantılı olduğunu belirttiğini aktarmıştım)
- Yatınca diş sıkıyorsanız yatarken magnezyum almak.
- Ağızdan değil, burundan nefes alarak geceyi geçirmek (Gerekiyorsa ağzınızı bantlayabilirsiniz).

Elektronik cihazlarla ilişkimizi her ne kadar uyku öncesi kesmemiz gerekse de her biri dijital çağın gereklerinden ve hayatımızın bir parçası hâline geldi. Ne onlarla ne onlarsız durumu söz konusu olsa da varoluş kodlarımızda olmayan bu yeni cihazlarla yaşamayı öğrenirken sağlığımızı korumanın, ufak ufak da olsa çeşitli tedbirler almanın önemi de gün geçtikçe artıyor.

Bu sebeple bölümü kapatmadan sizlerle kısa bir öneri de paylaşmak isterim.

Göz Sağlığını Korumak İçin 20-20-20 Kuralı
Bilgisayar, akıllı telefon ve diğer dijital cihazları kullanırken 20-20-20 kuralını takip edebilirsiniz: Bu uygulama, her yirmi dakikada bir, yirmi saniye boyunca yirmi feet (yaklaşık 6 metre) uzak bir noktaya bakarak gözleri dinlendirmekten ibarettir.

İMMÜN SİSTEM VE LONGEVITY

Bağışıklık Sistemi de Yaşlanır mı?

İmmün sistemin temel görevi, içeride oluşan ve dışarıdan gelen tehdit unsurlarını tanımak ve yok etmektir. Bizim yapımızın parçası olmayan dış tehditler; virüsler, bakteriler, mantarlar ve toksinler örnek olarak gösterilebilir. İçimizde oluşan tehditlere ise tümör hücreleri, yaşlanmış hücreler, hastalıklı hücreler, iç bakterilerimiz, parazitlerimiz örnek verilebilir. Ancak bazı durumlarda, örneğin alerjiler veya gıda duyarlılıkları gibi, bazı masumları tehdit yaratmadığı hâlde tehdit olarak algılayabilmesi de sistemin zayıflamış hâlinin bir göstergesidir. Hangi unsurların düşman olduğu ayrımının net bir şekilde yapılabilmesi immün sistemin gücünü gösterir.

Biz yaşlandıkça eskiyen hücrelerimizi tespit etmek ve yok edip yerine yeni hücrelerin gelmesini sağlamak bağışıklık sisteminin işidir demiştik. Yaşlı immün sistemde ise hücreler diğer yaşlı hücreleri yakalayıp yok edemez. Böylece yaşlanma tamamen hızlanır.

İşte bu konuda yapılan tüm çalışmalar, bağışıklık sistemini tekrar gençlikteki gibi aktive etme yöntemiyle, yaşlanmış hücrelerimizden kurtulmayı sağlama üzerinedir. m-RNA teknolojileri de dâhil olmak üzere, kanser immünoterapisi gibi tedaviler, gücü azalmış immün hücreleri tekrar hedefe yönlendirecek şekilde eğitmeye dayanır. Nitekim gelişen teknoloji ve bilimsel çalışmalar bu konuya oldukça hız verdi.

İmmün sistemimizin sağlıklı şekilde çalışabilmesi için otoimmün tepkilere yol açmadan vücuttaki tümörleşen veya yaşlanan hücreleri tespit edip yok edebilmesi gerekir. Bu görev genellikle T lenfositlere düşer. T lenfositlerin, bizi iyi tanıyıp düşmanları ayırt edebilmesi beklenir. Bu amaçla T lenfositler önden eğitilir. Hatasız çalışan bir T hücresi, iyi eğitilmiş T hücresi anlamına gelir. Timüs organı ise T lenfositlerin çocukluk dönemlerimizde eğitim aldığı okuldur.

Timüs ve Longevity

T lenfositlerin adındaki "T" harfi timüs organından gelir. Timüs bezi kelebek şeklinde, küçük gri bir organcıktır. Göğsümüzde, iman tahtamızın arkasında bulunur. T lenfositler kemik iliğinde yapıldıktan sonra mutlaka önce timüs bezine okula gider. Timüs bezi T lenfositlere bir milyondan fazla farklı antijeni tek tek tanımayı öğretir. Kime saldırıp kime saldırmayacaklarını işte burada öğrenirler.

Timüste eğitimlerini başarıyla tamamlayan T lenfositler artık olgunlaşmış T lenfositlerdir. Bunlar bizi hayat boyu korumak için mezun edilir. Timüsten çıkıp lenf nodlarına gider, görev için çağrılmayı beklerler. Bekleyen, şimdilik bir görevi olmayan T'lere henüz düşmanla karşılaşmadıkları için "naif T'ler" denir. Düşmanı tanıdıkları anda ise efektör, yani etkili T'ler hâline gelirler.

Efektör T lenfositlerin zaten uğraşacakları bir hedef vardır. Naif T'ler, yeni gelecek düşman için henüz görev almamış T lenfositlerdir. Ancak yaş ilerledikçe biz tonla naif T hücresini göreve atar, boşta kalanların sayısını azaltırız. Her grip olduğumuzda, ayakta geçirsek bile, o virüsle uğraşacak T lenfositleri naif T'lerin arasından çekip görevlendiririz.

Daha önce verdiğim örnek üzerinden gidersek; yanlış şeyler yaptığımızda, mesela sigara içerken, hemen ertesi gün kanser olmayız. Ancak yıllarca oluşan minik kanser hücrelerini T lenfositler günbegün yok eder. Burada da yine naif T'lerden harcarız. Kötü yaşam koşullarımız sebebiyle hızla yaşlanıyorsak naif T'lerden bir kısmı bu kötüleştirdiğimiz hücreleri temizleme işine atanır. Zombi hücreleri de temizleyecek olan yine naif T'lerdir. Ancak naif T ordumuz tükendiğinde hastalıklı hücreleri ve yaşlanan hücreleri yakalamakta zorlanırız. İmmün yaşlanmanın pek çok aşaması bulunur ancak naif T'ler ordumuzun sayıca azalması, boşta yeni bir göreve atanacak ordu birliklerinin kalmaması önemli bir konudur.

İşte bu sebeple uzun yıllar sağlıklı yaşayabilmek için naif T lenfosit sayımızı boşuna tüketmememiz gerekir. Bunun için:

- Enfeksiyonlardan kendimizi korumalıyız.
- D vitamini immün sistemin en büyük dengeleyicisidir. Kışın almaya devam etmeliyiz.
- C vitamini vücudumuzu kırgın hissettiğimiz dönemde destekçimizdir.
- Anne sütü içmemişseniz kolostrum takviyesi alabilirsiniz.
- Mevsim geçişinde vücudun ısı ayarı termoregülasyona yardım etmek için üşümemeye özen göstermeliyiz.
- Eğer lökosit sayınız alt sınıra yakınsa ve başka bir sağlık nedeniyle bu tür uygulamalardan kaçınmanızı gerektiren bir durum yoksa sauna, hamam ve sıcak su torbası uygulaması yapabiliriz.
- Uyku, immün sistemin en büyük yardımcısıdır. Vücudumuzu kırgın hissettiğimizde dinlenmeyi artırmalıyız.
- Ateşimiz çok yükselmediği sürece hemen ateşi düşürmemeliyiz.

Longevity tedavi yaklaşımlarında, mRNA teknolojileri ve immünoterapi kullanılarak, yaşlı hücreleri işaretleyen ve bunları immün hücrelerce yok etmeye çalışan tedaviler üzerine çalışmalar sürüyor. Alzheimer'daki plakları işaretlemek ve eğitilmiş immün hücrelerce yok etmeye çalışmak ile yaşlanmış ciltteki yaşlı hücreleri yok etmeye çalışmak aslında aynı mantıktan yola çıkar. Yakında basit bir m-RNA yöntemiyle, yaşlı hücrelerimizden kendi immün sistemimizce kurtulmamız olası... Yani yaşlılık aşısını bulabilirler. Tıbbi mantık hep aynı çünkü; immün sistemi eğitmek ve ona hedefi doğru göstermek.

Bu konu nispeten yeni olsa da giderek artan bir öneme sahip... İmmün hücreler vücut dışına alınıp, tıpkı timüs eğitimi gibi, dışarıda düşmanları tanıyacak şekilde eğitilecek, çoğaltılacak ve sonrasında vücuda geri verilecektir. Ancak immünoterapi adı verilen tedaviler sadece kanser için değil; yaşlılık, Alzheimer gibi durumlar için de devreye girecektir.

Bize düşen görev, o güne kadar immün sistemin üzerindeki gereksiz yükü azaltmaktır. Bu gereksiz yük genellikle yiyeceklerin bağırsağa verdiği zararla başlar. Bağırsak mukozasında meydana gelen hasar immün sistemin yükünü artırır; çünkü iç derimiz olan mukozalar içeride bir bariyer oluşturur. Bu bariyer zedelendiğinde içeri sızan maddeler immün sistemi fazlasıyla zorlar ve sistemin erkenden yaşlanmasına neden olur.

Mukozalardaki Bağışıklığımız İçin Öneriler

Bağışıklık konusunda sizlere düşen görevleri kavrayabilmek için mukozalarımızın bağışıklıktaki önemini tekrar hatırlatmam gerekir. Mukozalarınızı bağırsaklarınızın iç yüzeyi, akciğerlerinizin iç yüzeyi olarak düşünebilirsiniz. Mukozalar iç sınırımızı oluşturur. Sınırda oldukları için bu sınır hattında güçlü bir immün savunma vardır. Çünkü dışarıdan gelebilecek tehlikelerin ilk defans hattındadırlar. Bu yüzden mukozalardaki immünitenin güçlü olması önemlidir. Mukozal immüniteyi, yani iç sınırlarımızdaki immüniteyi desteklemek için yapabileceğimiz pek çok şey vardır.

D Vitamini: D vitamini tüm hastalıklarda olumlu etkiye sahip temel sağlık belirleyicilerdendir. Mukozal immünitede de desteğini aşağıdaki şekilde gösterir:

- Mukozaların üzerinde "antimikrobiyal peptitler" adı verilen mikrop öldürücü maddeler vardır. Bu peptitler "katelisidinler, defensinler" gibi isimlerle de anılır. Bunlar doğal bağışıklığın bir parçasıdır. D vitamini, mukozalarda antimikrobiyal peptitleri artırır. Mesela ağız içi de mukozadır. Ağız içerisinde, dişeti epitelinde antimikrobiyal peptitler üretilir. D vitamini antimikrobiyal peptitleri artırdığı için ağız sağlığı ve diş çürüklerinde de kullanımıyla ilgili çeşitli araştırmalar vardır. Çünkü mukoza sağlığı ağızdan başlar.
- D vitamini bağırsaktaki otoimmüniteyi azaltır. Bunu da şu şekilde yapar: D vitamini mukozadan içeri giren zararlı bir maddenin immün sistemin askerlerinden dendritik hücreler (kısaca DC'ler) tarafından tutulmasına yardım eder. Dendritik hücreler zararlıları yakalayıp immün sistemin gerisine haber iletenlerdir. DC'ler zararlıyı lenfositlere bildirir. Lenfositler immün sistemin daha sofistike savaşçılarıdır. Bu haberle harekete geçerler. Ancak harekete geçtiklerinde bazen gereksiz uzamış savaşlar olur. İşte D vitamininin varlığı işin ileri safhalara uzamasını engeller. Dendritik hücre zararlıyı yakalayıp bağırsak mukozası altındaki bağırsağa ait lenfositik sisteme sunarsa konu uzayacak demektir. Dahası sunulan şey her zaman zararlı bir madde, zararlı bir bakteri olmayabilir. Bu; yiyecek proteinleri de olabilir, dost bakteriler de. Lenfositlere sunulduğunda masumlar da tehlikeli algılandıkları için T lenfosit saldırısı başlar. Eğer bu saldırı bir yiyeceğe karşı boşuna yapılmışsa, saldırı sebebiyle bağırsak mukozası da yok yere hasarlanır. Öyle ki iş sızdıran bağırsak teşhisine kadar

ilerleyebilir. D vitamini burada dendritik hücrelerin daha sakin kalmalarını, her yakaladıklarını gidip T lenfositlere sunmamalarını sağlar. Dendritik hücreler yiyeceklere daha toleranslı olur. Bu tip DC'lere "tolerojenik DC", yani "toleransı yüksek DC" denir.

- D vitamini aynı zamanda T lenfositlerin orta yol bulucusu olan T regülatörleri de artırır. T regülatörler, yiyeceklere tolerans göstermemizi sağlar. Barış yanlısıdırlar.
- Bağırsak epiteli hücrelerinin üzerinde D vitamini reseptörü vardır. Bu reseptörün azalması bağırsak sızdırması, kolit gibi rahatsızlıkları, bağırsak inflamasyonunu artırır. D vitamini miktarı arttıkça söz konusu reseptör sayısı da artar. D vitamini arttıkça mukozal inflamasyon azalır.

Kolostrum: Mukozal bağışıklık denince kolostrum da akla gelmelidir. Kolostrum, anne sütünün çok önemli bir bileşenidir ve her memelinin bağışıklık sisteminde önemli rol oynar. Kolostrum üretimi laktasyona başlandıktan sonra iki-dört gün sürer. Amacı zaten bebeğin immün sistemini güçlendirmektir.

Yeni doğana pasif bağışıklık sağlayan antikorlar bakımından zengin olan kolostruma "ağız sütü" de denir. Kolostrum, doğumdan sonra meme bezinin ürettiği ilk salgıdır, olgun sütten farklıdır; çünkü süte göre daha yüksek konsantrasyonda proteinler, immünglobulinler, vitaminler, mineraller, bakterisitler (laktoferrin, lizozim ve laktoperoksidaz) ve büyüme faktörleri içerir. Kolostrumda yer alan IgG, IgM ve IgA değerlerinin normal sütten yüz kat daha fazla olduğu ortaya konmuştur. İçindeki IgA immünglobulini bebeğin ağızdan başlayarak tüm mide-bağırsak mukozasını koruyacak olan immünglobulindir. Anne sütünden gelen IgA hemen bu bölgeleri kaplar ve korumaya başlar.

Kolostrumun tarihçesine baktığımızda, Hindistan'da binlerce yıldır çeşitli hastalıklar için sığır kolostrumu kullanıldığını görürüz. On sekizinci yüzyılın sonlarına doğru Batı tıbbı da kolostrumla ilgilenmeye ve onu potansiyel sağlık yararları için incelemeye başladı.

Sığır kolostrumu insanlar tarafından yüzyıllardır tüketilmekte olup insanda gıda takviyesi olarak faydalarını değerlendirmek amacıyla çeşitli çalışmalar yapılmıştır. Sonuçlar, kolostrumun bağışıklığın yanı sıra mide-bağırsak sağlığına, solunuma, kronik inflamasyona ve kemik sağlığına faydalı olduğuna işaret eder.

Penisilinlerin kullanılmasından önce de antibiyotik amaçlı olarak hekimler tarafından kullanıldığı görülür. Dokuların onarımında ve bağışıklığı artırmada kolostrumun güvenli ve etkili olduğu bilinmektedir.

Kolostrum immünglobulinleri büyüme faktörlerini, antikorları, vitaminleri, mineralleri, enzimleri, amino asitleri farklı mikroorganizmaların saldırısına ve çevresel toksinlere karşı vücudu hazırlayan özel maddeleri içerir.

Kolostrum alındıktan sadece birkaç saat sonra immüniteyi güçlendirir. Üst solunum yolu hastalıklarının şiddetini azaltır, mukozal korumayla ishali ve bağırsak sızıntısını azaltır. Sporcular, özellikle ağır antrenmanlardan sonra immün sistemlerini güçlendirmek ve hastalanmamak için kolostrum takviyesi alır.

Probiyotikler: Probiyotiklerin, yani dost bakterilerimizin mukozal bağışıklıkta hem doğrudan hem de dolaylı etkileri vardır. Direkt etkiyle zararlı bakterilerin bağırsak mukozasına yapışmasını engellerler.

Dost bakteriler yiyecekleri kapıp kötülere besin bırakmamaya çalışır. Dost bakterilerin kendi öldürücü "bakteriosin" denen maddeleri de vardır. Bunlarla kötü bakterileri öldürebilirler.

Dost bakteriler, yiyecekleri sindirmemize yardım eder. Gıdaların daha küçük parçalara ayrılmasını sağlayarak yiyeceklerin zararlı algılanmasını engeller. İyi sindirilmemiş besinler mukozadaki immün sistemi dürtebilir. Sindirimin iyi olması gerekir. İşte bağırsak bakterileri buna yardımcıdır.

Dolaylı etki olarak ise probiyotikler yukarıda bahsedilen toleranslı DC'leri artırır, mukozadaki savaşı azaltırlar. İyi huylu T regülatör lenfositlerini artırırlar.

Bağışıklığı Yaşlandırmamak İçin Çok Basit 21 Öneri

Şarkı söyle: Şarkı söylerken ses telleri titreştikçe hemen yakınındaki vagus sinirine masaj yapar. Vagus siniri bağırsaktan beyne giden, "parasempatik sistem" dediğimiz stres karşıtı sistemimizi çalıştıran sinirdir. Vagus sinirinin aktif olması bizi hücresel anlamda bir iyileşme moduna sokar. Nitekim vagus sinirine dışarıdan elektrikli uyarı verilerek yapılan çalışmalar bu uyarının iyileşme hızını artırdığını ortaya koymuştur.

Beyin-bağırsak ilişkisinde vagus sinirinin beyne taşıdığı sinyaller stresli olup olmamamızdan etkilenir. Stres arttığında sempatik sistem aktive olur. Sempatik sistem demek, hücresel düzeyde bir tür gerginliktir; "savaş ya da kaç" modumuzdur. Bu hâldeki immün sistem daha dengesizdir. Hem savaşırken hem de savaş sonrası iyileşmeyi yaparken daha başarısızdır. Örnek verelim: Gece mutlu mesut yatağımıza gireriz, kötü bir rüya görüp ertesi gün uçuk çıkarırız. Yani rüyadaki sahte stres bile sempatik sistemimizi aktive edip hücreleri "savaş ya da kaç" moduna sokabilir. Bu esnada immün dengesizlik olunca bu kadarcık fırsatı bile kaçırmayan herpes virüsü hemen dudağımızda çoğalabilir.

Bu sebeple bir saat şarkı söylemek lökositleri, sevgi hormonu oksitosini artırır; kortizolü düşürür. Konuya şarkı söylemek olarak diye girdim ama tüm iyi hissetme hâlleri bizi gevşetir, parasempatik sistemi aktive eder. İmmüniteyi dengeli ve güçlü tutar.

Meditasyon yap: Meditasyonun sağlığa iyi gelmesi yine sempatik sistemden parasempatik sisteme geçmemizi kolaylaştırdığı içindir.

Kahkaha at: Kahkaha atmak timüsü güçlendirir. Timüs organcığımız çocukken aktiftir. Büyüdükçe içi yağ bağlar, etkisi azalan bir organcık olur. Oysa timüsün bağışıklıkta önemli bir rolü vardır. Timüs; virüsler ve kanser hücreleriyle savaşan temel bağışıklık askerlerimizden T lenfositlerin eğitim okuludur demiştik. Tüm T lenfositleri vücuda dışarıdan gelebilecek virüsleri nasıl tanıyacaklarını, vücudun kanserleşmiş hücrelerini nasıl fark edeceklerini burada öğrenir. Daha da mühimi, bu işleri yaparken kendi dokularımıza saldırarak otoimmün hastalıklara sebep olmamayı da yine burada öğrenir. Bitmedi; polen gibi zararsız dış etkenlere tepki vermemeyi de yine burada öğrenir. Görüldüğü üzere, etkin çalışma süresi kısa olsa da timüsün verdiği eğitim kritiktir. İşte kahkaha atmak timüsü titreştirir. Kahkahanın, vücuttaki stresi azaltması da ayrıca bağışıklık desteğidir.

Öğlen yemeğini dışarıda ye: Bu sayede gün ışığının yoğun olduğu, D vitamini alabileceğin saatleri kaçırmamış olursun.

İroniktir ki hepimizin uzun aylar evlerde kaldığı dönem ile D vitamininin bağışıklıkta ne kadar önemli olduğunu öğrendiğimiz dönem aynı zamana denk geldi. Her birimiz doktorlarımızın tavsiyesiyle D vitamini seviyemizi takviye alarak yükselttik. Ancak D vitaminini orijinal kaynağından, yani güneşten alabileceğimiz dönemi kaçırmamalıyız. Yaz boyu, şayet bir ofiste çalışıyorsak, öğlen saatlerinde yemek molalarında biraz da güneşle doğrudan temas etmeyi ihmal etmemeliyiz.

Sarımsağı artır: Sülfürlü besinler viral savunmanın destekçisidir. Biz virüslerle savaşırken bazı savaşçı hücrelerimizi kullanırız. Makrofajlar bunlardan biridir. Makrofajlar virüsü yiyerek onu içinde yok eder. İçinde virüs olan makrofaj, onu öldürmek için nitrik oksit adı verilen maddeden kendine nitrojen radikalleri denilen bir silah yapar. Bu silah etkili bir öldürücüdür. Ancak bu öldürücülüğünden kendi kendisini koruması gerekir. Yani makrofaj, virüsü öldüren silahla kendisini vurmamalıdır. İşte bunu vücut, "tiyoller" adı verilen özel bir temizlikçi ekiple sağlar. Konu burada sarımsağa şöyle bağlanır; bu temizlikçi tiyolleri artırmak için sülfürlü besinler gerekir. İşte sülfürlü besinler grubuna giren sarımsak, soğan, brokoli, karnabahar gibi besinler temizlik desteği sağlarlar.

Sabah rutinini değiştir: Bugünden itibaren sabahları gün doğarken kalkıp gün ışığını gör ki sirkadiyen saatlerin kurulsun. Hatırlayalım. Sirkadiyen sistem tüm hücreleri etkiler. Her hücrede bir iç saat vardır. Bağışıklık sistemi hücreleri de sirkadiyen işleyişe göre çalışır. Güneşe bağlı gün döngüsünü bozarsak bağışıklık düşer. Bunu en kolay gece vardiyasında çalışanlarda veya saat farkı çok olan ülkelere seyahatlerde fark ederiz. Bu şekilde iç saatlerin geçici olarak bozulması bile bizi viral enfeksiyonlara karşı daha savunmasız yapar.

Seyahat edip gece vardiyası çalışanı olmadık belki ama çoğumuzun uyku-uyanıklık düzeni şaştı. Çok geç saatlerde yatar olduk. Üstelik o geç saatlere kadar sahte ışıklara, yani TV ve cep telefonu ışıklarına maruz kaldık. İşte bu sahte ışık bizim sirkadiyen ritmimizi her bozduğunda aslında immün sistemimizin dengesini de bozdu. Tekrar iç saatlerimizi kurmalıyız.

Kırmızı ışıkta otur: Geceleri ışıktan kaç, elektroniklere saat 20.00'den itibaren bakma. Parlak ışıkları söndür. Yani sirkadiyen iç saatini gece de kur. Kırmızı ışık, mavi elektronik ışıkları kadar sirkadiyen ritmi bozmaz.

Ayakkabını çıkar: Dünyayla temas kur. Toprağa bas. Ağaca sarıl. Negatif elektron yükünü artır. Vücut olarak bol negatif yüklü olmak, immün sistem için pozitif bir durumdur. Çünkü yukarıda anlattığım parasempatik sistemde olmamızı sağlar.

Yemek ocağının ısısını kıs: Yiyeceklerini çok uzun sürelerde, kısık ateşte pişir; haşlama yap, buharda pişir. Gıdaları çiğ tüketme alışkanlığını artır. Yüksek ısıda pişirerek en güzel gıdayı gıda hâlinden çıkarıp onu immün sistemini dürten bir yabancı hâline sokma.

Doğal hâliyle vücuda giren gıdaları immün sistem tanır, onlara tolerans gösterir, tepki vermez. Ancak çok yüksek ısıda pişince o gıdanın yapısı değişir, vücut için "antijenik" olabilir. Antijenik özellikler, bağışıklık sisteminin tepki vermesine neden olan özelliklerdir. Doğal hâliyle o besin sorun çıkarmaz ancak fazla işlenmiş hâli onu neo-antijene çevirir, yani antijen değilken yeni bir antijene. Çoğu besinle derdimiz onların işlenerek doğal hâllerinden uzaklaştırılıp birer neo-antijen hâline getirilmeleri ve immün sistemin buna tepki vermesindendir.

Lokmamatik al: Çiğnerken lokmalarını say. Kaç lokma yediğinde kimsenin gözü yok ama bir lokmayı kaç kere çiğnediğin yediklerini neo-antijen yapmamak adına mühim bir detaydır. Çünkü yeterince sindirilememiş besinler de neo-antijen hâline gelebilir. Unutmayın; sindirimin amacı bir besini en küçük hâline dek parçalayabilmektir. Mide, pankreas hep bu işle görevlidir. Ama biz az çiğnersek onlara çok iş kalır ve belki de iş tam anlamıyla bitmeden gıda içeri kaçar. İşte sindirilmemiş o gıda da neo-antijen olarak immün sistemin tepki vermesine yol açar.

Mide asidini yemek yerken artır: Yemeğine bol limon koy ki neo-antijen yapma. Çoğumuzun mide asidi eksiktir. Üstelik çoğunlukla çiğnemeden yutarız. Doğal olarak mideye biraz destek için bol limonlu veya elma sirkeli yemekler tüketmek bize sindirimde yardım eder.

Ağzını kapa: Gece nefesini ağızdan alıyorsan ve burnunda sorun yoksa ağzını bantla. Nitrik oksit üret. Nitrik oksidin virüslerle savaşta, silah yapımında kullanıldığını anlatmıştım. İşte kolay nitrik oksit üretme yolu burundan nefes almaktır. Çoğumuz ağzımız açık uyuyarak az nitrik oksit üretiriz. Mesela ağızdan nefes alan çocukların daha sık üst solunum yolu enfeksiyonuna yakalandığı bilinir. Gerekirse ağzı bantlamak, burun nefesi almaya çalışmak gerekir.

Soğukta uyu: Yatak odasının camını arala, oda ısısını düşür. Gece soğukta uyumak uyku verimini artırır. Verimli uyku, iyi bir bağışıklık demektir.

Gözüne uyku bandı tak: Uyurken ışığını kes. Ve mümkünse çıplak yat. Karanlık, uykunun ve melatoninin en önemli şartıdır. Yine çıplak yatmak da çoğu kişide uyku verimini artırır.

Sabah ensene soğuk duş tut: Bu, immün sistemini güçlendirir. Yapabilirsen kısa süreli olarak buz dolu bir küvete gir. Kısa süreli soğuk uygulaması tüm dünyada, özellikle sporcular ve ünlüler arasında çok yaygındır. Soğuğu sevmeseniz de bunca sporcu ve ünlünün bir bildiği vardır diye düşünüp motive olabilirsiniz.

Hamama gir: Arada bir de saunaya, hamama gidip vücudu ısıt, bağışıklığın ateşin var sanıp artsın. Sauna önerisi kış için uygun bir destektir. Yazın bunu güneşlenerek yapabiliriz. Vücut kısa süre için ısındığında bunu ateşlenme sanarak lökosit sayısını artırır. "Hipertermi" denen yöntem ise çok daha yüksek ısıda vücudun ısıtılmasıyla kanser tedavisine destek amacıyla uygulanan bir yöntemdir. Özetle, soğuk gibi sıcağın da bağışıklıkla ilgisi vardır. Kısa süreli olarak uygulandığında her ikisi de etkilidir.

Aç kal: Hasta olduğumuzda sağlıklı beslenemiyorsak, sağlıklı beslenme alışkanlığımız yoksa yememek daha iyidir. Fark etmişsinizdir, vücut zaten hastalıkla beraber iştahsızlığı getirir. Aç kalmak önerisine gece açlığını da eklemeliyiz ki bu sürede vücuttaki tüm eski hücrelerden otofaji ile kurtulalım.

Bitkisel lifli beslenmeyi artır: Bakterilerini besle. İyi bakteri bolluğu iyi bir bağışıklık demektir.

AYŞEGÜL ÇORUHLU

Sporu gündüz yap: Saat 18.00 sonrasında ağır spor yapma. Çünkü geceleri hücresel olarak dinlenme ve tamir moduna geçmemiz gerekir. Ağır sporlar kortizolümüzü artırır.

Gençlik hırsızı ol: Sağlıklı kişilerin ve senden daha gençlerin florasından kapabilmek için onlarla vakit geçir. Kalabalık aile çocuklarının daha sağlıklı bağırsak floraları olduğunu biliyoruz. Sağlıklı kişilerle vakit geçirmek sağlık verir.

Stresini azalt: Stresini azaltmak için kendine en uygun yöntemi bul; seyahat, masaj, müzik, kedi köpek sevmek, meditasyon, yürüyüş. Böylelikle her şeyi bozan, tüm otoimmün hastalıkları dürten, stresin coşturduğu sempatik sisteminin kapatma düğmesine basarsın.

KAS YAŞLANMASI VE LONGEVITY

Kas kütlemiz vücut ağırlığımızın büyük bir bölümünü oluşturur. Ölçüm cihazları ile kas-su-yağ oranlarını ölçtürenler kas yüzdesi kavramına aşinadır. Ancak ölçmeye gerek olmadan aynaya bakarak da karnımızda sallanmaları, içi boşalmış kol ve bacaklarımızı görebiliriz.

Yaşla beraber kas kitlemiz azalmaya başlar. Beslenmemizde protein alsak da bu proteinler kaslarımızı korumaz. Spor yaparız ancak yine de kaslarımız gençliğimizdeki hacimli hâline kolay dönmez.

Tıbbi adı "sarkopeni" olan kas kütlesi kaybının en önemli tetikleyicisi yaşlanmadır. Kanserlerde, kalp ve böbrek hastalıklarında sıklıkla görülür. Peki, yaşla ilerleyen kas kaybının, daha doğrusu yaşla "yeni kas yapmanın zorlaşmasının" sebebi nedir? Burada öncelikle kası değil, kas hücresini konuşmalıyız. Kas hücreleri neden yaşlanmayla daha az yenilenir, neden daha az çoğalır?

Vücutta, büyütücü ve çoğaltıcı hormonlar ve hormon benzeri maddelerimiz bulunur. Büyüme hormonu ve onun çok benzeri olan IGF-1 maddesi bu grupta başı çeker. Adolesan dönemde bu hormonlar çok yüksektir. Kasları geliştirmek için kas hücresine uyarı gönderirler. Bu hormonların miktarı yaşla azalsa da yine de tamamen ortadan kaybolmaz ancak mevcut miktarları gençlik dönemindeki gibi çalışmaz.

Kas hücresinin çoğalma hâline "anabolik durum", kas hücresinin kaybına ise "katabolik durum" diyelim. Kas hücrelerini anabolik yapıya sokabilmeliyiz ki çoğalabilsinler. Kas hücresinin çoğalıp gelişmesi için protein ve hammaddeler gerekir. Hammadde olarak besinlerle proteinleri oraya yolladığımızı kabul ederek başlayalım. Peki, bir protein eksikliği durumumuz yokken kas hücreleri neden anabolik faza geçmez?

Sahnede Bir Tanıdık: İnsülin

IGF-1'in çalışabilmek için bir yandaşı var, insülin. Zaten IGF-1'in açılımı "insüline benzer büyüme faktörü-1"dir demiştik. Neden adı böyledir; çünkü hücre üzerine etki ederken kullandığı sistem insülinin kullandığına benzer. İnsülin kas hücresine etki etmek istediğinde GLUT4 isimli bir kapıyı kullanarak glikozu içeri sokar. IGF-1'in kullandığı kapı da GLUT4'e yapıca çok benzer. Bu ikisi beraber kas hücre zarında kendi reseptörlerine emir verir. İnsülin içeri glikozu sokar, kas enerji üretir. IGF-1 etkisiyle de kas hücresi çoğalır. Tabii tüm bu süreç vücudun gençlik günlerinde olur.

İnsülin ve insülin reseptörü arasındaki uyumsuzluğa "insülin rezistansı" dendiğini anlatmıştım. İnsülin rezistansı varsa, kas hücresi kapısında artan insülin gidip IGF-1'in kapısını da kullanmak ister. Çünkü iki kapı da molekül olarak çok benzerdir. Böylece fazla insülin kastaki IGF-1 etkisini azaltır ve kasta büyüme azalır. Dahası kasa etki edemeyen IGF-1 ortalarda dolanıp büyütecek başka hücreler arar!

Peki, şimdi ne yapacağız? Dışarıdan büyüme hormonu mu alacağız, protein mi?

Kaslarımızın kaybı söz konusuysa iki şey yapacağız:

1. Diyabetmişiz gibi besleneceğiz.
2. Spor yapacağız.

Spor yaptıkça kas hücrelerinin insüline duyarlılığı artacak. İnsülinin kas hücresi üzerine etkisi arttıkça, yandaşı IGF-1'in de anabolik etkisi artacak. Diyabetmişiz gibi beslendikçe insülin rezistansımız azalacak. Az insülinle çok iş yapacağız.

İnsülin rezistansını azaltmak için ayrıca şunları yapabiliriz:

1. Akşam yemeğini erkenden yiyeceğiz.
2. Yemek aralarına geniş aralıklar vereceğiz.

Bu iki kural metabolik düğmelerinizi çalıştırır. Böylelikle insülin rezistansı azalır, kas hücreleri insüline duyarlı hâle gelir. İnsülin gereksiz çoğalıp gidip IGF-1'in kapısını kapamaz. IGF-1, kasları anabolik hâle sokar. Kaslar, biraz da egzersizle gençlikteki hacimlerine dönmeye başlar.

Tüm bu bilgiler ışığında görüyoruz ki kas hücrelerinin, gelişebilmek için, protein yemenin dışında başka şeylere de ihtiyacı vardır. Kaldı ki yaş ilerledikçe protein alımı başka hastalıklara davetiyedir.

Kilo Verirken Neden Kaslarımız da Erir?

Sağlıklı kiloda olmak, fazlalık yağlardan kurtulmak şüphesiz hepimizin arzusu. Ancak kilo vermek için yediklerimizi azalttığımızda sadece göbek ve kalça yağlarını değil; bazen kollarımızdaki, bacaklarımızdaki kasları da kaybederiz. İstemeden sarkarız. Peki, bu az yediğimiz için mi olur? Ya da proteini artırmak mı gerekir? Bakalım.

Hücreler neyi yakıt olarak kullanır?

1. Karbonhidrat
2. Yağ
3. Protein

Yukarıdaki sıralama normalde hücrenin öncelikli tercih ettiği yakıt sıralamasıyla aynıdır. Yani varsa önce şekeri, yoksa yağı (tükettiğimiz yağı veya göbekteki yağı) ve son olarak da proteini enerji fırınına koymayı seçer. Buradaki mantık şudur: Şeker, kolay yanan ucuz yakıttır. Yağ, güçlü enerji vericidir. Protein ise hiç kullanılmak istenmeyen, son durumda mecbur kalınan yakıttır. Sağlıklı çalışan hücre sistemimiz bu sırayı izler. Konu şu ki asla kolunuzdaki kasın proteinine yakıt olarak bulaşmak istemez.

Peki, proteinlerimizi niye yakıt olarak kullanıp kaybediyoruz? İşte cevap bu hibrit motorların esnekliğini kaybetmesinde yatar. Eğer ortada şeker yoksa ve motor yağ yakmaya hızlıca dönemeyecek kadar esnekliğini kaybettiyse... Yakıt seçeneği protein olur.

Okuduklarınız ışığında muhakkak bir yerlerden duyduğunuz şu cümle artık size makul gelmeye başlar; "Karbonhidratları kesersen kas kaybedersin." İşte bu cümle ancak metabolik esnekliğini kaybetmiş hücreler için doğrudur.

Diyet yaptığımızda öncelikle şekerle birlikte, kalorisi yüksek diye yağı da keseriz; proteini artırırız. Bu durumda isteriz ki göbek yağlarımız yakılsın ama kaslar kalsın. Ancak şayet hibrit motorlar metabolik esnekliğini kaybetmişse, siz şeker tüketmeseniz dahi gidip göbeğinizdeki yakıtı kullanmaz. Şeker yoksa yerine protein olarak özel bir amino asidi yakmayı seçer. Bu proteinin adı "glutamin"dir. Glutamin vücutta çok fazla bulunur. Özellikle de kasların içinde... Glutamin ve glikoz benzer metabolik yolu kullanır: Yağ düğmen çalışmıyorsa şekeri kesince devreye kaslarındaki glutamin girer ve kas kaybı yaşanır.

Demek ki öncelikle proteini yeterince tüketip tüketmediğimize veya şekeri tam olarak kesip kesmediğimize odaklanmak yerine, motorlar arası hızlı geçişi düzeltmeyi hedeflemeliyiz.

Protein yerine yağ yakmayı devreye sokmanın en kolay ve hızlı yolu, zaten en aktif çalıştığı zamanda onu desteklemektir. En aktif ise geceleri uykuda açken çalışır. O zaman biz akşam yemeği faslını en erken saatte keserek bu düğmenin aktifliğini hızlandırabiliriz. Böylece yatarken yağlarımızı yakar, kaslarımızı koruruz. Bunu başarınca gündüzleri daha fazla yağ ağırlıklı beslenirsek motorların gündüz de yediğimiz yağdan kullanmasını sağlar, kaslara bulaşmasını engelleriz.

Toparlarsak; kilo verme çabalarında kas kaybını önlemek istiyorsak gündüzleri yağ oranı yüksek, protein miktarı orta düzeyde olan besinler tüketmeli ve şeker alımını kısıtlamalıyız. Ayrıca akşamları yemeği erken saatte kesip aç yatarak tüm gece ve gündüz boyunca vücudumuzun hibrit motorlarının yağ yakma düğmesini çalıştırırız.

Unutmayalım ki kanser hücreleri de enerji sağlamak için şeker yerine glutamini kullanır. Bu nedenle kanser kaşeksisi, yani kanserde kas kaybında da bu mekanizmanın rolü büyüktür.

* * *

Burada odağımız, yaşlanmayla birlikte kas hacminin azalmasını anlamak için meseleye diyet açısından yaklaşmaktı. Çıkarmamız gereken nokta, şayet siz henüz genç yaşlardayken kilo verme çabalarınızda kas kaybı yaşıyorsanız bu zannettiğinizden daha hızlı yaşlandığınız anlamına gelir.

Yaşlılıkta "sarkopeni" olarak adlandırılan kas kaybının sebepleri üzerine pek çok çalışma yapılıyor. Bu aslında başlı başına bir Longevity araştırma konusudur.

Pek çok Longevity doktoru, spor merkezli yaşam tarzına sahip kişilerde kasın yaşlanmaya oldukça direneceğini düşünüyor. Bu düşünce bir yere kadar doğrudur ancak ben bunun abartıldığını düşünüyorum. Egzersiz başlı başına bir Longevity silahıdır. Ama kas miktarının artmasıyla doğru orantılı olarak gençleşildiğini düşünmek biyokimyada tam anlamıyla karşılık bulmaz.

Kasların yaşlanmayla azalması konusu, Longevity dünyasında gen tedavilerinin bir diğer hedef noktası hâline geldi. Girişte de bahsettiğim üzere, gen tedavileri ile yakın gelecekte kas geliştirmek için spor yapmaya gerek kalmayacak gibi görünüyor.

STRES VE LONGEVITY

"Biyolojik yaş stresle artar ve iyileşme ile geri yüklenir."

Bu başlık *Cell* dergisinde yakınlarda yayımlanan bir çalışmanın başlığı... Söz konusu çalışmada; biyolojik yaşlanmanın strese bağlı olarak hızlandığı ve stres faktörü ortadan kaldırılınca yaşlanma hızının tekrar eski hâline döndüğü anlatılıyor. Diğer bir deyişle, vücutta stres oluşturan durumun yarattığı yaşlanma hâli hücre düzeyinde, TV kumandanızdaki filmi hızla ileri sarma tuşuna (*fast forward*) basmak gibidir ve stres ortadan kalktığında akış normal hızına döner. Görüyoruz ki yaşlanma bu şekilde ileri ya da geri hareket ettirilebilir.

Dahası biyolojik stres hâli bizim anladığımız klasik stresten daha kapsamlı bir konudur. Yukarıdaki çalışmada psikolojik değil, biyolojik stresler incelenmiştir. Enfeksiyonlar, büyük cerrahi operasyonlar da vücut için birer biyolojik strestir. Bu sebeple çalışmada insanlarda ve/veya farelerde büyük cerrahi operasyon, hamilelik sırasında biyolojik yaştaki geçici değişiklikler de tespit edildi. Bu çalışmaya ait verilere göre; biyolojik yaşın, çeşitli stres biçimlerine tepki olarak hızla arttığı ve stresten kurtulmayla tersine döndüğü görüldü.

Söz konusu çalışma şu şekilde neticelendiriliyordu: Biyolojik yaşın, strese tepki olarak nispeten kısa zaman dilimlerinde artabileceğini bulduk ancak bu artış geçicidir ve stresten kurtulmayla başlangıç çizgisine doğru eğilim gösterir.

Stres ve yaşlanma arasındaki ilişki son yıllarda birçok araştırmacının ilgisini çekmekte. Stres vücutta birçok fizyolojik değişikliğe neden olan bir durumdur. Stres hormonlarından başta kortizolün, stres durumunda yüksek seviyelerde salgılanması vücuttaki birçok sistemi etkiler. Bu, kısa süreli olmalıdır. Ancak uzun süreli ve kronik stres vücutta birçok fizyolojik değişikliğe neden olabilir. Yaşlanmanın hızlanması işte bu etkilerin toplamıdır.

Stresin yaşlanma üzerindeki etkisi kortizol hormonunun yıkıcı etkisine bağlıdır. Kronik stres, kortizol hormonunun sürekli yüksek seviyelerde salgılanmasına neden olur. Kortizol hormonu kas kitlesinde kayba, bağışıklık sisteminin zayıflamasına, kemik yoğunluğunda azalmaya, kan şekeri düzeyinde artışa, kolesterol seviyesinde artışa ve hipertansiyona neden olabilir. Bu faktörler de yaşlanma sürecinin hızlanmasına neden olur.

Yaşlanma sürecinde kortizol seviyesi yavaş yavaş artar. Bu, stresle başa çıkmak için gerekli olsa da, yaşlanmayı da hızlandırabilir. Kortizolün yüksek seviyeleri hücrelerin ve dokuların hasar görmesine ve hatta ölmesine neden olur.

Yaşlandığımızı en çok anladığımız yer aynalar olduğuna göre, dış görüntüde kas kaybı, cilt yaşlanması ve kilo alma stresin hızlı yaşlandırdığını anlamak için şimdilik yeterlidir.

Peki, stres bize neler yapar?

Kronik stres kas kaybettirir: Kortizol, katabolik bir hormondur; kas dokusunun yıkımını uyarır ve enerji üretmek için amino asitleri serbest bırakır. Bu, açlık veya uzun süreli egzersiz gibi durumlarda normal bir fizyolojik tepkidir. Ancak kronik yüksek kortizol düzeyleri kas dokusunun sürekli yıkılmasına ve yenilenememesine neden olabilir. Kortizol ayrıca kas dokusunda protein sentezini azaltabilir ve kasların daha az protein üretmesine neden olabilir. Yüksek kortizol düzeyleri, kasları korumak için önemli olan testosteron ve büyüme hormonu gibi anabolik hormonların salınımını da azaltabilir. Ayrıca insülin direncini artırır, bu da kas hücrelerindeki glikozun kullanımını engelleyebilir. Kas dokusunun enerji kaynağı olarak kullanılan glikozun yetersizliği kas kaybına neden olabilir.

Kronik stres cildi yaşlandırır: Kortizolün aşırı üretimi cilt üzerinde olumsuz etkiler yaratabilir. Kortizol, vücutta inflamasyonu baskılayarak bağışıklık sistemini etkiler. Bu nedenle ciltteki enfeksiyonların tedavi edilmesi daha uzun sürer ve iyileşme süreci yavaşlar.

Kortizol, cildin nem dengesini etkileyebilir ve cilt kuruluğuna neden olabilir. Cilt bir bariyer görevi görür ve kuruluk bu bariyerin işlevselliğini azaltabilir. Bu da çeşitli cilt problemlerine, özellikle de cilt incelmesine yol açar.

Kortizol, cildin elastikiyetini de etkileyebilir. Elastin ve kolajen proteinleri cildin esnekliğini ve sıkılığını sağlar. Kortizol seviyeleri yükseldiğinde bu proteinlerin üretimi azalabilir ve cilt incelmesi, kırışıklıklar ve sarkmalar gibi yaşlanma belirtileri ortaya çıkar.

Ayrıca kortizol, ciltteki yağ üretimini artırabilir. Bu da akne gibi cilt problemlerinin ortaya çıkmasına neden olur.

Kortizolün cilt üzerindeki etkileri aynı zamanda ciltteki pigmentasyonu da etkileyebilir. Kortizol seviyeleri yükseldiğinde ciltteki melanin üretimi azalabilir. Bu nedenle cilt rengi açılır ve ciltte lekeler oluşur.

Kronik stres yağlanmayı artırır: Kortizol, stresli durumlarda vücudumuzdaki enerjiyi artırmak için bir dizi etki gösterir. İlk olarak, karaciğerimizdeki glikojen depolarından glikoz salınımını artırır. Kan şekerinin yükselmesi insülin seviyelerinin artmasına ve insülin direncinin oluşmasına yol açabilir. Aynı zamanda kortizol, yağ hücrelerinde yağ birikimini artırarak kilo alımına sebep olabilir. Kortizol ayrıca iştahı artırır, bu da daha fazla yemek yeme ve kilo alımına neden olabilir. Glikoz olmayan kaynaklardan da glikoz deposu yapar. Glikoz olmayan kaynaklara örnek olarak kaslarımızdaki proteinleri verebiliriz. Kortizol, kaslardaki proteinleri parçalayıp karaciğerde onlardan da glikoza dönecek depolama yapar. Amaç hep koşup kaçmak için yüksek enerji kaynağı olarak şekeri kanda yüksek tutmaktır.

Peki, kortizolün etkilerini azaltmak mümkün müdür?

Kortizolün Etkilerini Azaltma Yolları

- Kortizol yüksekliği kan şekeri artmasıyla sonuçlanacaksa biz şekerli ve unlu gıdaları tüketmeyerek onun işini zorlaştıralım.

- Kortizol kaslarımızın proteinlerine saldıracaksa biz egzersizle onları koruyalım.

- Kortizol insülin rezistansını artıracaksa azaltmak için bitkisel bazlı beslenelim.

- Kortizol üretimi vücutta C vitamini kaybettirir. Bol C vitamini içerikli besinler tüketelim.

- Kortizolün kaynağı stres ama o stres biyokimyasal sebepli de olabilir. Mesela geç saatte uyumak, stresten ziyade partileme sebepli de olsa, uyku saatinin geç olması vücut için bir strestir. Bu sebeple saat 23.00'te uyumuş olalım.

- Beyinde inflamasyon varsa bu da vücut için bir strestir. Beyinde inflamasyon nasıl oluyordu; kan ve beyin arasındaki bariyer sağlam değilse. Kan-beyin bariyerini korumak bağırsak bariyerini korumak ile aynı şeyi gerektirir: Glutensiz, süt ürünü azaltılmış, unsuz şekersiz gıdalarla beslenmek.

- Beynin yağlı bir organ olduğunu hatırlayalım. Tüm beyin hücre çeperlerinde omega 3, yüksek DHA varsa bu hücrelerde inflamasyon daha az olur. Zaten iyi yağları tüketmek stres için de depresyon için de önerilir.

- Beyni sakinleştirmek için magnezyum da anlamlıdır.

Diyelim ki bir şeye çok sinirlenip kortizolü bolca ürettik; o kortizol sürekli aynı miktarda kanda dolaşmaz, yarılanma süresi vardır. Üretilen kortizolden bizi kurtaran elbette karaciğerdir. Detoksifiye ederek kortizolü vücuttan atar. Bu atım işleminde kullandığı yola biz de destek versek fena olmaz. "P450 detoks yolu" isimli bu yola da brokoli, karnabahar, enginar gibi zaten karaciğer sağlığına iyi geldiği bilinen besinler destek verir.

Sirkadiyen Kortizol

En önemli konuyu en sona sakladım. Bu konu bence en önemli kronik kortizol üretimi sebebidir.

Kortizol hakkında belki de ilk öğrenmemiz gereken şey onun ritmik hâlidir. Kortizol sirkadiyen salgılanır, yirmi dört saat içinde farklı saatlerde farklı salınması gayet normaldir. Sabah uyanmadan hemen önce kortizol piki olur. Zaten bizi uyandıran da bu piktir. Akşama kadar giderek azalır. Derin uykuda ise minimum seviyededir. Sabah gün ışığı kortizolü artıran, gece karanlığı kortizolü azaltan şeydir. Bu durum genler düzeyinde ayarlıdır. Ancak psikolojik stresimiz yokken de bazı yaşam tarzı hatalarımızla metabolik stres yarattığımızda yine kortizol yükselir.

Yanlış zamanda yanlış kortizol salınımı yapması için vücudu âdeta zorluyoruz. Karşılığında da gerçekten, bir stresimiz olmasa da, yanlış zamanda salınmış kortizolümüzle sürekli gergin oluyoruz. Ne demiştik; bizler geç kalkarak, gün ışığıyla gün boyu temas etmeyerek, gece parlak ışıklar altında geç saatlere kadar ayakta kalarak yaşıyor, kortizolü artırıyoruz. Kortizol o saatte kan şekerini olabildiğince yukarı çekiyor. Demek ki gece geç yatan kilo alıyor.

Strese ve kortizole karşı elimizdeki en büyük güç ise anti-stres sistemini aktive etmek... Bu sistemin adı da vagus aktivasyonu.

Sinirlerinize İyi Gelecek Sinir: Vagus

Vücuttaki en uzun sinir olan vagus "onuncu sinir" olarak da adlandırılır. Beyin ve iç organlar arasında haberleşme sağlayarak beynin vücutta ne olup bittiğinden haberdar olmasını sağlar. Boğazdan geçer, akciğerlerden devam ederek tüm sindirim sistemine ulaşır. Bir sürü yan dalı vardır. Bu yan dallarla çok sayıda iç organa ulaşarak, orada ne olup bittiği hakkında beyne bilgi verir. Beyinden gelen emirleri de bu organlara iletir. Bunu iki yönlü bir otoyol gibi düşünebilirsiniz.

Beyin vücutla, vücut da beyinle doğru iletişim kurmalıdır. İletişim yolları açık olmalıdır. Bunu sağlayan en geniş ve iki yönlü otoyol vagustur. Vagus sinirinin sorumlu olduğu işlerden bazıları şunlardır:

- Yutma
- Geğirme refleksi
- Nefes alma
- Kalp hızı
- Sindirimin yapılması
- Bağırsak hareketleri
- Mesane kontrolü
- İmmün fonksiyonlar
- Anti-inflamatuar etkiler
- Stres azaltılması

Vagus sinirinin beyinden gelen bilgileri bu organlara taşıyan inen kısmı ve bu organlardan beyne bilgi taşıyan çıkan kısmı vardır. Özellikle çıkan kısmın iyi çalışması, bahsi geçen tüm organlar için çok önemlidir.

İyi çalışan bir vagus siniri mutluluğa çıkış biletimizdir. Depresyon ve anksiyeteyle gelen sindirim, hazımsızlık, gaz, kabızlık gibi başka sağlık sorunlarınız da olabilir. Bunların iyileştirilmelerini de yine vagus üzerinden yapabiliriz.

Pek çok yerde beyin-bağırsak bağlantısının önemiyle alakalı bilgilere rastlamışsınızdır. Bağırsak sağlığının iyi hissetme hâlimizde ne kadar önemli olduğunu da biliyoruz. Hatta denir ki bağırsakların mutluysa sen mutlusun, çünkü onlar ikinci beynimiz.

İşte hem bağırsaklarımızın hem de bizlerin mutsuz olma sebebi vagusun iyi çalışmamasıdır. Diğer bir deyişle, stresimizin fizyolojik izdüşümü, vagus sinirinin yeterli çalışmamasıyla ilgilidir.

Vagus Siniri İyi Çalışmazsa Ne Olur?

İyi çalışmayan vagus için birkaç örnek verelim:

- Vagus siniri yutmayla ilgili olduğu için yutma zorluğu yaşarız.
- Geğirme refleksiyle ilgili olduğu için bu refleksimiz azalır. Hatta vagusumuz iyi çalışıyor mu diye kontrol etmek için basit olarak "Gag refleksi" denen yöntem kullanılır ve boğazın bir cisimle dürtülmesiyle kusma refleksimize bakılır.
- Vagus siniri, derin ve rahat nefes almamızla ilgilidir. Vagus iyi çalışmazsa yüzeysel ve sık nefes alma gerçekleşir.
- Vagus siniri neredeyse sindirimin tamamından sorumludur. Midedeki sindirimden safra kesesinin ve bağırsaklarımızın çalışmasına kadar tüm sistem onun kontrolündedir. Vagus etkili çalışmadığında sindirim sorunları yaşarız. "Gastroparezi" denen sindirim ve boşaltım yetersizliği meydana gelir.
- Stresliyken vagusumuz daha az aktiftir.
- Verimli vagus aktivitesi olduğunda, strese sebep olan "savaş ya da kaç" sempatik sisteminin tam tersi etki oluşur. Ne demiştik; sempatik sistemin tersi, parasempatik sistemdir. Vagus siniri parasempatik sistemin parçasıdır. Sempatik sistem vücuda "savaş ya da kaç" emri verirken parasempatik

sistem ya da vagus devreye girdiğinde emir değişir; "savaş ya da kaç" yerine "dinlen ve sindir" emri verilir.

- Parasempatik sistem aktivitesini sağlayan vagus, stresli hâldeki yüzeysel ve sık nefesimizi derinleştirir. Kalp atım hızımızı düşürür. Tekrar sindirimin ve bağırsak çalışmasının başlamasını sağlar.
- Vagusun verimli çalışması anti-inflamatuar etki gösterir. Özellikle inflamatuar bağırsak hastalıklarında vagusu iyi çalıştırmak hastalığın azalmasını sağlar.
- Vagus immün sistemde de rol alır. Basitçe kötü sitokinleri azaltır.
- Vagusun devrede olması stresin yarattığı etkileri nötralize eder. Anksiyete ve depresyon azalır. Nitekim depresyon tedavisi için vagus siniri üzerinden bir tedavi yöntemi FDA tarafından onaylanmıştır. Bu tedavide küçük bir cihaz cilt altına yerleştirilir. Bu cihazla vagus sinirinin beyne giden çıkan koluna elektrik uyarısı gönderilir. Yaygın bir tedavi yöntemi olmasa da buradaki amaç, vagus sinirinin beyne iç organlar hakkında daha doğru bilgiyi iletmesini sağlamaktır.

Ancak bizim elimizde vagusumuzun doğal yollarla uyarılması için seçeneklerimiz bulunur.

Doğal Yollarla Vagus Sinirini Uyarmak

Meditasyon, yoga, egzersiz: Vagusun parasempatik aktivitesini artırır.

Şarkı söylemek ve omm sesi: Vagus, ses tellerinin yakınından geçer. Şarkı söylemek ve omm sesinin titreşimi vagusu olumlu etkiler. Vagus siniri ses tellerinize ve boğazınızın arkasındaki kaslara bağlanır. Şarkı söylemek, mırıldanmak ve gargara yapmak bu kasları harekete geçirir ve vagus sinirinizi uyarır. Bunu yapmak, vagal tonun bir ölçüsü olarak kalp atış hızı değişkenliğini artırabilir. Bu nedenle söz konusu uygulamalardan birini günlük rutininize yerleştirmek sağlıklı bir stres düzeyinin korunmasına yardımcı olabilir.

Derin nefes almak: Dakikada aldığımız nefesin sayısını, o nefesleri daha derin alarak azaltabiliriz. Sık sık ve yüzeysel nefes almak yerine derin ve sakin nefesler almak vagusu aktive eder.

Derin nefes alma: Vagus sinirinin sağlıklı işlevini harekete geçirmenin ana yollarından biri derin, yavaş yavaş yapılan karın solunumudur. Stresle karşılaştığımızda genellikle çoğumuz nefes almayı unutup nefesimizi tutma eğiliminde oluruz. Ancak nefesimizi tutmak, "savaş/kaç/don" tepkisini tetikler ve ağrı, sertlik, endişe veya korku hissini artırabilir. Stres veya acıdan uzaklaşmak için nefes egzersizlerini kullanarak odaklanmayı öğrenebilirsiniz. İnsan zihni her seferinde bir şeyi işler. Dolayısıyla nefesinizin ritmine odaklandığınızda stres kaynağına odaklanmazsınız.

Derin nefes alıştırması yapmak için burnunuzdan nefes alın ve ağzınızdan nefes verin. Nefes alışı yavaşlatın. Dakikada altı nefes almayı hedefleyin. Nefes alırken karnınızı ve göğüs kafesinizi genişletmeyi düşünün. Nefes aldığınızdan daha uzun sürede nefes verin. Nitekim gevşeme tepkisini tetikleyen nefes vermedir.

Yavaş, Uzun Süreli Nefes Verme: Nefes alırken diyafram kasılır ve düzleşir, bu hareket göğüs kafesinin hacmini artırır, basınç düşer ve akciğerlere hava girer. Göğüs kafesindeki hacim daha geniştir ve her nefes alışta kalbin boyutu biraz artar. Kalpteki kan basıncı da bir miktar düşer. Yine de kalbin vücutta aynı kan akışını sürdürmesi gerekir. Bu nedenle sempatik sinir aktivitesi kalp atış hızını giderek artırır.

Aksine, nefes verirken bunun tersi olur. Kalpteki kan basıncı yükselir. Bu esnada vagus siniri yükselen basıncı algılar. Vücudu, hızlanmayı azaltması ve freni artırması için tetikler. Böylece nefes verirken vagal ton artar.

Bu konsepti kullanarak nefes döngüsünü değiştirebiliriz; bunun için nefes verme süresi nefes alma süresinden daha uzun olmalıdır. Literatüre göre nefes verme süresi, nefes alma süresinin iki katı uzunluğunda olmalıdır. Nitekim yogada bu tür nefes uygulamaları yapılır.

Dakikada altı nefes alıp üç saniye içeri çekme, altı saniye dışarı verme şeklinde uygulama yaparak söz konusu sakinleştirici etkiden yararlanabiliriz.

Soğuk duş almak veya yüze soğuk su çarpmak.

Gülmek.

Masaj yaptırmak

Sağlıklı beslenmek: Burada bağırsak sağlığı için bol lifli beslenmeliyiz. Lif yemek beyne giden vagus uyarısını artırır. Ayrıca bağırsaktaki bakteri topluluğunun kimlerden oluştuğu vagus sağlığı için önemlidir. Sağlıksız bağırsakların ve kötü bakterilerin mevcudiyeti, depresyondan Parkinson hastalığına uzanan bir genişlikte hastalık sebebidir.

Probiyotik almak.

Akşam açlığını içeren aralıklı açlık yapmak: Tüm yenilenme işleri gece açlıkta yapıldığı için böylelikle hasarlanmış vagusa iyileşme şansı veririz.

Ufka bakma: Vagal tonu artırmak için yapabileceğiniz basit bir uygulama doğada yürüyüş yaparken bakışlarımızla ufku taramaktır. Göz hareketlerine dayalı EMDR yöntemi, stresle baş etme yöntemlerinden biridir.

Kulak ovma: Vagus aktivasyonu için kulakları ovma önerilir. Bunun mantığı, dış kulağın vücutta vagus sinirinin periferik dalı gönderdiği yegâne yerlerden biri olmasıdır. Vagus siniri kulakta, kulak vagus siniri olarak yüzeye çıkar. Sakinlik hissini yaratmak için kulağı uyarırız ve sinir sistemimize geri sinyal göndeririz. Denemekten zarar gelmez.

Gargara yapmak: Yüksek ses çıkararak suyla gargara yapmalıyız.

Ayak masajı: Nazik ve sert dokunuşlarla vagus siniri uyarılır.

Soğuk suya yüzünü daldırma: Alın, gözler ve her iki yanağınızın en az üçte ikisini soğuk suya batırın. Bu; vagus sinirini uyarır, kalp atış hızını azaltır, bağırsakları uyarır.

Yeni Stres Sebebimiz: Dopamin Duyarsızlığı

Serotoninin mutluluk hormonu olarak adlandırıldığını artık hepimiz biliyoruz. Ama şimdi sizlere serotoninden daha mühim bir mutluluk kaynağımızdan bahsedeceğim: Dopamin.

Dopamin, tatmin ve haz hormonumuzdur. Hayata karşı coşku duymamızı, küçük şeylerden memnun olmayı, her sabah yataktan "İşte o gün belki de bugün!" heyecanıyla kalkıp günü coşkuya karşılamayı sağlayan hormonumuz...

Dopamin mevcudiyeti, tatmin duygusuyla o kadar yakından ilişkilidir ki yokluğu tatminsizlik ve bağımlılık davranışlarıyla ortaya çıkar. Mesela kumar bir bağımlılık davranışıdır. Alkol bir bağımlılık davranışıdır. Sigara da öyle... Bunlar pek çoğumuzun bildiği bağımlılıklardır. Ancak aşırı yemek yemek ve şekere düşkünlük de aslında birer bağımlılık davranışıdır. Peki, bu nasıl olur, neden yemekten tatmin olmakta zorlanırız?

Konumuz burada yine daha önce üzerinden geçtiğimiz insülin rezistansına geliyor. İnsülin rezistansında ne oluyordu?: Hücrelerdeki insülin reseptörleri insülin hormonuna duyarsızlaşmakta, mevcut insülin miktarına direnç göstermekte ve vücut mecburen pankreastan daha çok insülin üretmekteydi. İşte tıpkı insülin gibi dopaminin de hücrede reseptörleri bulunur. Bağımlılık durumunda dopamine ait reseptörler duyarsızlaşır ve dopamin rezistansı diyebileceğimiz bir durum oluşur. Şeker olmadan doyma ve yediğinden tatmin olma duygumuzu dopamin sağlıyorsa bu duyarsızlığın olduğu durumda tatmini daha çok yemekle veya daha çok şekerli gıda tüketmekle arayacağız demektir.

Gerçekten de öyledir. Yapılan çalışmalar, kilolu kişilerde dopamin reseptör aktivitesinin düşük olduğunu gösterir. Nitekim

Tip 2 diyabet ve obezitede, tedavi yaklaşımı için dopamin reseptör duyarlılığını artıran tedaviler denenir. Bunlar henüz laboratuvar çalışmaları olsa da görünen o ki yeme alışkanlıklarımız ve yiyecek seçimlerimizi dopamin etkilemektedir.

Peki, verimli çalışan dopamin için biz neler yapabiliriz? Dopamin rezistansı diyebileceğimiz tatminsizlik duygumuzu nasıl azaltabiliriz?

Tüm hormonlar sirkadiyen bioritimle salgılanır demiştik. Diğer bir deyişle, hormonların üretim zamanları bellidir. Dopaminin üretimini vücudun doğru planlaması için sabah gün ışığıyla temas etmek temel belirleyicidir. Bu da sabah erken uyanırsak, duyarsız değil duyarlı dopaminimizle daha az yiyerek daha kolay tatmin olacağız demektir. Zaten yazları daha az iştahlı olduğumuzu, nispeten daha az kilo aldığımızı biliyoruz.

Dopamin duyarsızlığı sebebiyle oluşan bağımlılık davranışlarına elektroniklerimize günde belki yüzlerce kere bakmayı da eklemeliyiz. Öyle ki tüm sosyal medya onayları, tüm o 'like'lar birer dopamin artırma aracımız hâline geldi. Oysa bu küçük dopamin pikleri kısa süre etkilidir ve hep daha fazlasını istetir.

Geceleri elektroniklerin ekranlarına baktığımızda oradan yayılan sahte ışıklar tam bir dopamin reseptör duyarsızlığının sebeplerinden biridir. Bu konu, özellikle çocuklardaki elektronik bağımlılığını açıklayabilir.

Günümüzde gece yaşayan, elektroniklere çok bakan, sabah ışığından uzak kalan bizler, bir yerlerden dopamin arar hâle geldik. Kimimiz çok yiyor, kimimiz dijitalde bunu arıyor, kimimiz belki hiç huyu olmadığı şekilde ekonomik riskler alıyor. Hiç düşündünüz mü kumarhaneler neden hep güneşten uzak ve parlak ışıklarla donatılmıştır? Çünkü bu, bağımlılık davranışlarını artırır.

Görünen o ki dopamin eksikliği, daha doğrusu dopamin reseptör duyarsızlığı yeni dünyanın büyük sorunu... İnsanlar artık küçük şeylerle mutlu olamıyor.

Unuttuğumuz Yetenek: Gevşemek

Gevşemek modern yaşamın hızı, stresi ve baskısı altında hızla kaybedilen bir beceridir. Sağlık açısından oldukça önemlidir. Ancak birçok insan, günümüzün tempolu yaşam tarzı, stresli iş koşulları, finansal kaygılar, aile sorunları ve diğer faktörler nedeniyle gevşemekte zorlanır. Ayrıca bazı kişiler için gevşeme yeteneği birçok nedenden dolayı bozulabilir. Bunlar arasında kronik ağrı, anksiyete, depresyon, travmatik deneyimler ve diğer zihinsel veya fiziksel sağlık koşulları sayılabilir. Kaldı ki yumurta mı tavuktan, tavuk mu yumurtadan döngüsü gibi, bu hastalıkların başlangıcı da zaten yeterince gevşeyememek olabilir. Diğer bir deyişle, hücresel düzeyde kasılı kalma durumu...

Peki, gevşeyemediğimizde hücre düzeyinde neler olur?

Hücrelerin uyarı aldığı ve gevşeyip eski hâline döndüğü iki durum mevcuttur. Bu uyarı süreci, hücrenin membranları üzerinde bulunan iyon kanalları aracılığıyla gerçekleşir. Her hücre membranı bir aksiyon hâli voltajına, bir de dinlenme voltajına sahiptir. Hücre membranlarının aksiyon hâli voltajından dinlenme hâline geçmesi gerekir, aksi takdirde uyarılmış hâlde kalırlar. Bunu bir kramp gibi düşünebilirsiniz. Hücrenin kasılı kalmış hâli gibi... Gerçekten de fibromiyaljideki kas ağrıları hücresel kasılma sebeplidir. Kaslar mikro düzeyde uyarılmış hâlde kalmıştır.

Bu hâl hücreler için ıstıraplı bir durumdur. Gevşemek isterler ancak gevşemek için yapılması gereken hücre içi işler, kasılmaktan daha çok enerjiye ihtiyaç duyar.

Evet; gevşeme, kasılmadan daha çok ATP ister. "Rigor mortis" terimini duymuş olabilirsiniz; bu, ölüm sonrası kaslardaki katılığı ifade eder. Yani ortada enerji yoksa katılık çözülmekte zorlanır. Bu ekstrem bir örnektir ancak demek istediğim, kasılı hâlimizi gevşetmek için enerjiye ihtiyaç duyduğumuzdur.

Eğer enerjiyi yiyeceklerden alıyorsak ve sağlıksız beslenmenin midemizi doldurduğunu ama hücrelerimizi besleyemediğini

anlıyorsak şu sonuca varabiliriz: sağlıksız beslendikçe vücudu-
muzu gevşetmek için gerekli enerjiyi bulmakta zorlanacağız.

Gevşemek İçin Çeşitli Teknikler

Fiziksel, duygusal ve zihinsel sağlığı iyileştirmek için gevşe-
me tekniklerine başvurmak son derece önemlidir. Gevşeme;
kaslarımızın gerginliğini azaltmak, zihnimizi sakinleştirmek
ve stres hormonlarının seviyesini düşürmek için kullanılan
bir dizi teknik ve stratejidir.

- Yoga, hem fiziksel hem de zihinsel gevşemeyi sağlayan bir
  dizi poz ve nefes egzersizlerinden oluşan bir uygulamadır.
- Meditasyon, düşünceleri durdurmak ve zihni sakinleştir-
  mek için yapılan bir uygulamadır.
- Derin nefes alma egzersizleri, kalp atış hızını yavaşlatarak
  sakinleşmeyi teşvik eder, stres hormonlarının seviyesini
  düşürerek gevşememize yardımcı olur. Bu teknik, kasla-
  rımızın gerginliğini azaltmak ve zihnimizi sakinleştirmek
  için derin nefes alıp verme üzerine odaklanır.
- Yürüyüş yapmak, doğada zaman geçirmek zihni sakinleş-
  tirmek ve stresi azaltmak için yararlı olabilir.
- Masaj terapisi, kasları gevşetmek ve stresi azaltmak için
  yapılan bir uygulamadır.
- İlerleyici kas gevşemesi, kasların gerginliğini fark etmek
  ve bilinçli şekilde gevşetmek için kullanılan bir tekniktir.
  Bu yöntem, kaslarımızı sırayla kasarak ve gevşeterek, vü-
  cudumuzu daha fazla farkındalıkla algılamamızı sağlar.

Tüm bu yöntemler, insanların gevşemeyi öğrenmelerine ve
stresi azaltmalarına yardımcı olabilir.

Gevşemenin en başarılı hâli meditasyondaki durumdur. Meditasyonun Longevity dünyasındaki yeri oldukça önemlidir. Ama çoğu kişi için meditasyonun vücuda olan faydalarını tam olarak anlamak zordur. Burada sizlere meditasyonu en basit ve kendi anladığım şekliyle aktarmaya çalışacağım.

Meditasyon Nedir?

Longevity bilimine göre uzun süreli meditasyon uygulayıcılarının biyolojik yaşları, uygulamayanlardan daha gençtir. Nitekim katıldığım çeşitli uluslararası "uzun yaşam" kongrelerinde, "meditasyonun iyileştirici etkisi"nin, sporun sağlığa olan etkisi kadar önemsenmeye başladığını görüyorum. Her türlü "iyileşme" ve "yaşam süresini uzatma" seminerinde meditasyon artık ilk sırada yer almaya başladı.

Şüphesiz, "meditasyon" kelimesini okuduğunuzda, "Bu bana göre değil," diyenler olacaktır. Ancak bu kelimenin ne anlatmak istediğini, hücresel düzeyde neyi değiştirdiğini öğrenmek ve meditasyonun size kazandırabileceklerini keşfetmek bakış açınızı değiştirebilir. Belki de meditasyona şimdiye kadar hiç böyle bakmamışsınızdır.

Meditasyon, basitçe, vücudun iki temel işleyiş sistemi üzerinde etkili olur; sempatik sistem ve parasempatik sistem.

Hatırlayalım. Daha önce birçok kez sempatik sistemin, vücudu hücresel düzeyde "savaş ya da kaç" moduna soktuğunu belirttim. Diğer bir deyişle, tüm hayatta kalma işlemlerinin maksimum düzeyde aktif olduğu bir acil durum modudur. Sempatik sistem vücudun "günlük yaşam" aklıdır.

Parasempatik sistem ise ortada herhangi bir sorun olmadığı durumda devreye giren, tüm onarma-iyileşme sistemidir. Parasempatik sistem vücudun derin aklıdır, "gece uykudaki" aklıdır.

Aralarındaki temel farkı tekrar vurgulayalım: Sempatik sistem "dış sorunla baş etme ânı", parasempatik sistem "iç dengeyi yeniden sağlama, iyileşme ânı"dır.

Sempatik moddayken beyindeki nöral elektrik iletileri dağınık hâldedir. Birden fazla düşünceyi aynı anda işlemek, çoklu görevlerle uğraşmak veya zıt duyguları aynı anda hissetmek beyindeki elektrik akışını dağınık hâle getirir. Beynimizdeki elektrik akışını saçlarımızın karmaşıklığına benzetebiliriz. Saçlarımızın hiç taranmamış, hepsi ayrı yöne gitmiş, arapsaçı hâli... İşte bu, beynin sempatik sistemdeki elektrik akışıdır. Dış uyaranlara tepkimizin seviyesine bağlı olarak, bu saçlar daha da karmaşık hâle gelir. Diğer bir deyişle, çok stres çok daha karmaşık bir beyin aktivitesi demektir. Elektrik akışı odaklanmamış ve dağınık hâldedir. Beyindeki kimyasallar aşırı uyarılmıştır. Basitçe, tüm beyin ve hücreler bir tür "on" modundadır (aktiftir). Bu esnada beyin çok fazla enerji üretir. Ancak hücreler sürekli "aktif" modda olmayı tercih etmez; "homeostazis" dediğimiz iç dengeyi sağlamak için tekrar "off" moda geçmelidir (pasif hâle gelmelidir). İşte sempatik sistem aktifken bu mümkün olmaz.

Beyindeki elektrik iletilerini, arapsaçına dönmüş saçlarımızın karışık hâline benzettik ve bu elektriksel iletiyi beynin "on" hâli olarak tanımladık. Ama "off" hâline geçebilmesi için saçların "taranması" gerekir. İşte parasempatik sistem saçların taranmış hâli gibidir. Beyindeki elektrik iletileri birbiriyle uyum içinde olmalıdır ki biz buna *coherence* (koherens) deriz. Koherens hâlindeki beyin çok daha az enerji kullanır. Tamamen iyileşmeye, kendini detoks etmeye, tüm vücudu bir detektör gibi tarayarak sağlığı korumaya başlar.

Arapsaçı taranmadığı sürece, beyin ile vücudun diğer organları ve hücreleri arasındaki iletişim düşüktür. Oysa beynin vücuttaki hastalıklı hücreleri tespit edebilmesi için onlara erişmesi gerekir. Sempatik aktivite "savaş ya da kaç" modunda olduğundan beynin önceliği kalp, kaslar, kollar, bacaklar ve akciğerler gibi acil durumlarda en çok ihtiyacımız olan organlarla ilgilenmek olur. Ancak sindirim sistemi gibi bazı organlar, "savaş ya da kaç" modundayken beyin için öncelikli değildir. Yiyecekleri sindirip sindirmemek, bağırsakları boşaltıp boşaltmamak gibi süreçler bu aşamada beynin öncelikli endişesi değildir. Ayrıca vücudunuzda tamir edilmesi gereken hücrelere sahip organlarınız varsa, mesela eklem iltihabı veya ciltte bir egzama gibi durumlar, beyin bu işlevleri erteler. Bu tamir işlemleri tehlike geçtikten sonra beynin ilgileneceği konular arasındadır. Bunları yapabilmesi için stres altında olmamamız gerekir.

Etrafta somut bir stres olmasa da, sadece düşüncelerimiz bile beynimizde stres reaksiyonlarına neden olabilir. Beynimiz, düşündüklerimizin gerçek mi, yoksa hayal mi olduğunu ayırt edemez; hepsini kendi gerçeğimiz olarak algılar. Diğer bir deyişle, beyin için bir elmayı görmek ile bir elmayı düşünmek arasında bir fark yoktur. Bu zaafı hem sorunumuzu oluşturur hem de çözüm anahtarı buradadır.

Gün boyunca binlerce düşünce zihnimizden geçer. Bu düşüncelerin %90'ı genellikle bir gün önceki benzer düşüncelerdir. Yıllar boyunca süreç bu şekilde devam edince düşüncelerimiz birer inanca dönüşür. Çoğu da genellikle birbirine zıt düşüncelerdir. Örneğin sağlıklı bir şekilde uyumak isteriz ama yine de her gece geç yatacak bir bahanemiz olur. Sağlıklı beslenmek isteriz ama yine de bunu ertelememize neden olacak birçok gerekçe bulabiliriz. Paramız olsun isteriz ama çok paramız olunca da kaybetme korkusu yaşarız. İşte bu "zıt" düşünceler arapsaçı gibi karmaşık bir duruma neden olur. Beynin elektrik akışı bir o yöne bir bu yöne gider. Bu durumda koherens, yani uyum yoktur. Bu da kronik stres altında olduğumuzu gösterir.

İnsanlar Düşünmeye Bağımlıdır

İnsanlar birçok şeye bağımlı olabilir; sigara, alkol, ilaç, şeker vs. Ama asıl ortak bağımlılığımız düşüncelerimizdir. Herkes kendi arapsaçını oluşturur. Kafamızda binlerce düşünce vardır ve hepsi farklı yönlere kayar. İşte meditasyon ânında sizden bunları bırakmanız istenir. Düşüncelere bağımlı olan bizler için daha zor bir talep olamaz. Nitekim çoğumuz bunu yapamıyoruz. Ama meditasyon bu süreci kolaylaştırmak için "dış uyaranları sıfırlamayı" önerir. Yani karanlık, sessiz bir odada, gözler kapalı vaziyette... Neden böyle? Çünkü gözümüz açıkken ışığın yansıdığı her şeyi görüyoruz. Sesleri duyuyoruz. Dışarıda koca bir veri akışı bulunuyor ve beyin sürekli bu veri akışını algılıyor. Bu veriler de belli belirsiz ekstra düşüncelere neden oluyor. Sessizlik ve karanlıkta, hiç değilse, dışarıdan gelen gereksiz veri akışını sınırlarız. Yani arapsaçını biraz tarayabiliriz. Düşünceleri sessizlik içinde azaltarak bekledikçe, biz başka bir şey yapmadan arapsaçı biraz daha düzelir. Her yöne giden karışık elektrik akışı yavaş yavaş aynı yöne doğru düzenlenir. Bu durum da koherens yakalamamızı sağlar. Eğer koherens mevcutsa bu, parasempatik sistemin devreye girdiği anlamına gelir.

Parasempatik sistemin olduğu yerde tüm hücreler arası haberleşme maksimum düzeydedir. Bu hâldeyken beyin, ayak parmağınıza kadar nerede ne olup bittiğinden haberdar olur. Gerekiyorsa yenileme ve iyileşmeyi başlatır. Arapsaçı olmamış hâldeki elektrik iletisi uzun ve dolambaçlı akmak yerine, düz ve hızlı akar. Parasempatik hâldeyken elektrik iletisi dağınık olacağına odaklı olur. Lazer gibi düşünün. Lazerler ışığı tek odakta yoğunlaştırır. İşte meditasyon hâlindeyken azalan karışık ve birbirine zıt tonla düşünceyi, işimize yarayacak az sayıda odaklı düşünceye çevirebiliriz.

Tıbbi açıdan parasempatik aktivitede olmak bir tür "reset" düğmesidir. Gece uykuya yatma sebebimizdir. Tüm hücreler gece reset olur. Olmalıdır. Ancak yine modern yaşamda buna da izin vermiyoruz.

Uyku ve Stres

Daha önce değindiğim uykuyla ilgili bilgilerimizi bu başlık özelinde bir kez daha tazeleyelim.

AYŞEGÜL ÇORUHLU

- Vücudu resetlemek için öncelikle uykudan başlamalıyız. İyi bir uyku gerçek bir resetlemedir. Uykuda diş sıkıyorsanız yeterince resetlenemiyorsunuz demektir.
- Aç yatarsak daha kolay resetleniriz.
- Gece geç yatmamalıyız. Saat 21.00'de melatonin seviyeleri artmaya başlar, biz en geç 23.00'te uyumalıyız. Melatonin, sempatik sinir sistemini baskılayan bir hormondur.
- Parlak ışıklar melatonin düşmanıdır. Gece bilgisayar ve cep telefonu ışıkları kortizolü artırır. Kortizol parasempatik sistemin en büyük düşmanıdır. Kortizolün varlığında tam bir dinlenme mümkün değildir. Dolayısıyla saat 21.00'den önce bu tür aktivitelerden uzak durmalıyız.
- Yatak odası ısısının biraz düşük olması ve tam karanlık olması gerekir.

Beslenme:
Daha önce değindiğim beslenmeyle ilgili bilgilerimizi bu başlık özelinde bir kez daha tazeleyelim.

- İşlenmiş gıdalar hücresel stres sebebidir. Hücreler için birer çöpten ibarettir. Çöple beslenen hücreler (beyin dâhil) resetlenemez. Özellikle şeker beynin elektriğini bozar. Yağ ise düzenler. İşlenmemiş bitkisel gıdalar, tohumlar, baharatlar, yağlı besinler elektriği düzenler. Gündüz beslenme periyodunda bu besinlere ağırlık verilmeli, gece açlık hâlinde kalınmalıdır.
- Bitkilerden yeşil yapraklı sebzeler içlerinde magnezyum barındırır. İnsandaki hemoglobin ile bitkideki klorofil birbirine tıpatıp benzer. Klorofilde magnezyum vardır, hemoglobinde demir. Fark budur. Yani bitki kanı (sebze, sebze suyu) bizim kana benzer. Magnezyum ise en kolay reset edicidir. Yatarken magnezyum almak gece boyu bizi daha kolay parasempatik moda sokar. Arapsaçı daha kolay taranır.

Oksijen:

İyi bir oksijen seviyesine sahip olmalıyız. Her ne kadar parmak ucu oksijen cihazları sanki hep yüksek oksijenimiz varmış gibi gösterse de bu, hücrelerin mikro düzeyde oksijensizliğini gizler. Uyku apnesi, horlama, diş sıkma, yüzeysel nefes alma, burundan değil ağızdan nefes alma mikro düzeyde oksijensizlik sebebidir. Oksijene az ulaşan beyin yine resetlenemez. Acil durum modu "savaş ya da kaç" hâlinde kalır. Oksijensizlik, siz iyi şeyler düşünmeye çalışsanız bile o arapsaçını artırır.

Egzersiz-Masaj:

- Egzersizin neden olduğu endorfin salınımı ve dolaşan kanın tüm vücuda yayılması, egzersiz sonrası parasempatik aktiviteye geçişi kolaylaştırır. Ancak masaj yaptırmak bu konuda egzersizle yarışır. Çoğumuzun günlük rutininde masaj yoktur. Ancak artık en az egzersiz kadar önerilmeye başlanmalıdır.

Doğa-Hayvanlar:

- Evde bir hayvan beslemek, çiçeklerle ilgilenmek veya bahçede çalışmak parasempatik aktiviteye yardımcıdır.
- Özellikle doğada, çıplak ayakla topraklanarak, çıplak gözle ışığı alarak çok hızlı resetlenebiliriz. Nitekim on dakika çimlere yatsanız veya denize girip kumlara uzansanız düşünceleriniz durulur. Gevşeyip düşünmeye "üşenir" hâle gelirsiniz. İşte bu, doğanın size sağladığı parasempatik hâle geçişinizdendir.

CİLT GENÇLİĞİ VE LONGEVITY

Her ne kadar Instagram filtreleriyle ayna gerçeğimiz arasındaki fark giderek açılsa da dış görüntümüz için hemen "genlere bağlı kader" diyemeyeceğimizi artık biliyoruz. Yaşam şekli ve müdahalelerle (ilaç, vitamin, beslenme, spor gibi) genlerdeki olumsuz yatkınlıkları hiç uyandırmadan ömür geçirmek mümkün. Aynı şeyi dış görüntü için de söyleyebiliriz. Dış görünüşümüzdeki yaşlanma, yaşlandığımızın en belirgin işaretidir. Belli bir yaşa geldikten sonra aynaya bakınca yaşlanan karaciğerimizi göremezken cildimizde gördüğümüz bir kırışıklık bizi üzer. Bu yüzden cildimizin görüntüsü gençliğimizin göstergesi gibidir.

Cilt yaşlanması zamanla oluşan ve hem iç hem de dış etkenlerden etkilenen doğal bir süreçtir. Yaşlandıkça cildin yapısında ve işlevlerinde meydana gelen çeşitli değişiklikler nedeniyle cildin görünümü değişir. Bu sebeple konu Longevity olunca cildimizin sağlığını genel sağlığımızdan ayrı tutamayız. İçerisi neyse dışarısı da odur. Cilt hücreleri de diğer tüm hücreler gibidir, onların ihtiyaçlarının da karşılanması gerekir. Bazı özel moleküller özellikle cilt sağlığı için önceliklidir.

Cildin yaşlanmasının temel sebeplerinden bazıları şunlardır:

Kolajen yıkımı: Kolajen, cilde yapı ve elastikiyet sağlayan proteindir. Yaşlandıkça bu proteinler parçalanarak kırışıklıklara, sarkmalara ve cilt sıkılığının kaybolmasına neden olur.

Cildin incelmesi: Yaşlandıkça cilt incelir, bu da onu hasara ve yaralanmaya karşı daha duyarlı hâle getirir.

Cilt hücresi döngüsünde azalma: Yaşlandıkça cildin eski hücreleri yenileriyle değiştirme hızı yavaşlar ve daha mat, daha az canlı bir görünüme yol açar.

Çevresel faktörlerden kaynaklanan hasar: Güneşe, kirliliğe ve diğer çevresel faktörlere maruz kalmak cilde zamanla zarar vererek yaşlılık lekelerine, eşit olmayan cilt tonuna ve diğer yaşlanma belirtilerine yol açabilir.

Pigmentasyondaki değişiklikler: Yaşlandıkça, pigmentasyondaki değişiklikler nedeniyle cilt yaşlılık lekeleri geliştirebilir veya yamalı hâle gelebilir.

Azalan kan akışı: Yaşlandıkça cilde giden kan akışı azalır, bu da besin ve oksijen eksikliğine yol açarak yaşlanma görünümüne neden olur.

Yağ üretiminde azalma: Yaşlandıkça cilt daha az yağ üretir; bu da kuruluğa, kaşınmaya ve pullanmaya neden olabilir.

Cilt, yağ bezleri adı verilen küçük bezler aracılığıyla yağ üretir. Bu bezler cilt boyunca yer alır ancak yoğun olarak yüz, kafa derisi, göğüs ve sırt bölgelerinde bulunur. "Sebum" olarak da bilinen bu yağ, cildi ve saçı yağlamaya, kuru ve kırılgan hâle gelmesini önlemeye yardımcı olur. Yaşlandıkça yağ bezleri yavaş yavaş küçülür ve daha az aktif hâle gelir, bu da yağ üretiminin azalmasına neden olur. Bunun birkaç nedeni var:

Hormonal değişiklikler: Kadınlarda menopoz ve erkeklerde andropoz dönemlerinde meydana gelen hormonal değişiklikler sebum üretiminde azalmaya neden olur.

Yağ bezlerinin aktivitesinde azalma: Yaşlandıkça yağ bezleri daha az aktif hâle gelir, bu da yağ üretiminde azalmaya yol açar.

Cildin incelmesi: Yaşlandıkça cilt incelir, bu da yağ bezlerinin sayı ve boyutunda azalmaya yol açarak yağ üretiminin azalmasına neden olur.

Çevresel faktörler: Güneş, rüzgâr ve soğuk hava gibi çevresel faktörlere maruz kalmak da yağ üretiminin azalmasına neden olur.

Yağ üretiminin azalması ciltte kuruluk, kaşıntı ve pullanmalara yol açar. Ayrıca bu durum cildi hasara ve enfeksiyona karşı daha duyarlı hâle getirir. İnce çizgilerin ve kırışıklıkların görünümünü hızlandırır. Bu etkilerle savaşmaya yardımcı olmak için öncelikle cildi daha fazla kurutabilen sert sabunlardan ve diğer tahriş edici ürünlerden kaçınmak önemlidir.

Yaşlanma, sert sabunlar veya çevresel stres gibi faktörler nedeniyle cildin bariyer işlevi tehlikeye girdiğinde kuruluk, iltihaplanma ve diğer cilt sorunlarına yol açabilir. Bariyer fonksiyonu demek dış dünya ile aramızdaki sınır olan derimizin kendini korumasını güçlendirmek demektir. Bu bariyer cildin bakteri, kirlilik ve UV radyasyonu gibi çevresel stres etkenlerinden korunmasına yardımcı olur. Bariyeri sağlayan temel maddeler ise ciltteki lipitlerdir.

Deri hücresi lipitleri, derinin "stratum corneum" olarak bilinen en dış tabakasında bulunan bir grup yağlı maddedir. Cilt lipitleri cildin suyunu içeride tutar. Çünkü iyi bir cilt bariyeri ciltte hidrasyonun korunmasına, su kaybının önlenmesine yardımcı olur. Nemini koruyan bir cilt için ciltte yeterli lipit üretimi olmalıdır.

Yaşlanma ile, özellikle menopoz sonrası ciltte hızla artan bir kuruluk oluşur. Bu durum, ciltte gerginlik hissi ve sürekli nemlendirme ihtiyacıyla kendini gösterir. Cildin nem ihtiyacı olduğu kadar, mevcut nemini de koruması önemlidir. Bu işlevi sağlayan lipitler, cildin üst katmanında bulunur. Ancak yaşlanma ile birlikte, cildin koruyucu lipit üretiminde azalma gözlenir. Bu yüzden cildin lipitlerini yerine koymak önemlidir.

Ciltte kolesterol, serbest yağ asitleri ve seramidler olmak üzere üç çeşit cilt hücresi lipit vardır.

1. Kolesterol, cildin bariyerini güçlendirmeye ve su kaybını önlemeye yardımcı olan önemli cilt lipididir.

2. Serbest yağ asitleri cildi enfeksiyondan korumaya yardımcı olan antimikrobiyal özelliklere sahip oldukları için önemlidir.

3. Seramidler, stratum corneumda en bol bulunan lipit türüdür ve cilt bariyerinin bütünlüğünü korumak için kritik öneme sahiptir. Hidrasyonu sürdürmeye, su kaybını önlemeye ve cildi bakteri, kirlilik ve UV radyasyonu gibi çevresel stres etkenlerinden korumaya yardımcıdır. Seramidler, epidermiste veya derinin dış tabakasındaki ana hücre tipi olan keratinositler tarafından sentezlenir.

Seramidlerin cilt bariyeri işlevini sürdürmedeki rollerine ek olarak cilt üzerinde başka yararlı etkileri de vardır. Örneğin ince çizgilerin ve kırışıklıkların görünümünü azaltmaya ve cilt elastikiyetini iyileştirmeye yardımcı oldukları ortaya konuldu. Bazı çalışmalar ayrıca seramidlerin anti-inflamatuar özelliklere sahip olabileceğini ve egzama veya sedef hastalığı gibi cilt rahatsızlıkları olan kişiler için faydalı olabileceğini öne sürmekte. Üstelik bu etkilere sahip seramidler oral olarak alındığında yirmi dört saatte cilde ulaşır.

Cildin kendisinde bulunmasa da cilt için destekleyici diğer yağlara çuha çiçeği yağını örnek verebiliriz. Borage tohumu yağı da benzer şekilde cilt için iyidir. Temel anti-inflamatuar olarak omega 3 yağları da cilt için iyi yağ grubundandır.

Beslenme ve Cilt Yaşlanması

Şekerin zararlarını, kan şekerini dengeli tutmak gerektiğini, basit karbonhidratları yememek gerektiğini bu satırlarda pek çok kere vurguladık. Şimdi gelin şekerin cildi nasıl yaşlandırdığına bakalım.

Daha önceki bölümlerde bahsetmiştim. Türkçede "yaş" anlamına gelen İngilizce AGE ifadesiyle vurgulanan metabolik artıklar kandaki şeker nedeniyle oluşur. AGE ifadesini, "şekerlenmiş artıklar" olarak aktarsam daha anlaşılır olacaktır. Kan şekeri yüksek seyrediyorsa, bu şeker bir tür reaksiyon zinciri başlatıp gidip vücudun protein ve yağ yapılarına yapışır.

Her gün AGE'lerden bolca üretmekteyiz. AGE'leri hem vücut üretir hem de bizler dışarıdan alırız. Tüm sağlıksız yiyecekler, işlenmiş gıdalar birer AGE deposudur. Örneğin bir yiyecek yüksek ısıda pişmişse o AGE deposudur. AGE varlığı, bir dokunun eskimiş, esnekliğini kaybetmiş hâlidir. Esasında sizler yüzümüzü, vücudumuzu sarkıtan şeyin yerçekimi olduğunu düşünebilirsiniz ancak sarkmanın %40 sebebi işte bu AGE şekerlenmesidir. Tekrar altını çizeyim; AGE'ler vücudumuzda ne kadar çoksa o kadar hızlı yaşlanıyoruz demektir.

AGE'leri oluşturan şekerlenme işinin tıbbi adı çapraz bağlanmadır. Bu, şeker ve proteinler arasında gerçekleşen bir reaksiyondur. Şekerlenme sonucunda, şekerle kaplanmış vücut yapıları eskisi gibi işlevlerini yerine getiremez. Şekerlenmiş proteinlerin eski hâllerine dönmesi mümkün değildir. İşte cildin kolajeni de vücuttaki en büyük miktardaki protein yapılarından biri olduğu için AGE'lenmeden en büyük nasibi alırlar.

Yaşlanmış Kolajenler

Kolajen cildin hacmini sağlayan bir tür yastıkçıktır. Bu nedenle gençken yanaklarımız gergin ve hacimlidir, cildimiz de kırışıksız görünür. Cildin gergin ve dolgun olması ekstrasellüler matriksin (ECM) gençliği ile ilişkilidir. ECM'nin en temel bileşeni ise kolajendir.

Kolajen tıpkı diğer proteinler gibi kıvrımlı, hacimli ve 3D yapıdadır. Ancak yaşlanmayla birlikte bu 3D yapısı bozulur, hacmini kaybeder ve yassılaşır. Ayrıca esnekliğini de yitirir ve sertleşir. Biz aynada bunu incelmiş, sarkmış cilt olarak görürüz. Gerçekte ise bu durum, çapraz bağlanmış kolajenin 3D yapısının bozulması ve esnekliğini kaybetmesidir. Bu durumda, şeker ile kolajen arasındaki AGE olayından bahsedilmektedir.

LONGEVITY PLANI

Dışarıdan kolajen desteği almamızın amacı, vücuda yeni kolajen yapabilmesi için hammadde sağlamaktır. Ancak ağızdan alınan kolajen, vücuttaki kolajen gibi 3D yapıda olamaz; bunun yerine hidrolize edilmiş küçük parçalar hâlindedir. Vücut, bu hidrolize kolajen parçalarını birleştirerek yeniden 3D yapıda kolajen üretecektir, âdeta lego parçalarını birleştirmek gibi. Ancak burada kritik nokta şudur; tüketilen kolajenin türüne bakılmaksızın, vücut sadece yapabileceği kadar taze ve esnek kolajen üretecektir.

Ağızdan alınan hammaddenin ne kadarının kolajene dönüşeceğini belirleyen faktör ise glisin miktarıdır. Her kolajenin üçte biri glisindir. Vücut bağırsaktan emilimle içeri sokabildiği glisin miktarı kadar yeni kolajen üretebilir. Bu, biyokimyasal bir kuraldır. Çünkü glisin, kolajen yapımında kritik bir faktördür. Dolayısıyla belirli bir ürüne eklenmiş hesaplanmış özel oranlarda glisin, vücut içinde daha fazla kolajen oluşumunu teşvik edecektir. Bu durumda, daha az gram kolajen kullanmak dahi yeterli olacaktır.

Kolajenin Şekerlenmesini Azaltmak İçin Nasıl Beslenmek Gerekir?

1. Tüm şekerli-unlu pişmiş gıdalar, tatlılar, bisküvilerden şekerli içeceklere, hatta şeker tadı almadığınız böreklere kadar hepsi zaten AGE içeren gıdalardır. Çoğunun lezzetinin kaynağı budur. Demek ki hazır gıdaya, özellikle unlu-şekerli besinlere veda etmek gerekir.

2. Evde kendi yaptığınız pasta börek de aynı gruba girer. Hatta sağlıklı dediğimiz zeytinyağlı yemeklerin hepsinin başlangıcı olan yağda soğan kavurmak da soğanı AGE'lemektir. Aslında tüm kavurma, kızartma, yüksek ısıda pişirme işleri AGE'leri dışarıdan almamıza sebep olur.

3. Yiyecekleri düşük ısıda pişirmek, hatta olabildiğince çiğ yemek gerekir. Sebzelerin çiğ hâli pişmiş hâllerinden çok daha sağlıklıdır.

223

4. Kan şekeri piklerini ani olarak yükseltmemek için yavaş yemek yemek gerekir.
5. Şekerin hızlı kana karışmasını engellemek için yemeğe salata ve sebze gibi lif içeriği yüksek yiyeceklerle başlamak önemlidir. Baklagiller, patates gibi un içeren besinleri ise yemeğin sonlarına doğru tüketmek daha uygundur.
6. Egzersizin AGE'lerin oluşumunu azalttığı bilinir. Yemekten tam bir saat sonraki hafif bir egzersiz, kanda yükselmiş şeker pikini de azaltır.
7. Yemek faslının akşamüstüne doğru bitmesi gerekir. Akşam yemeklerini erken yemek, hatta zaman zaman hiç yememek HbA1C testinin hızla düşmesini sağlar. Bu da şekerlenmemizin az olduğu anlamına gelir.

Biyokimyasal açıdan şekerlenme kaynağı olarak kan glikozunu konuştuk ancak burada kan fruktozu da konuşulmalıdır.

AGE oluşumunda fruktoz glikozdan daha saldırgan bir etkiye sahiptir. Fruktoz, glikozdan on kat daha fazla glikasyon yapar. Glikozdan on kat daha fazla cildi yaşlandırır. Ancak şu yanlış anlaşılma düzeltilmelidir: Fruktozun meyve şekerinin de adı olması meyveyi kötü bir besin grubuna dâhil edemez. Meyveler özellikle gündüz saatlerinde çiğ olarak ve kabuklarıyla yendiğinde aksine anti-AGE'dir.

Burada zararlı olan fruktoz formu HCSF denen mısır şurubundan elde edilen fruktoz şekeridir. Maalesef HCSF'nin içinde olmadığı neredeyse hiçbir hazır gıda yoktur. Tatlılardan turşuya kadar hemen hemen her şeyde HCSF vardır, çünkü çoğu hazır gıda maddesidir. Aslında HCSF modern gıda endüstrisinin bize attığı en büyük goldür. Öyle ki sadece bu yiyecekleri azaltsak glikozillenmemiz de yavaşlar ve daha güzel bir cilde sahip oluruz.

Sağlıklı Bir Cilt İçin Öneriler

Güzellik uykusu diye bir şey var: Hücresel düzeyde, tüm vücut için uyku zamanı biyolojik olarak yaşlanma hızının minimum olduğu zamandır demiştik. Uyku esnasında rejenerasyon başlar. Kalan kök hücrelerimiz eskileri yeniler. Eski hücreler otofajiyle yok edilir. Gündüzleri cildinizde oluşan leke gece uykuda temizlenir. İyi bir uyku kadar güzelleştiren bir öneri yoktur. Zaten uyumadığımızda göz altımızdaki morluklar hemen belirir. Konunuz gençlik-güzellik-çekicilikse uykuyu liste başına koymalısınız.

Oksijen: Parlak bir cilt için de oksijenin bolluğu şart... Öyle olmasa sigara içen veya şehirde yaşayanların cildi, sigara içmeyen veya daha temiz havalı yerlerde yaşayanlara göre daha mat ve gri olmazdı.

Şişlikleri azaltmak: Şiş bir yüzden kurtulmak için kolay çözüm: Çok çiğneyerek yavaş yemek ve gluten içeren besinlerden, hazır mayalı ürünlerden uzak durmaktır. Buna süt ürünleri de eklenebilir. Çoğu kişi yemekten sonra yüzüklerinin dar geldiği, göz çevresinin, yüzünün, karnının şiştiği bir hâle bürünür. Vücudu ödem yapıyor zannıyla yedikleriyle arasındaki bağı kuramaz. Göbeğinizde şişlik yapmasa, bunları sindirebilseniz bile elleriniz ve vücudunuzdaki diğer şişlikleri azaltmaya öncelikle bu yiyecekleri keserek başlamalısınız. Demek ki kilo olarak değişmesek de pofuduk yüzleri önlemek için bu yiyecekleri azaltmalıyız. Kaldı ki bu gıdalar akne ve sivilce söz konusu olduğunda yine ilk çıkarılması önerilenlerdendir. Çünkü genel olarak vücuttaki inflamasyonu coştururlar.

Kuru cildin çözümü; tahmin edebileceğiniz gibi önce su içmek ve tahmin edemeyeceğiniz gibi yağ yemektedir.

Su içme konusu çok vurgulanır. Ancak cildin nemi için cildin yağa ihtiyacı olduğunu bilmeyebilirsiniz. Yeterince su içsek de cilt kuruluğu gündemimiz varsa, içinde yağ olan besinleri ve takviyeleri artırmak gerekir. İçi yağlı besinler denince hayvansal gıdalardan et, balık, yumurta; bitkisel gıdalardan zeytin, avokado, ceviz, fındık, tohumlar (çörek otu, susam, keten tohumu, çuha çiçeği vs.), Hindistan cevizi gibi besinleri akla getirmek gerekir.

Beşinci Bölüm
SAĞLIKLI YAŞAM ALIŞKANLIKLARI VE LONGEVITY

It is health that is real wealth and not pieces of gold and silver.
Mahatma Gandhi

EGZERSİZ VE LONGEVITY

Oturmak Yeni Sigaradır

Modern hayatımız o kadar hareketsiz ki "Oturmak yeni sigara mıdır?" sorusunu düşünmek herkesi bir irkiltir. Ama artık bunu kabul etmemiz gerekiyor; evet, hareketsizlik de tıpkı sigaranın vücudumuza verdiği zararlar gibi ömrü kısaltır. Egzersize vaktiniz olmayabilir ya da pek çok kişi gibi egzersiz salonuna gitmeyi sevmiyor olabilirsiniz. Dahası birçoğumuz fiziksel olarak hareket edecek iç motivasyonu da bulamayız. Ancak günümüzde pek çok kişi sağlıklı bir ömür için sporu bir alışkanlık hâline getirmesi gerektiğinin bilincine vardı.

Ben de sağlıklı beslenme kadar düzenli egzersizin de sağlıklı yaş almak ve sağlıklı bir bedene sahip olmak için olmazsa olmaz olduğunun altını pek çok kez çizdim. Peki, egzersiz yaptığımızda geri planda vücudumuzda neler olur? Egzersiz yapmanın bir saati var mıdır? "Yağ yakmak" derken kastedilen aslında nedir ve neden bazı bölgelerdeki yağları yakmak daha zordur? Bu bölümde egzersiz konusuna Longevity bakış açısından bakacağız.

Öncelikle son Longevity trendlerinden biriyle başlamak istiyorum: sabahları aç karnına egzersiz yapmak. Yağ kaybını en üst düzeye çıkarmak ve metabolik sağlığı iyileştirmek isteyen bazı kişiler için egzersiz bir hayat standardı hâline geldiği gibi, sabahın erken saatlerinde vücudu hareket ettirmek de önem kazandı. Şimdi sabahları aç karna egzersiz yapmanın faydalarına bakalım.

İnsülin rezistansı azalır: Araştırmalar, aç hâlde yapılan düzenli egzersizin, metabolik sağlık için önemli olan insülin duyarlılığını artırdığını ortaya koydu.

Geliştirilmiş kardiyovasküler fonksiyon: Sabah egzersizinin, aç olsun ya da olmasın, artan kalp atış hızı değişkenliği, kalbe ve beyne kan akışının iyileştirilmesi dâhil kardiyovasküler fonksiyonu iyileştirdiği görüldü.

Artan enerji ve odaklanma: Bazı insanlar oruç tuttuktan sonra sabahları daha enerjik ve odaklanmış hissettiklerini fark etmiştir. Bunun nedeni, ruh hâlini ve bilişsel işlevi iyileştirebilen dopamin ve norepinefrin gibi nörotransmitterlerin artan üretimidir.

Artan yağ yakımı: Sabah açken egzersiz yapmak, vücudun karbonhidrat depolarının geceden sabaha bittiği, depolanmış yağların yakıt olarak kullanıma başlandığı zamana denk gelir. Vücut açken insülin seviyeleri düşüktür, bu da yağların parçalanıp kullanılmasını sağlar. Hayvanlardan bildiğimiz iç yağlara benzetebileceğimiz depo yağlarını parçalamak kolay iş değildir. Trigliserid olarak adlandırılan bu iç yağlarımızı nasıl daha kolay parçalarız?

Öncelikle aynaya bakınca oramızda buramızda fazlalıklar hâlinde duran bu yağ kütlelerinin aslında trigliseridler olduğunu öğrenelim. Bunlar bir gliserol molekülüne bağlı üç yağ asidi molekülünden oluşur. Yani trigliseridlerde üç yağ ve bir şeker türü madde vardır. Vücut enerjiye ihtiyaç duyduğunda trigliseridler vücut tarafından bir yakıt kaynağı olarak kullanılabilir. Bunun için önce trigliseridin kendini oluşturan üç yağ asidi ve bir gliserole parçalanması gerekir. Bu parçalanma olmadan yağ depolarımızdan kurtulamayız. Zaten kilo verme meselesinde asıl konu, enerji ihtiyacı olduğunda bu ihtiyacı yağ deposundan karşılayıp karşılayamadığımızdır. Eğer bir süre aç kaldıysanız ve başınızda ağrı, uykulu hissetme, enerji düşüklüğü veya aşırı tatlı yeme isteği gibi belirtiler varsa bu, depo yağlarını yakamadığınızı gösterir. Depo yağlarını yakabilmek için önce yağları yağ topçukları hâlinden, kullanılabilir serbest yağlara dönüştürmemiz gerekir. Buna, "trigliseridlerin mobilizasyonu" denir.

Trigliseridlerin serbest yağ asitlerine parçalanması bir dizi enzimatik reaksiyon yoluyla gerçekleşir. Lipaz, yağ asitlerini gliserol molekülüne bağlayan kimyasal bağları kırarak yağ asitlerini serbestleştirir ve bunları kan dolaşımına bırakır. Kan dolaşımına girdikten sonra serbest yağ asitleri vücuttaki hücreler tarafından alınıp enerji üretimi için kullanılabilir. Lipazın trigliseridleri parçalamasını artırırsak yağlarımızı yakarız.

Lipazın aktivitesini uyarmanın bazı yolları şunlardır:

Oruç: Oruç, aralıklı açlık ya da gece açlığı sırasında vücudun insülin seviyeleri düşer; bu da lipaz aktivitesinde artışa neden olur.

Düşük karbonhidratlı diyetler: Düşük karbonhidratlı diyetlerin lipaz aktivitesini artırdığı ve trigliseridlerin parçalanmasını teşvik ettiği görüldü.

Kafein: Kafeinin epinefrin isimli hormonu artırarak lipaz aktivitesini yükselttiği görüldü. Çalışmalar kafein tüketiminin yağ asitlerinin yağ dokusundan mobilizasyonunu artırabileceğini gösterdi.

Soğuğa maruz kalma: Soğuğa maruz kalma epinerin/adrenalin salınımını uyarabilir. Bunun nedeni, vücudun daha soğuk ortamlarda çekirdek sıcaklığını korumak için metabolik hızını artırmasıdır. Adrenalin artınca lipaz daha aktifleşir.

Yine bazı bitki bileşiklerinin kilo kaybını teşvik ederek ve yağlanmayı azaltarak dolaylı olarak lipaz aktivitesini uyardığı görüldü. İşte bazı örnekler:

Yeşil çay: Hayvan ve insan çalışmalarında lipaz aktivitesini artırdığı ve kilo kaybını desteklediği gösterilen bitki bileşiklerinden kateşinleri içerir. Kateşinlerden biri olan epigallocatechin gallate'in (EGCG), yağ yakımını artırdığı görüldü.

Kapsaisin: Acı biberlere baharatlı tatlarını veren bileşiktir. Çalışmalar kapsaisinin yağ kaybını artırabileceğini gösterdi.

Resveratrol: Üzümlerde, meyvelerde ve yer fıstığında bulunan bir polifenoldür. Çalışmalar resveratrolün lipaz aktivitesini ve yağ kaybını artırabileceğini gösterdi.

Kurkumin: Hint mutfağında yaygın olarak kullanılan baharat zerdeçaldaki aktif bileşiktir. Çalışmalar, kurkuminin lipaz aktivitesini ve kilo kaybını teşvik edebileceğini gösterdi.

L-karnitin: Yağ asidi metabolizmasında rol oynayan bir amino asittir. Yağ asitlerinin enerji için kullanılabilecekleri hücrelerin mitokondrilerine taşınmasına yardımcı olur.

Egzersiz ve yağ yakımı: Özellikle aerobik egzersizin lipaz aktivitesini artırdığı görüldü. Sempatik sinir sistemi egzersizle aktive edildiğinde lipaz aktivitesini uyarabilen adrenalin ve noradrenalin gibi maddeleri serbest bırakır. Yağ asitleri daha sonra enerji üretmek için yakılacakları kas ve karaciğer gibi diğer dokulara taşınır. Bazı gıdalar ve takviyelerin adrenalin üretimini artırdığı görülmüştür. Bunlar arasında ginseng ve rhodiola rosea bulunur.

* * *

Yağlardan kurtulmak istiyoruz ancak beyaz yağlarımızdan. Kahverengi yağlarımızı ise korumak istiyoruz. Hatta bu iki tür yağın oranı yaşlanma hızımızı bile etkiliyor. Yaşlandıkça koyu renkli yağlar azalıyor. Evet, yağlarımızın hepsi aynı renk değil.

Vücudumuzdaki Yağlar Ne Renktir?

Kilomuz ideal olsa bile vücudumuzda her zaman belli bir miktar yağ depomuz mevcuttur. Biz vücuttaki tüm yağların aynı olduğunu sanırız. Oysa vücudumuzda üç farklı türde yağ vardır. "Adipositler" dediğimiz yağ hücreleri renklerine göre beyaz yağlar, bej yağlar ve kahverengi yağlardır. Şüphesiz hepimiz kilo alınca göbeğimizde, kalçamızda biriken yağlardan hoşlanmayız. İşte bu hoşlanmadığımız yağların rengi beyazdır. Yağların kahverengi ve bej olanları ise çok kıymetlidir. Çünkü yağlarımızın rengi koyulaştıkça daha genç bir biyolojideyiz demektir. Bej ve kahverengi yağlarımız arttıkça zayıflarız. Nasıl mı?

Sevilmeyen Yağlar: Beyaz Yağlar

Klasik anlamda bildiğimiz yağ depomuzdur. Yiyeceğin fazlası burada depolanır. Yemekten gelen şeker ve yağların enerjiye dönüştüremediğimiz kısmının stok yeridir. Bu yağ hücrelerinin içi tıka basa "lipid droplet" dediğimiz, kocaman tek bir yağ damlacığıyla doludur. Yemek sonrası salınan insülin, eğer fazla yemek yenmişse, bu depoya kandaki yağları ve şekeri gönderir (Şekeri de yağa çevirerek depolatır). Sağlıklı metabolizma hâlinde olması gereken budur, yani sadece yiyecek fazlaysa depolanmalıdır. Bu, evrimsel adaptasyon sonucudur. Şüphesiz yiyeceğin bol olduğu zamanlarda fazla yiyeceği depolamak, yiyecek kıtlığı zamanları için bir güvenceydi. Beyaz yağların varoluşunun temel amacı, yiyecek kıtlığına dayanacak depo enerjiyi sağlamaktı.

Ancak günümüzde yiyecek kıtlığı olmayan bir beslenme düzeniyle sürekli ve fazla yiyecek tüketilmesi bu depoları sürekli dolu tutar. Çağımızın hastalığı obezitenin sebebi işte bu depolarda biriken yağdır. Bu yağı depoya gönderen insülin olduğu için de insülin rezistansı, diyabet gibi durumlarda kalori olarak çok tüketmesek de yağlar bu depoya yönlendirilir. Yine sağlıksız, hazır gıdalar kolaylıkla insülini artırdıkları için fazla yemesek de bu depoları dolu tutabiliyoruz. Vücudumuzun orta bölgesindeki yağlanmayla kendini belli eden bu doluluk zaten literatürde "metabolik sendrom" olarak geçiyor. Dolayısıyla beyaz yağlar, normalde fazladan yiyeceğin depolandığı yerken günümüzde sağlıksız yiyeceklerin de depolandığı yerdir diyebiliriz. İşte biz bu yağlardan kurtulmak için kilo vermeye çalışırız. Diğer bir deyişle, kilo verdikçe azalan yağlar beyaz olanlarıdır. Kilo vermekle bej ya da kahverengi yağlar azalmaz. Ne demiştik; aksine onları artırmanın bir yolunu bulmalıyız.

Gelelim kahverengi yağ depolarına.

Isıtan Yağlar, Kahverengi Yağlar

Kahverengi yağların temel görevi vücudun ısısını sağlamaktır. Evrimsel olarak, tıpkı beyaz yağların yiyeceğin bolluğu ve azlığına adaptasyon için mevcudiyeti gibi, kahverengi yağlar da çevre ısısının soğuk veya sıcak olmasına adaptasyon için vardır. Eğer ortam soğuksa kahverengi yağlar aktive olup vücut ısısını artırır. Mesela kış uykusuna yatan hayvanlarda kahverengi yağ çoktur. Bu yağlar kış boyu hayvanı sıcak tutar. Aynı şekilde bebeklerde de kahverengi yağ çoktur. Bebekler soğuğa uyum sağlayabilirler. Ancak yaş ilerledikçe kahverengi yağ deposu azalır.

Beyaz yağ hücreleri neden beyazdır; çünkü içleri kocaman tek bir yağ damlasıyla doludur. Peki, kahverengi yağ neden kahverengidir? Kahverengi yağların içinde tek büyük bir yağ damlası yerine, minik minik yağ damlaları vardır. Ayrıca beyaz yağda çok az olan mitokondriler, kahverengi yağda boldur. Mitokondri bolluğu sebebiyle kahverengi görünürler (mitokondrilerin içinde demir içeren bölgeler vardır, kahverengi oradan gelir). Mitokondriler bizim ATP enerjisi ürettiğimiz küçük enerji fırınlarıdır, fırın olarak enerji yerine ısı da üretebilirler. Kahverengi yağ dokusu, eğer dış ortam soğuksa, bu fırınlardan ısı oluşturur. Buradaki "termogenin proteini", adı üzerinde termostat gibi çalışır ve vücut ısısı yükselir. Bu ısı için kullanılan hammadde ise yemekten gelen yağ ve glikozdur. Yani kahverengi yağcıklar yemeği ne enerjiye çevirir ne de göbeğinizde depolar. Yediğinizi kelimenin tam karşılığıyla yakar ve ısı oluşturur. İşte bu ısı dengesi bebeklerde çok önemli olduğu için onlarda kahverengi yağ çoktur.

Erişkinlerde az da olsa mevcut olan kahverengi yağ hücrelerinin aktive edilmesi için çeşitli yöntemler araştırıldı. Örneğin B adrenerjik olarak adlandırılan ilaçlar sempatik sistemi aktive ederek bu yağların çalışmasını sağlar. Bunun dışında soğuk ortamda bu yağların daha iyi çalıştığı gözlemlendi. Nitekim farelerin soğuk bir ortama maruz bırakıldığı çeşitli deneylerde, kandaki şekeri beyaz yağ hücrelerinin değil, kahverengi yağ hücrelerinin kaptığı görüldü.

Güzel haber şu ki bizler kahverengi yağ dokumuzun daha aktif olmasını kısmen sağlayabiliriz. Ancak sayılarını artırmak zordur. Biz beyazlardan kurtulmak için onları biraz kahverengileştireceğiz. İşte tam kahverengi olmayan, yani orijinal olmasa da onun gibi çalışan yağ hücreleri de bulunuyor. Bunlara da "bej yağ hücreleri" diyoruz.

Bej Yağ Hücreleri

Bej yağ hücreleri, beyaz yağ hücrelerinin dönüşümüyle ortaya çıkar. Bej hücreler, kahverengi yağ hücrelerinin sadece dörtte biri kadar yağı ısıya çevirebilir ancak hiç çeviremeyen beyaz hücrelerden daha etkilidirler. Bu hücrelerin rengi, içlerinde bulunan az miktardaki mitokondrilerden kaynaklanır. Bej yağ hücrelerinin artması metabolik sendromdan, insülin direncinden ve kilo problemlerinden kurtulmamıza yardımcı olabilir.

Peki, bunun için ne yapabiliriz?

AYŞEGÜL ÇORUHLU

> ## Yağlarınızın Rengini Değiştirmek İçin
> ## Yapabilecekleriniz
>
> 1. Beyaz yağların azalması için kilo vereceğiz. Beyaz yağların oluşmasının temel sebebi insülin olduğu için insülin piklerinden kurtulacağız. Bunun için işlenmiş unlu-şekerli besin maddeleri tüketmeyeceğiz. Dahası insülin rezistansının gündüze göre çok daha yüksek olduğu akşam saatlerinde yemeyeceğiz.
> 2. Kahverengilerin sayısı bebeklikten sonra düşer demiştik. Ancak mevcut olanları aktive etmek için;
>   - Ense bölgesine soğuk su tutabiliriz (orada çoklar).
>   - Onları aktive edecek sempatik sistem sinyalini vermek için egzersiz yapabiliriz (Egzersizle artan adrenalin, noradrenalin onları aktive eder).
> 3. Kahverengi yağ depolarının aktive olması için omega 3, zerdeçal ve acı biber tüketebiliriz.
> 4. Bej yağları artırmak için;
>   - Soğuk duş
>   - Uyku esnasında serin tutulan yatak odası
>   - Egzersiz

Tabloyu netleştirelim: Bej ve kahverengi yağ dokusu, beyaz yağ dokusuna kıyasla daha az miktarda bulunur. Ancak aktive olduklarında, vücuttaki fazla yiyecekten gelen kalorinin harcanmasını farede %100, insanda %40 artırabilirler. Aslında konu kalori harcanma miktarından ötedir. Bu iki yağ hücresi aktive olduğunda genel olarak metabolizma hızlanır, insülin rezistansı azalır, kandaki trigliserid seviyeleri düşer. Ayrıca bu hücreler aktif olduğunda beyaz yağ hücrelerinin uslu durduğunu düşünebiliriz. Çünkü kandaki yağ ve şeker, beyaz yağ hücrelerine depolanmak yerine bu hücreler tarafından kullanılır. Beyaz yağ hücrelerinin daha az aktif olmasının faydası sadece kilo kontrolüyle sınırlı değildir, aynı zamanda birçok hastalığın riskini azaltır. Beyaz yağ hücreleri birer endokrin organ gibi inflamasyon yapan sitokinler salgılar. Obeziteyle ilişkili birçok hastalık da bu sitokinlerin salınımıyla ilişkilendirilir.

O hâlde gençlik için yağlarımızı "bronzlaştırıyoruz."

BONUS:

Size bir haberim var; nihayet tembelleri de mutlu edecek, çok basit bir "kımıldama" yöntemiyle, tek bir kası çalıştırarak çağımızın sigarası oturmanın zararlarını azaltabiliriz. Kasımızın adı soleus kası. "Düz sandalet" anlamına gelen soleus, alt bacak arkasındaki kaslardan biridir. Vücudumuzdaki altı yüz kastan biri olup dizin altından topuğa kadar uzanır. Tüm kasların sadece %1'ine karşılık gelse de onu çalıştırmak büyük bir metabolik fayda sağlar. Nitekim Houston Üniversitesi'nde, otururken bile yapılabilecek söz konusu *soleus push up*, yani soleus şınavı hareketinin faydaları üzerine yapılan bir çalışma sonuçları çok umut vadediyor. *iScience* dergisinde yayımlanan çalışmada, soleus şınavının kan şekerinin düzenlenmesini iyileştirmede çok etkili olduğu görüldü. Öyle ki bu etki, tıpkı düzenli egzersizin, kilo vermenin, aralıklı orucun metabolizmaya faydası gibi şimdiye kadar bildiğimiz sağlığa yararlı uygulamalar listesinde yerini aldı. Hatta belki de bu yaklaşımlardan daha etkili olduğu bile öne sürülüyor.

Bu kasın özelliği oksidatif metabolizmayı kullanarak çalışmasıdır. Oksidatif metabolizma, oksijenle şekeri veya yağları yakarak enerji elde etmek için kullandığımız bir mekanizmadır. Ancak bu mekanizma normalde sürekli kullanılamaz. Zaten o yüzden yoruluruz. Ancak soleus kası bu konuda yorulmaz bir kapasiteye sahiptir. Biraz teknik açıklamak gerekirse bu kas diğer kaslar gibi glikojeni kullanmaz. Glikojen, şekerin kasta depolanmış hâlidir. Bu depo karaciğerde ve kaslarda bulunur. Karaciğerdeki glikojen açlık durumunda tüm vücuda verilir, kaslardaki glikojen ise sadece kaslar için kullanılır. Kastaki glikojen deposu bitebilen bir depodur. Ancak soleus bu depodan harcamaz. Direkt kandaki glikoz ve yağı enerjisi için kullanır. Nitekim bunu anlamak için yapılan kas biyopsisinde soleusun enerjisi için minimum glikojen kullanıldığı ortaya çıktı. Soleus kası, glikojeni parçalamak yerine kan şekeri ve yağları kullanarak enerji üretebilir. Soleus'un glikojeni normalden daha az kullanması kas aktivitesi sırasında yorulmadan, saatlerce çaba harcamadan çalışmasına yardımcı olur; çünkü glikojen tükenmesinin neden olduğu kas dayanıklılığının kesin bir sınırı vardır. Bu sınır soleus kasında bulunmaz.

Soleus şınavı sonrasında katılımcılara şekerli sıvı içirilip üç saat sonra kan değerlerine bakıldığında soleus şınavı yapanların, üç saat boyunca kan glikoz dalgalanmasında %52'lik bir iyileşme ve %60 daha az insülin üretimi olduğu görüldü. Diğer bir deyişle, şekerli sıvı tüketiminden sonra artan kan şekeri ve buna bağlı artan insülin seviyelerini bir tepe gibi düşündüğümüzde, bu egzersizi yapanlarda bu tepe noktalarının %50 daha küçük olduğu görüldü. Diğer yandan, egzersiz yapmayanlarda ise iki kat daha yüksek şeker ve insülin pikleri gözlemlendi.

Soleus kas metabolizmasını aktif tutmak için yapılan bu şınav hareketi, öğünler arasındaki açlık dönemlerinde de faydalı olmuş; öğünler arası yağ yakma hızını iki katına çıkarırken kandaki yağ düzeylerini azaltmada etkili bulunmuştur. Yani sadece şeker değil, insülin seviyelerini de azaltarak insülinin yağ yakmayı engelleyen etkisini azaltmış ve yağ yakımını artırmıştır.

Peki, bu şınav nasıl yapılır?

Basitçe, ayaklar yere basık ve kaslar gevşemiş hâlde otururken topuklarınızı yükseltin. Bu esnada parmak uçları, ayağın önü yerinde kalır. Topuk, en yukarı kaldırıldığında havada pasif bir şekilde serbest bırakılır ve ardından yere indirilir. Bu hareket daha sonra tekrarlanır.

Araştırmacılara göre, soleus şınavı hareketi, yürümek gibi görünse de (oturarak yapılmasına rağmen) tam tersidir. Nitekim yürürken vücut, soleusun kullandığı enerji miktarını en aza indirecek şekilde tasarlanmıştır. Normal kaslar içlerindeki şeker deposu olan glikojeni tükettiğinde yorulur, bu nedenle laktik asit birikir ve yorgunluk hissederiz. Ancak soleus kası, glikojen kullanmak yerine kandaki şekeri direkt olarak çeker; bu nedenle laktik asit birikmez ve bu kas kolayca yorulmaz. Bu durumun belki de evrimsel bir amacı vardır.

Söz konusu çalışmada ise bunu tersine çevirerek otururken soleus şınavını uyguladılar ve kasın uzun süre mümkün olduğunca çok enerji kullanmasını sağlamaya çalıştılar. Bugünlerde, bu amaçla özel giyilebilir teknolojik ürünler üzerinde çalışmalar yürütülmektedir.

Soleus egzersizini yapmak için en ideal zamanı da ekleyeyim: Yemek sonrası en yüksek şeker seviyesi birinci saate denk gelir, yani yemekten tam bir saat sonra kan şeker seviyesi en yüksek seviyededir. Bu durumda, o anda bu şekerleri enerji için kullanmak akıllıca olacaktır. Dolayısıyla soleus şınavı yapmak için doğru zaman yemekten sonraki birinci saat içerisindedir. Bu egzersizi yemekten elli dakika sonra başlatıp yetmişinci dakikaya kadar oturduğunuz yerden yapabilirsiniz. Toplam yirmi dakika fazla geliyorsa elli beşinci dakikada başlayıp altmış beşinci dakikada bitirebilirsiniz.

SU VE LONGEVITY

Suyun gerçek bir "gıda" olduğunu, hatta suya tüm diğer gıdalardan daha çok ihtiyacımız olduğunu unutuyoruz. Üstelik sadece biz değil, tıp dünyası da "gıda piramitleri"ne suyu eklemiyor. Oysa bakın yeterince su içmemek sizi nasıl kalp, böbrek, diyabet gibi hastalıklara ve hızla yaşlanmaya götürüyor?

Vücudun yeterince suya sahip olmasına "hidrasyon" diyoruz. Su, bağırsakların mukozasından emilip kana karışır; ardından kan ve damarlar aracılığıyla dokulara ve hücrelere taşınır.

Vücuttaki su miktarı şöyledir (Yetmiş kiloluk bir erkek için):

1. Dolaşımda, yani plazmada bu yaklaşık 2.5 litre
2. Damarların içinde değil ama hücrelerin arasında, dokuda bu 11 litre
3. En çok olduğu yerse hücrelerin içinde, bu 30 litre.

Suyu ter, idrar, nefes buharı ve dışkı ile kaybederiz. Bu nedenle günlük olarak su tüketimi önemlidir. Su vücut için hayati öneme sahiptir, bu yüzden vücuttaki su miktarı sıkı bir şekilde kontrol edilir. Su miktarını ölçen reseptörler bulunmaktadır. Bu reseptörler, durumu algılamak için bir tür anten görevi görür. İki tür reseptör vardır: Birincisi, damarlardaki su miktarını, yani kan basıncını ölçen baroreseptörler (barometre gibi düşünebiliriz, basınç ölçer); ikincisi ise osmoreseptörlerdir.

Bu reseptörler su azalınca aktive olur ve iki hormonu dürterler; biri vazopresin, diğeri angiotensin II.

Bu ikisinin görevi ise suyu tutmak için gereken her şeyi yapmaktır:

238

- İdrarı azaltırlar.
- İdrarla atılan sodyumu azaltırlar.
- Terlemeyi azaltırlar.
- Damarları daraltırlar. Damarlar daraldıkça tansiyon yükselir ve vücut su kaybını desteklemeye çalışır.

Şimdi buraya kadar konu teknik bir mesele gibi görünse de asıl husus şimdi başlıyor. Suyla ilgili sorunumuzu oluşturan şey şu;

- Reseptörlerimiz suyu az içtiğimizi hemen anlar.
- Reseptörlerin devreye soktuğu, özellikle vazopresin (su tutan hormon diyelim) hemen devreye girer.
- Fakat susama hissi tüm bunlardan GEÇ devreye girer. İşte çoğumuzun sorunu budur.

Hidrasyon yetersizliği başladığı an ile bunun susama hissi olarak devreye girdiği an arasında zamansal bir gecikme vardır. Yani hem su tutma hormonları aktif hâle gelir ve yukarıda belirtilen işlemler başlar hem de siz daha susamamışsınızdır.

Yapılan çalışmalar çoğu kişinin bu ara devrede yaşadığını gösterir. Öyle ki bu oran popülasyonda %50'lere varabilir. Peki, bu durumda ne olur?

Yukarıda bu iki hormonun bizi korumak çabasıyla yaptıklarını okuduk:

- İdrarı azaltırlar, idrarımız koyulaşır.
- Teri azaltırlar, az terleriz.
- Tükürüğü azaltırlar; ağzımız kurur, kokar.
- Tansiyonu artırmaya çalışırlar.

Ve daha önemlisi eğer su tutma hormonu vazopresin arttıysa bunun yandaşı stres hormonu kortizol de artar. Normaldir, çünkü vücut su kaybıyla "stres" düğmesine basar. İşin içine kortizol girdi mi hikâye, diyabetten kiloya, kalp hastalığından böbrek hastalığına, enfeksiyonlara yatkınlıktan hızlı yaşlanmaya kadar uzanır. Yani susuzluk suyun eksikliğinden öte bir zincirleme reaksiyon başlatır. O hâlde ne yapacağız?

1. Susama hissi hormonlardan sonra devreye girdiği için su içmek için susamayı beklemeyi bırakacağız.
2. Genel olarak günde minimum sekiz bardak su önerilir, litre hesabına gerek olmadan güne yayarak bu miktarda suyu içeceğiz.
3. İdrarımız koyu, kokulu ve miktarı azsa daha çok su içeceğiz.
4. Terimiz, ağız kokumuz varsa daha çok su içeceğiz.
5. Kas kramplarımız varsa daha çok su içeceğiz.
6. Baş ağrısı, hâlsizlik hissediyorsak daha çok su içeceğiz.
7. Suyu tek içemiyorsak onu içilebilir kılmaya çalışacağız.

Peki, içtiğiniz suyun bağırsağınızdan içeri geçmesi için ne lazım biliyor musunuz: biraz tuz, biraz şeker.

Suyun bağırsaktan emiliminde sodyum (tuz) önemli bir rol oynar. Ancak sodyumun emilimi için biraz da glikoz (şeker) gereklidir. Bu üç bileşen bir arada etkili şekilde çalışır. Hepiniz bilirsiniz; ishal durumunda, vücut çok miktarda su kaybettiği için (içilen suyun hücrelere geçebilmesi adına) tuz ve şeker içeren içecekler önerilir. İshal ânında, bağırsaklar sodyumu geri alamaz, dışkıyla kaybeder; bu nedenle tuzun eklenmesi önemlidir. Ayrıca biraz şekerin eklenmesi de sodyumun emilimini artırır.

Bizler içeceğimiz suyu "mikro limonata" hâlinde içebiliriz. Mikro dedim, çünkü abartıya yatkınız, abartmamamız için 1 litre suya bir pinç denen, iki parmak arasında tutabileceğimiz miniklikte tuz ve bir o kadar şeker atıp içebiliriz. Elbette bol limon, nane vs istediğimizi ekleyebiliriz (bu miktarların dahi sorun olacağı tansiyon, kalp ve şeker hastaları bu öneriyi uygulamasınlar).

Su Vücutta Ne İşe Yarar?

Vücut Sıcaklığını Düzenleme: Su, termoregülasyon (vücut sıcaklığını düzenleme) mekanizmasının temel bir bileşenidir. Vücut sıcaklığı yükseldiğinde ter bezleri aktive olup ter üretir. Ter, cilt yüzeyinde buharlaştığında vücut ısısını düşürür ve serinlemeye yardımcı olur. Ayrıca solunum yoluyla buharlaşma da vücut sıcaklığını düzenler. Bu nedenle, yeterli su alımı, vücudun ısıyı doğru şekilde düzenlemesini ve aşırı ısınmayı önlemesini sağlar.

Metabolizma: Su, vücudun metabolik işlevlerini sürdürmek için kritiktir. Metabolik reaksiyonlar vücudun enerji üretmesi, besinleri sindirmesi ve hücresel düzeyde işlev görmesi için gereklidir. Su söz konusu reaksiyonların gerçekleşmesine yardımcı olan bir çözelti sağlar ve enzim aktivitesini destekler. Ayrıca metabolik atıkların vücuttan atılmasına yardımcı olur.

Besin ve Oksijen Taşıma: Su, kanın ana bileşenidir ve kan, vücudun çeşitli bölgelerine besin ve oksijen taşır. Kanın %90'ı su olduğundan hidrasyon, kan hacmini ve dolayısıyla besin ve oksijenin vücutta taşınmasını doğrudan etkiler. Yeterli su alımı kan dolaşımını iyileştirir ve vücudun hücresel düzeyde işlev görmesini sağlar.

Toksik Maddelerin Atılması: Su, toksik maddelerin ve atık ürünlerin vücuttan atılmasında kritik bir rol oynar. Böbrekler su sayesinde atık maddeleri filtreler ve idrar yoluyla vücuttan atar. Yeterli su alımı böbreklerin düzgün çalışmasını sağlar ve toksik maddelerin vücuttan etkili şekilde atılmasına yardımcı olur. Bu, aynı zamanda, böbrek taşları ve idrar yolu enfeksiyonları gibi böbrek hastalıklarının önlenmesinde de önemlidir.

Elektrolit Dengesi: Böbrekler vücudun elektrolit dengesini, özellikle de sodyum ve potasyum dengesini korumada önemli role sahiptir. Su, elektrolitlerin vücutta uygun şekilde dağıtılmasına ve böbreklerin elektrolit dengesini düzenlemesine yardımcı olur.

Kan Basıncının Düzenlenmesi: Su, kan hacmini ve dolayısıyla kan basıncını etkiler. Böbrekler kan basıncını düzenlemek için "renin" adı verilen bir hormon üretir. Yeterli su tüketimi böbreklerin bu hormonu uygun şekilde üretmesine ve kan basıncının sağlıklı bir aralıkta kalmasına yardımcı olur.

Böbrek Taşları ve Enfeksiyonların Önlenmesi: Yeterli su tüketimi idrarın sulanmasına ve böbrek taşlarının oluşum riskinin azaltılmasına yardımcı olur. Ayrıca su tüketimi, idrar yolu enfeksiyonları riskini azaltabilir; çünkü su, bakterilerin idrar yolu boyunca "durmamasına" ve vücuttan atılmasına yardımcı olur.

Böbrek Fonksiyonlarının Korunması: Kronik dehidrasyon zamanla böbrek fonksiyon bozukluğuna yol açabilir. Yeterli su tüketimi, böbreklerin sağlıklı şekilde çalışmasını sağlar ve böbrek hastalığı riskini azaltır.

Yeterince Su İçiyor musunuz?

Yetişkin erkekler için günlük ortalama su ihtiyacı 3.7 litredir, kadınlar için ise 2.7 litre olarak önerilir.

Yeterli su içmediğinizin belirtileri genellikle vücut için susuzluk, yani dehidrasyonun erken uyarı işaretleri olarak görülür. Vücudun suya olan ihtiyacını belirlemenin ve yeterli su içip içmediğinizi anlamanın birkaç yolu vardır. Günlük hayatta tam olarak tıbbi anlamda susuz kalmasak da hep yeterli seviyenin altında bir hidrasyon seviyesinde olabiliriz. Şimdi bakalım bazı ipuçlarıyla yeterli su içiyor musunuz?

1. **Susuzluk Hissi:** En basit ve belirgin su eksikliği belirtisi susuzluk hissidir. Ancak çoğumuz bu noktaya bir türlü varamayız. Çünkü çoğumuz susamayız. Veya susadığımızı anladığımızda vücut içinde susuz kalmanın yarattığı

bazı olumsuz biyokimyasal yolaklar çoktan başlar. Diğer bir deyişle, susama hissinden önce işler bozulmaya başlayacağı için susama hissini beklememek gerekir.

2. **İdrarın Rengi ve Miktarı:** İdrarınızın rengi ve miktarı hidrasyon durumunuzu belirlemenin iyi bir yoludur. Yeterli su içmiş bir kişinin idrarı genellikle açık sarı veya hemen hemen renksizdir ve günlük olarak düzenli idrar yapar. Eğer idrarınız koyu sarı veya amber renginde ise veya çok az idrar yapıyorsanız daha fazla su içmeniz gerekebilir.

3. **Kuru Cilt:** Cilt, hidrasyon seviyesini yansıtabilir. Eğer cildiniz kuruysa ve/veya elastikiyetini kaybetmişse bu yeterli su içmediğinizin bir işaretidir. Kaldı ki menapoz sonrasında ve egzama gibi cilt hastalıklarında "trans epidermal evoporasyon" olarak adlandırılan ciltten dışarı suyun buharlaşıp kaçması ayrı bir derttir. Bu dertle baş etmek için sadece su içmek de yetmez. Cildin üst katmanındaki koruyucu yapılar olan kolesterol ve seramid yapısının yeterli olması gerekir.

4. **Yorgunluk:** Su, enerji üretimi için önemlidir ve yeterli su içmemek yorgunluğa neden olabilir. İshal ve kusma yaşayanlar bilir, su kaybettikçe hâlsiz ve güçsüz olursunuz.

5. **Baş Ağrısı:** Su içmek, baş ağrılarını hafifletebilir veya önleyebilir. Başınız ağrıdığında önce susuz muyum diye kendinize sorun. Çok kahve içmek ve alkol almak da dehidrasyon sebebidir ve başınızı ağrıtabilir. Bu tür içeceklerden sonra su içmeyi artırmak lazım.

6. **Konsantrasyon Eksikliği veya Bulanık Düşünce:** Yetersiz su alımı zihinsel berraklığı ve konsantrasyonu etkileyebilir. Klinik dehidrasyonun ileri hâle gelmesi zaten bu şekilde zihin bulanıklığını beraberinde getirir. Ancak günlük hayatta da daha iyi konsantre olmak için yeterince su içmeliyiz.

AYŞEGÜL ÇORUHLU

7. **Kabızlık:** Su, sindirim sisteminin düzgün çalışmasına yardımcı olur. Yetersiz su alımı kabızlığa neden olabilir. Sıklıkla susuzluk nedeniyle kabızlık yaşayabiliriz. Yeterli su alınmazsa ve lifli beslenilmezse kabızlık oluşabilir. Lifler sindirilemeyen bitkisel besin artıklarıdır ve su ile şişerler. Bu durum bağırsakta bir "hacim" oluşturur. Bağırsakların çalışma şekillerinden biri "mekanik gerilme uyarısıdır." Diğer bir deyişle, artan bağırsak içeriğinin bağırsak duvarlarına yaptığı basınç, bağırsak duvarlarındaki mekanik gerilme reseptörlerinin bağırsağın dolduğunu anlamasını sağlar ve dışkılama hareketi için bağırsak kasılır. Bu tür kabızlık genellikle az yiyen kadınlarda veya diyet amaçlı yeme miktarı azaltıldığında görülür. Bazen de sadece protein yemek için sebzelerden yoksun bir diyet uygulayanlarda görülebilir. Özetle, dışkılamak için hacim gereklidir. Eski insanlar kilolarla günlük dışkılama yaparlardı ancak bizler gramla yapıyoruz. Cevap sebzelerde ve suda yatıyor. Dışkının miktarı sağlığınızla doğru orantılıdır.

8. **Ağız Kuruluğu ve/veya Kötü Nefes:** Ağız kuruluğu ve kötü nefes yeterli su içmediğinizin belirtileri arasındadır; çünkü tükürük, bakterileri temizlemeye yardımcı olur. Az su içtiğimizde ağız içindeki tükürük miktarımız azalır. Tükürükle korunan ağız içi ve diş etleri enfeksiyona açık hâle gelir. Dil üzeri ve diş etleri hasarlanabilir. Ağız kokusu ise hakikaten üzerinde az durulan, bireyselden öte büyük bir toplumsal konudur.

9. **Ter kokusu:** Tıpkı ağız kokusu gibi, az su içmek keskin ter kokusu sebebidir.

10. **Kas Krampları ve/veya Kas Ağrıları:** Kaslar su ve elektrolitlere ihtiyaç duyar. Yeterli su içmemek kas kramplarına veya ağrılara neden olabilir.

244

Su İçmeyi Sevmeyenlere Beş Strateji

Su içmeyi sevmeyenler için su içmeyi daha cazip hâle getirmek ve günlük su tüketimini artırmak önemlidir.

1. **Aromalı Su Hazırlayın:** Su içmeyi daha lezzetli hâle getirmek için suyunuza taze meyve dilimleri (limon, misket limonu, çilek vb.), taze nane veya salatalık ekleyin.

2. **Bitki Çayları ve Meyve Suları Tüketin:** Bitki çayları ve seyreltilmiş meyve suları sıvı alımını artırmak için alternatif olabilir. Ancak meyve sularının şeker içerebileceğini ve dolayısıyla kalori alımını artırabileceğini unutmayın.

3. **Su İçme Hatırlatıcıları Kullanın:** Gün içinde su içmeyi unutmamak için hatırlatıcılar kullanın. Akıllı telefonlarınıza su içme hatırlatıcı uygulamaları indirebilir veya alarm kurarak kendinize düzenli aralıklarla su içmeyi hatırlatabilirsiniz.

4. **Taşınabilir Su Şişesi Kullanın:** Kendinize cazip bir tasarıma sahip bir su şişesi alın ve bu şişeyi gün boyunca yanınızda taşıyın. Böylece su içmeyi daha kolay ve erişilebilir hâle getirebilirsiniz.

5. **Görsel Hatırlatıcılar Kullanın:** Su içme hedeflerinizi görselleştirmek için işaretler veya etiketler kullanarak su şişenizi işaretleyin. Bu, gün boyunca su içme oranınızı takip etmenize ve motive olmanıza yardımcı olabilir.

OKSİJEN VE LONGEVITY

Oksijen canlılığın temelidir ancak canlılık için oksijen kullandıkça bunun için bir bedel öderiz. Bu bedel her nefeste aldığımız oksijen için en ideal şartlarda bile ürettiğimiz reaktif oksijen serbest radikalleridir (kısaca ROS). ROS üretimi idealde %0.4 ila %0.5 arasında olmalıdır. Bu oran oksijenin en efektif kullanımındaki orandır ve minimum düzeydedir. Ancak zamanla ve hatalarımızla birlikte oksijeni bu şekilde efektif kullanamayız. Oksijeni etkili şekilde kullanamamanın sonucunda ise serbest radikal artışı meydana gelir. Enerji üretiminde yiyecek seçimi kadar onu hücrede oksijenle yakabilmek de önemlidir. Oksijenin azlığı metabolik verimi düşürür. Bunun daha önceki başlıklara dayalı hatırlayacağımız en genel sebebi metabolik olarak hücrelerde verimin düşmesidir. Yani metabolik esneklik kaybı, verimsiz enerji üretimi ve fazla serbest radikallerle sonuçlanır.

Oksijen azlığına "hipoksi" denir. İşte aslında yaşlılığın kendisi kronik düşük düzeyli bir hipoksi, yani oksijensizlik hâlidir. Oksijeni hücreye taşıyacak damarlarda anemi varsa veya solunum sıkıntıları söz konusuysa vücuttaki oksijen miktarı azalır. Bu durum, oksijenin hedef hücre içine taşınımını da azaltır. Oksijenin kullanılamaması enerji üretim yolaklarını oksijensiz yolağa çevirir. Sonuç olarak vücudu doku ve hücre düzeyinde asitlendiren ve laktik asitle sonuçlanan bir yolak oluşur. Bu yolak, inflamasyon ve kanserde aktif bir role sahiptir.

Yavaş Yavaş Boğuluyor muyuz?

2019 Nobel Ödülü "hipoksiyle indüklenen faktör" anlamına gelen HIF adlı bir madde için verildi. HIF, oksijen azaldığında bizi korumak amacıyla devreye girer. Temel amacı, az oksijenle enerji üretim mekanizmalarını devreye sokmaktır. Kısa süreli oksijensizlik durumlarında HIF hızla adaptasyon mekanizmalarını devreye sokar. Örneğin çok ağır spor yaptınız ve kaslarınız yoruldu, oksijen kullanımı azaldı. Kaslarda artan laktik asit ağrısından yorulduğunuzu hissettiniz. HIF devreye girip bu kaslara daha fazla oksijen taşınması için yeni damarlar oluşturur. Gerçekten de vücutçuların kol kaslarının üstünde bu şişmiş damarları görebilirsiniz.

Ancak mikro düzeyde de olsa oksijensizlik varsa HIF her yerde bu damarlanmayı artırır. Mesela tümör hücreleri etrafında da damarları artırması, tümöre daha çok besin ve oksijen taşınmasını sağlar. Bu durum tümörün büyümesine yol açar ki buna "tümör angiogenesis" denir. Öyle ki tümör tedavilerinde bu damarlanmanın azaltılması amaçlanır.

Tümörlerin özellikle solid tümörler adı verilen türlerinde tümör içi hipoksi sıklıkla gözlenir. Örneğin meme kanseri dokusunda oksijen seviyeleri (pO2) genellikle 10'un altındadır ki bu, normal meme dokusunda olduğundan daha düşüktür. Normal meme dokusunda pO2 genellikle 60'ın üzerindedir. Bu düşük oksijen seviyeleri HIF aktivitesinin artmasına neden olur. Bu durum tümörün kemoterapiye karşı direncini artırır. Daha da kötüsü tümörün metastazı kolaylaşır.

Tümör hücrelerinin, oksijen olduğunda bile, bir kez tümörleştikten sonra oksijeni kullanmama eğilimleri "Warburg etkisi" olarak bilinir. Görüldüğü üzere son derece sofistike canlılarız ancak gerektiğinde ilkel günlerimize dönebiliriz. İlkellik burada, oksijen kullanmadan besinden enerji üretmeyi ifade eder. Klasik besin molekülümüz olan glikoz, sofistike hâlimizde genellikle oksijenle yanar ancak oksijen az ise oksijensiz koşullarda da yanarak ATP üretir. Belki daha az ATP üretilir ancak hayatta kalma şansımızı sürdürebiliriz.

Bir besinin -burada glikoz- sofistike mi, ilkel mi yanacağına HIF karar verir. HIF aktive olmuşsa, yani oksijen azsa metabolik

düğme oksijenliden oksijensize döner. Glikozu oksijensiz ya-
karız. Tüm oksijensiz şekilde glikozdan enerji üretme sürecine
"fermentasyon" denir. Bir diğer deyişle, turşulaşma da diyebiliriz.
Oksijen yoksa HIF, glikozu turşulaştırır. Turşunun adı LAKTAT,
yani laktik asittir. Hani şu ağır sporda kasların oksijen kullanımı
bitince oluştuğunu duyduğumuz madde... İşte HIF'in işi laktat
artırmaktır.

Şüphesiz oksijen azlığını düzeltmek gerekir. KOAH, yüksek
irtifa, kansızlık, uyku apnesi, damar darlığı-ateroskleroz akla ilk
gelen oksijensizlik belirtileridir. Ancak deviasyon, diş sıkma, pa-
nik atak durumunda da oksijen azlığı akla gelmelidir.

Kan Şekeri ve Oksijen İlişkisi

Kanınızdaki oksijen taşıma kapasitesini yiyecekler de etkileyebi-
lir. Bu durumu anlamak için HbA1C testini kullanırız. Kandaki
kırmızı alyuvarların görevi oksijeni hücrelere taşımaktır. Ancak ka-
nınızdaki şeker miktarı yüksekse öncelikle bu hücreler şekerden
zarar görür. Bu durumda da şekerlenmiş hemoglobin anlamındaki
HbA1C'yi ölçerek, üç aylık ortalama kan şekerini anlamaya çalışı-
rız. Bu konu, diyabetle ilişkili gibi görünse de aslında öyle değildir.

HbA1C'nin açılımı HEMOGLOBİN-A1C'dir. Hemoglobin,
eritrositlerin içinde bulunur. Oksijene bağlanarak eritrositlere kır-
mızı rengini veren bir bileşendir. Yani hemoglobin, eritrositlerin
oksijen taşıyan kısmıdır.

HbA1C'si 5.0 olanla 5.5 olanın her ikisi de üst değerin altın-
dadır ama ikisi de eşit derecede sağlıklı mıdır?

HbA1C seviyesi yükseldikçe, yani eritrositler kan şekerinden
zarar gördükçe oksijen taşıma kapasiteleri azalır. HbA1C seviyesi
yükseldiğinde HIF artar. HIF'ın varlığı, yağ yakımını durdurarak
yemek yemesek de zayıflayamamamıza sebep olmaktan başlaya-
rak demansa, hızlı yaşlanmaya, tümöre kadar çeşitli sorunlara yol
açabilir. Yine aldığınız nefesin dokularınıza gitmesini istiyorsanız

HbA1C değerinizi düşürmeniz gerekir. Yoksa o nefesin büyük çoğunluğu boşa gider.

Eğer insülin direnciniz varsa; yani vücut insülini ne kadar hücreye göndermeye çalışırsa çalışsın, hücreler bu sinyale duyarsız hâle gelmişse ve kan şekeriniz düşmüyorsa...

Gereğinden fazla basit karbonhidrat tüketiyorsanız, yani un ve şeker içeren gıdaları sık sık tüketiyorsanız... İnsülinin baş edebileceğinden fazla yükleme yapıyorsanız ve bu günlük olağan menünüzse...

Hareket etmiyorsanız ve vücuttaki şeker depolarını enerji olarak kullanmıyorsanız...

Bu üç senaryoda, yemek sonrası kan şekeriniz yükselir. Bu yüksek şeker seviyesi kan dolaşımında eritrositlere zarar verebilir. Şeker, eritrositlerde bulunan hemoglobine bağlanır veya yapışır. Hemoglobine yapışmış şekerin varlığına "glikozlanmış" veya "glikozillenmiş hemoglobin" denir.

Eritrositler oksijeni sever ve alıp dokulara kadar taşır. Ancak bu ilişki, dokulara ulaştıklarında sona ermeli ve oksijeni serbest bırakmalıdır. Böylece vücudumuzun her tarafına oksijen sağlanır. Ancak eğer şeker eritrosite yapışmışsa bu durum eritrositin oksijenle ilişkisini bozar. Normalde eritrosit oksijenden kolayca ayrılarak onu dokulara bırakırken şekerlenmiş hâli oksijene yapışarak onu serbest bırakmaz. Şekerlenmiş eritrositler, normal eritrositlere göre on kat daha fazla oksijene bağlanma eğilimindedir; yani oksijeni dokulara bırakırken on kat daha fazla zorlanır. Bu durumda, kanınızdaki oksijen seviyesi yüksek gibi görünebilir ancak oksijen dokulara yeterince ulaştırılmaz. İşte bu nedenle, şekerlenmiş eritrositlerin hemoglobini, yani HbA1C testi aslında sadece üç aylık şeker değerinizi değil, üç aylık doku oksijensizliğinizin derecesini de gösterir.

Diyabet hastalarının dolaşım bozuklukları, damar hastalıkları, göz bozuklukları, iyileşmeyen yaraları hep bu doku oksijensizliğindendir.

HbA1C değerine göre ortalama kan şekeriniz şöyledir:

HbA1C 4 ise şeker ortalamanız 70
HbA1C 5 ise şeker ortalamanız 97
HbA1C 6 ise şeker ortalamanız 126
HbA1C 7 ise şeker ortalamanız 152
HbA1C 8 ise şeker ortalamanız 183

Normal HbA1C değerinizin 5.6'nın altında olması istenir. Bu değerin üzerindeki sonuçlar prediyabet veya diyabet olarak tanımlanır. Ancak burada anlamamız gereken, HbA1C değeriniz 5.4 olsa bile, bu üç ay boyunca şekerlenmiş eritrositlerle dolaştığınız anlamına gelir. Konumuz sadece hastalık değil, ideal sağlık olmalıdır. HbA1C değerinde %1'lik bir azalma, kalp-damar hastalıkları riskinizi %37 azaltır. Başka bir deyişle, sadece üç ay boyunca yediklerinize dikkat etmeniz, bir önceki aya göre kalp hastalığı riskinizi yarı yarıya azaltabilir.

Bu durumda HbA1C'mizi düşürmek için neler yapabiliriz?

* Öncelikle kan şekerini hızlı ve fazla yükseltebilecek besinlerden kaçınmalıyız. Bu besinler genellikle unlu, şekerli ve işlenmiş gıdalardır. Ayrıca alkol de kan şekerini hızlı şekilde yükseltebilir.

* Kan şekerini hızlı yükselten bir diğer sebep hızlı yemek yemektir. O hâlde yavaş yiyeceğiz.

* Bağırsak sağlığımız iyi değilse ve sızdıran bağırsak gibi durumlar yaşıyorsak (hazım, sindirim, kabızlık, ishal, gaz gibi şikâyetleri olanlar kendilerini bu gruba dâhil edebilir) yiyeceklerdeki şeker daha hızlı kana karışır.

* İnsülin işini bitirmeden sık sık yemek yemek kan şekerini sürekli yüksek tutar. Yemek aralarına dört saat boşluklar koyacağız.

* Akşam saatlerinde yemek yendiğinde, menünüz sağlıklı bile olsa, insülin ve pankreasın daha tembel olduğu

zaman dilimindesiniz demektir. Sabah daha iyi kan şe-
keri ayarlaması yapan bu ikili akşam oldukça tembelleşir.
Dolayısıyla akşam yemek yemek eşittir yüksek kan şekeri,
yüksek kan şekeri eşittir şekerlenmiş eritrosit demektir.
* Eğer anemi problemimiz varsa bu genellikle normalden
düşük hemoglobin seviyelerine işaret eder. Anemiden et-
kilenmiş hemoglobinin şekerlenmesi de göreceli olarak
azmış gibi görünür ama bu, yanıltıcıdır. Diğer bir deyiş-
le, aneminiz varsa daha da düşük HbA1C değerini hedef-
leyeceğiz. Nitekim anemimiz düzelmeden gerçek değeri
tam bilemeyiz.
* Hareketsizlik değil, aktif hareketlilik yemek sonrası kan
şekeri yükselmelerini engeller. Mesela her yemekten tam
bir saat sonra kalkıp biraz dans etseniz veya ufak bir yü-
rüyüş yapsanız kan şekeriniz düşer.

Tüm bu bilgiler ışığında görüyoruz ki sanki sadece diyabet
hastalarını ilgilendiriyor gibi konumlandırılan HbA1C testi, di-
yabet olmayanlar için de aynı şekilde önem arz etmektedir. Topar-
layacak olursak; yüksek HbA1C değeri pek çok hastalığın kapısı-
nı aralar. Bunu çoğunlukla nefesle aldığınız oksijeni dokularınıza
vermeyerek başlatır. Maalesef çoğumuzda HbA1C değeri 5 ve
üzeridir. Ve biz fark etmesek de bu bizi bir tür fark edilmeyen bir
doku hipoksisine, yani oksijen eksikliğine maruz bırakır. Dokula-
ra yeterince oksijen gitmediğinde hızlı yaşlanırız.

Longevity çalışmalarında oksijenin önemi büyüktür. Hiper-
barik oksijen kabinleri gençleşme uygulamalarının bir parçasıdır.
Hiperbarik oksijen terapisi (HBOT), normal atmosferdeki oksi-
jenden çok daha yoğun ve basınçlı oksijen sağlar. Bu oksijen he-
moglobin veya eritrositle taşınan oksijen değil, kanda erimiş hâl-
deki oksijeni artırır. Oksijenin %98.5'i hemoglobinle taşınırken
%1.5'i kanda erimiş olarak gezer. HBOT bu oranı üç katına çı-
kararak vücuda daha fazla oksijen sağlar. Nitekim bir çalışmada;

altmış beş yaş üstü kişiler üç ay boyunca hiperbarik oksijen kabinine sokulmuş ve sonuç olarak bu kişilerin telomerlerinin uzadığı gözlemlenmiş, yani bu kişiler gençleşmiştir.

Oksijen Eksikliğinin Belirtileri

- Yorgunluk, ajite hissetmek
- Çok düşük veya yüksek nabız
- Çarpıntı
- Odaklanma zorluğu
- Kas ağrısı
- Fibromiyalji
- Baş ağrısı
- Kramplar
- Et kesiği ağrısı
- Kolay iyileşmeyen yaralar
- Yüksek HbA1C
- Diyabet
- Uyku apnesi
- Deviasyon
- Burunda polipler
- Diş sıkma
- Yüksek irtifada yaşamak
- Panik atak
- Anemi
- Astım
- KOAH
- Sigara içmek
- Ağızdan nefes almak
- Kirli hava
- Kilolu olmak
- Damar darlığı
- Damar sertliği
- Yüksek tansiyon
- Çok düşük tansiyon
- Egzersizde kolay yorulmak
- Ellerde ayaklarda soğukta kolay morarma
- Sürekli üşüme

DETOKS VE LONGEVITY

Vücudumuzu sabit hücreler topluluğu olarak görüyoruz. Oysa içerisi akan bir nehir gibidir. Asla aynı hücrelerle yola devam etmeyiz. Organına göre hücreler sürekli yapım ve yıkım hâlinde. Örnek vermek gerekirse bu dönüşüm cilt için yirmi sekiz gün, bağırsak mukozası için dört beş gün sürebiliyor.

Gerçek anlamda detoks, hücrelerin içindeki çöplerin temizlenmesiyle olur. Hücre içi temizliğin biyokimyasal bir olay olan otofaji ile sağlandığını artık biliyoruz. Hatırlayalım; yetersiz otofaji tüm hastalıkların ve hızla yaşlanmanın kaynağıydı. Otofaji arttıkça genç ve sağlıklı kalma yolundayız anlamına geliyordu.

Nitekim vücudunuza baktığınızda yüzünüzde, ellerinizin üstünde yaşlanmayla artan koyu lekeler gördüğünüzde bu lekelerin de hücresel temizlik eksikliğinden kaynaklandığı söylenebilir. Bunların benzerleri beynimizde, kaslarımızda, iç organlarımızda da vardır ama tek bir farkla, söz konusu lekeler gibi çıplak gözle ya da aynada göremeyiz.

Vücudumuzun hücrelerinde, tıpkı normal bir mide gibi, içi asit dolu bir yapı bulunur. Bu yapı, başta proteinler olmak üzere hücre artıklarını sindirir. Söz konusu hücre midesinin adı "lizozom"dur. Bu yuvarlak cepçiklerin görevi, hücre içindeki hataları temizlemektir. Her hücre farklı proteinler üretir ve bunlar arasında iyi üretilmemiş olanlar da vardır. Eğer bu proteinler temizlenmezse hücrede birikir. Ayrıca bazen protein yapıları, yüksek kan şekeri seviyeleri nedeniyle bozulabilir. AGE'lerin özellikte cilt için çok hızla yaşlandıran etkiye sahip olduğunu öğrendik.

AGE olmuş kötü proteinlerin de işte bu hücre midesi lizozomda yok edilmesi gerekir.

Peki, lizozoma gidecek eskiler nasıl tespit edilir? O zaman yeni bir hücre içi organcık öğreniyoruz, adı "otofagozom." Otofagozomlar (oto-kendini, fag-yemek, zom-odası) birer çöp toplayıcı... Hücredeki eski proteinler arttıkça bunlar çoğalır, eski parçaları içlerine alıp hücre midesi lizozoma sunar. Yani otofagozomları bir çöp kamyonu, lizozomları ise çöp fırını gibi düşünebilirsiniz.

Ciltteki yaşlanma lekelerine dönelim. Gençlikte bu lekeler olmaz, çünkü otofajik sistem ve lizozomlar onu yok eder. Yaşlandıkça hem otofaji gücümüz azalır hem de lizozomdaki enzimler güçsüzleşir. Yani elinizde gördüğünüz lekeler, içleri yok edilememiş eski proteinlerle dolu lizozomlar demektir. Ve bunlar beyin, kalp, derken tüm vücudu yaşlandıkça kaplar.

Üstelik sadece dış görüntüde görünür olmaz; eksik otofaji de kanser, kronik hastalıklar, otoimmün hastalıklar, virüs ve bakterilere karşı korunmada zayıflık, demans ve aklınıza gelebilecek tüm hastalıkların riski artar. Sebep basittir, hücre içi detoks eksiktir. Hücredeki kötü imalatlardan kurtulunamamıştır.

Amerikalıların *toxic body burden* dediği "toksik vücut yükü", hem iç hem de dış toksin birikimini vurgular. Çevresel toksinlere, içerideki toksinlerimizi de eklemeliyiz. Demek ki bir endo (iç) toksinler, bir de ekso (dış) toksinler vardır. Önce bunları sınıflayalım.

İç toksinler: Vücudun metabolizmasının artıklarıdır. Her nefes verişte çıkardığımız hava bir endotoksindir. Her tuvalete gittiğimizde idrar ve dışkıyla attıklarımız iç metabolizma artıklarımız olan endotoksinlerdir. Terlemeyle aynı şekilde toksin atarız. En ideal şartlarda, tertemiz bir çevrede, tertemiz beslenerek yaşasak da bunlar bizde mevcuttur. Ve bu, normaldir. Çünkü canlılığımızı sürdürebilmek için milyonlarca metabolik işlev yapan hücrelerimizin doğal artıklarıdır.

Aşağıda anlatacağım hücresel detoks aşamalarıyla bunlardan kurtulabiliriz. Dış toksinleri atarken de aynı sistemi kullanırız. Dış toksinler çoğalınca bu, iç detoks hattımızı daha çok çalışmaya mecbur eder.

Dış toksinler: Vücudumuza giren her türlü zararlı madde dış toksindir. Hava kirliliği, su kirliliği, yiyecekler, kozmetikler, temizlik malzemeleri, kıyafet boyaları, mutfak eşyaları birer dış toksindir. Sayıları o kadar çoktur ki sıralamaya kalksak bu satırlara sığmaz. Ancak örnek vermek istersek, çoğunuzun adını duyduğu birkaçını sıralayabiliriz:

- BPA: Plastiklerde olan bir madde, fatura ve fişlerde de vardır.
- Pestisit: Tarım ilaçları
- Paraben: Kozmetiklerde olan bir madde
- Ksenobiotikler: Endokrin bozucular olarak bilinen, hormonal sistemimizi bozan maddeler
- İlaçlar
- Solventler
- Kötü elektromanyetik alan
- Küfler
- İşlenmiş gıdalar (konservelerden boyalı gıdalara, koruyuculu katkılı ürünlerden sentetik gübreyle yetiştirilmiş bitkilere ve ilaçlanıp hormonlanarak büyütülmüş hayvanlardan elde edilen gıdalara kadar bu liste uzar.)
- Yine evimiz, özellikle mutfağımız tam bir toksin deposu olabilir: Teflon tava kullanımı, mikrodalgada hazırlanmış besinler, yüksek ısıda kavrulmuş-kızartılmış yemekler, küflenmiş gıdalar, deterjanlar derken yine uzun bir liste...

Dramayı abartmamak için listeyi burada kesiyorum. Ancak bu toksinler annenin sütünde ve dahi anne karnındaki bebeğe giden kanı taşıyan kordon kanında bile bulundu.

Peki, vücudun mikro ve makro toksin detoksu nasıl mümkün olur?

Mikro Detoksu Desteklemek

Mikro işlemlerde en çok karaciğerimize sırtımızı dayarız. Karaciğerin görevi, gelen toksinleri ayırmaktır. Toksinlerin neredeyse hepsi yağda çözünür. Yani yağlı ortamları sever, oralara giderler. Mesela kilomuzu oluşturan yağlarımızın içi toksinleri sistemden uzaklaştırmak için iyi bir yerdir. Buradan şu konuyu sezebiliriz: Kilo verirken yağlar azalınca içindeki toksinlere ne oluyor? Evet, onlar yağ hücreciklerinden açığa çıkar. Özellikle şok diyetli hızlı kilo vermeler bu toksinleri etrafa salar. Kilo vermeye çalışanlar, bu yazıyı dikkatle okuyarak, yazının sonundaki önlemleri alabilir.

Hâlbuki yağda eriyen toksinlerin önce suda erir hâle gelmesi gerekir. İşte onları yağda erir hâlden suda erir hâle geçirecek yer karaciğerimizdir. Karaciğerde iki aşamalı detoks yapılır. Bizler buna, "karaciğer faz 1" ve "karaciğer faz 2" detoks aşamaları deriz. Ancak bu faz 1 ve faz 2 aşamaları arasında bir ara dönem vardır. Bu ara dönem biraz risklidir. Çünkü ilk aşamada toksinler ayrıştırılmış ama onları henüz atılıma gönderecek ikinci aşamaya geçilmemiştir. Çoğu toksinin vücuda zararını bu ara aşamada görürüz. Genetik farklılıklarımız da bunda etkilidir. Karaciğer faz 1 ve faz 2 temizlik kapasiteleri kişilerde aynı olmayabilir. Mesela kahveyi geç saatte içtiğinizde uykunuzu kaçırıyorsa faz 1'iniz yavaş çalışıyor olabilir. Bazıları ise yatmadan hemen önce kahve içer ve bu, uykusunu kaçırmaz. Bu kişilerin faz 1'i güçlü olabilir. Kahve veya alkol bu konuda bize örnek olabilir.

Biz faz 1'e destek vermek istersek;

• B vitaminleri, B2, B6, folat, B12
• Bitkilerden gelen flavoniod dediğimiz maddeleri destek olarak kullanabiliriz.

Ara faz için antioksidanlar yardımcıdır;

- Karotenli sarı-turuncu kırmızı besinler
- C vitamini içeren limon, kivi gibi besinler
- Sülfür içeren soğan, sarımsak
- Brokoli
- Enginar
- Mor sebzeler

2. fazda artık toksinler suda erir hâldedir. Bu faza yardım etmek için;

- Yine sülfürlü besinler
- Sistein içeren besinler
- Zerdeçal
- Yeşil çay
- Yine B vitaminleri
- Glutatyon içeren besinler, mesela avokado, yiyebiliriz.

Faz 2'de artık toksinler bağırsak ve idrarla atılacak hâle geldi. Karaciğerin görevi tamamlandı. Dışarı atılım işine faz 3 veya "makro detoks" aşaması diyelim. Atılım bağırsaklar ve böbrekte idrarla olur. Peki, toksinleri dışarı atmayı artırmak için biz neler yapabiliriz?

Makro Detoksu Desteklemek
- Bol su içmek.
- Kabız olmamak. Kabızlık döneminde, atılmak için bağırsağa gelmiş toksinler hızla atılamaz. Bekledikçe, tıpkı siz onu tekrar yiyeceklerden almışsınız gibi, karaciğere geri emilir ve temizlik işi baştan başlar. Mesela günlük metabolizmanızda östrojeni her gün üretip, kullanıp atarsınız. Kabızlıkta ise atılan, işi bitmiş hormonlarımızın artıkları

tekrar geri emilir. Sanki çok hormon üretiyormuşuz gibi olur. Kabızlıkta, bekleyen dışkıdan zararlı bağırsak bakterilerince üretilen kötü metabolitleri de sayalım. Karaciğer bunları da temizlemek zorunda. Mesela siroz hastalarının asla kabız olması istenmez. Çünkü karaciğer temizlik kapasiteleri zaten düşükken bu metabolitleri tekrar tekrar temizlemeye çalışması sirozu kötüleştirir.

• Lifli beslenmek hem kabızlığa hem de toksin atılımına yardımcıdır. Mesela elma kabuğundaki pektin bu işimize yarar.

• Safra asitlerimiz sadece sindirime yardımcı olmakla kalmaz, toksin atma işine de yardımcıdır. Çamurlaşmış safra kesesi, safra taşları olsun istemeyiz.

• Acı biberler ve karabiber safra kesesinin ağzını açmaya yardım eder.

• Sauna, hamam, karaciğer üzerine sıcak su torbası koymak toksin atılımına yardım eder.

• Egzersiz yapmak.

• Cildi kuru fırçalamak.

Beslenmeye tekrar dönersek;

• Ne kadar işlenmemiş, ne kadar doğal o kadar iyi...

• Ne kadar renk renk beslenirsek o kadar iyi...

• Hayvansal gıdaları bulabildiğimiz ölçüde organik yiyelim. Mesela sakatatlar kötü olarak bilinir ama organik yaşamış bir hayvanın karaciğerini tüketmek karaciğer detoksuna yardımcıdır.

• Sarımsak, brokoli, soğan, lahana, turp, yeşil çay, patlıcan, pancar, kivi, biberler, havuç, limon, zencefil ... say say bitmiyor.

• Şekersiz, unsuz, glutensiz beslenmek

• Çok pişirilmiş ürünler yememek

Hücresel Detoks İçin Otofajiyi Artırma Yöntemleri

Açlık: Kalori azaltılması ve açlık hâli otofajiyi hızlandıran en temel etmendir. Zaten otofajide açlığa adaptasyon mantığı mevcuttur. Yiyecek kısıtlandığında hücreleriniz az kaynakla idare edebilmek için önce eskimiş hücre parçalarını yer. Bu artıklardan size enerji üretir. Bozuk proteinleri sindirip onları parçalar ve size yeni protein yapımı için hammadde sağlar.

Kan şekeri düşüklüğü: Kan şekeri düşük kaldıkça vücutta insülin seviyeleri de azalır. İnsülin ve onunla gelen IGF-1, beraberce otofaji sürecini engeller. Bu iki molekülün varlığı yiyecek bolluğu sinyali verir. Yani insülin direnci durumunda, kanda açlık sırasında yüksek olan insülin seviyeleri, otofaji sürecini aç kalsanız dahi engeller.

Proteinlerin azaltılması: Vücudun nitrojen dengesi dediğimiz bir durumu vardır (nitrojen proteinlerden gelen bir madde). Bu dengede protein alımı çoksa otofaji oluşmaz. Otofajinin oluşması için bir miktar nitrojen azlığı gerekir. Proteinler kısıtlanınca lizozomlar eskimiş proteinlerimizi yenileyerek kullanıma sunar. Kendi eski proteinlerimizi bozup onlardan yeni proteinler üretiriz. Demek ki beslenmede sadece karbonhidratları azaltmak yetmez, iyi bir otofaji için proteinler de kısıtlanmalı.

Gece Açlığı: Tüm yiyecek kısıtlamaları için en iyi dönem akşam saatlerinden başlayıp uykuyu içine alan dönemdir. Gece boyu süren uzun açlıkta gündüz yediklerimizi değil, vücudun eskilerini tüketiriz.

Uyku: Gece açlığıyla beraber iyi bir uyku otofajinin çok büyük destekçisidir. Zaten uyku hâlinde normalde her gece otofajiyle eskilerden kurtuluruz. Ama yaşlanmayla bu temizlik kapasitemizin azaldığını artık biliyoruz. O hâlde yaş ilerledikçe akşamları erken saatlerden itibaren aç kalarak derin bir uyku çekmek gerçek bir hücresel detokstur.

Soğuk: Arada kısa süreli soğuk teması otofajiyi artırır.

Egzersiz: Egzersiz, yiyeceklerden gelen enerjiyi harcamamızı sağladığı için vücudu hücresel düzeyde daha hızlı açlık moduna sokar. Kan şekerini düşürür. Dolayısıyla otofajiyi destekler.

Masaj: Bu alanda yapılan çeşitli çalışmalar, hücreler mekanik olarak uyarıldıklarında otofajinin arttığını söyler. Masajın yarattığı mekanik uyarı sebebiyle ancak genç ve esnek hücreler buna uyum sağlar, eskiler sağlayamaz. Tıpkı osteoporozu gidermek için sert zeminde yürüyüşün önerilmesi gibi. Mekanik titreşim iyi hücreleri artırıp kötülerin otofajiyle yok olmasını sağlar.

Metformin-Rapamisin: Birincisi hepimizin bildiği şeker ilacı, diğeri ise araştırma aşamasında olan bir maddedir demiştik. Bu ikisi de temelde vücuttaki metabolik yolakları değiştirir. Metabolik yolaklardan anabolik olanı, yani hücrenin çoğalmaya doğru gittiği yolu kısıtlar. Hücreler açlık sinyali verir. Bu sinyale karşılık otofaji artar.

SOĞUK VE LONGEVITY

Biraz Üşü, Uzun Yaşa

Bu bölümde kitabın çeşitli yerlerinde sık sık değindiğimiz "soğuk hava" ve "üşüme"nin Longevity bilimine katkıları üzerine detaylı eğileceğiz.

Nature dergisinde çıkan son dönem bir çalışmada, vücut ısısının yaşam uzunluğuna etkisi inceleniyor. Varılan sonuç; vücut ısısı düşükse ömrün uzadığı yönünde. Tıpkı buzdolabında yiyeceklerin bozulmaması gibi. Evet, biz de biraz soğuğa maruz kalınca uzun yaşıyor, kolay bozulmuyoruz.

Vücut ısısının canlılara etkisi şimdiye kadar metabolik hız açısından ele alındı. Nitekim vücut ısısı arttıkça canlının metabolik hızı artar. Artan metabolik hız ise yaşam süresini kısaltır. Metabolik hızları yüksek hayvanlar, metabolik hızları düşük olanlara nazaran daha kısa yaşar. Hâlihazırda bunu destekleyen çok sayıda yayın bulunuyor. Ancak bu son çalışma şu farkı ortaya koydu; metabolik hız aynı kalsa da vücut ısısı düşürülen laboratuvar hayvanlarında ömür uzuyor. Diğer bir deyişle, sadece vücut ısısı ömür uzunluğunu tek başına etkilemeye yetiyor.

Çalışmaya detaylı bir bakalım: Deney hayvanlarının bir kısmı 21 derecede, diğerleri 32.5 derecede tutulmuş. 32.5 derecede tutulan hayvanların metabolik hızlarında beklenen artık olmuş. Isı ve metabolik hız artışı etkisiyle bu hayvanların, dişilerinin %28 oranında, erkeklerinin %41 oranında ömürleri kısalmış. Çalışmayı devam ettirerek, vücut ısısı yükseltilen gruba bir soğuk fan tutulup tekrar ısıları 21 dereceye düşürülmüş. Ancak bu arada bakılmış ki hayvanların metabolik hızları değişmemiş ama ömürleri tekrar normale gelmiş. O yüzden eskiden metabolik hızın yaşlanmayı artırmasına yönelik bir ifade olan, *live slow, die old* (yavaş yaşa, yaşlı öl) şimdi, *live cool, die old* (serin yaşa, yaşlı öl) olarak yeniden düzenlendi.

Şimdi ısı-metabolizma hızı-yaşam uzunluğu konusunu biyokimyasal olarak ele alalım.

Kalori kısıtlaması çalışmalarından işe başlamalıyız. Nitekim ilk ömür uzatma çalışmaları bu şekilde başladı. İlk çalışmalar, kalori kısıtlamasının (*CR-calorie restriction*), metabolik hızı azalttığı için ömrü uzattığı yönündeydi. Ömür uzunluğunda temel belirleyicinin metabolik hız olduğu düşünülüyordu. Ancak kalori azaldığında vücut ısısı da düşer. Hepiniz deneyimlemişsinizdir; az yediğimizde üşürüz, yemek sonrası ise bir ısınma gelir.

Kalori kısıtlanmasında düşen ısıyla beraber sadece metabolik hız azalmaz, bazı vücut fonksiyonları da değişir. Vücut ısısının doğru aralıkta olması vücuttaki biyokimyasal işler için hayatidir. Düşmüş ısıyla bu fonksiyonlar bir nebze "kış uykusuna" yatar. Kış uykusuna yatan hayvanlar, aynı türde olup da kış uykusuna yatmayanlara göre beş kat uzun yaşar.

Peki, bizim vücut ısımız düştüğünde neler değişir?

Enzimlerin faaliyetleri yavaşlar: Vücut ısısı düşünce öncelikle enzimlerin faaliyetleri etkilenir. Vücuttaki işleyişlerde enzimler çok önemli yer kaplar. Enzimlerin aktive oldukları dar bir ısı aralığı vardır. O derecenin altında enzim aktivitesi yavaşlar, dahası o enzim her ne iş yapıyorsa o süreç yavaşlar. Bu enzim vücutta istenmeyen bir faaliyetin de aracısı olabilir. Bu esnada söz konusu faaliyet de yavaşlar.

Büyüme yavaşlar: Büyüme ve ısı ilişkisine örnek olarak genç kızların regl yaşlarını verebiliriz. Mısır gibi sıcak ülkelerde bu yaş dokuza inebilirken soğuk kuzey ülkelerinde on yediye çıkabilmektedir. Diğer bir deyişle, canlı türlerinin doğurganlığa erişimi soğukla azalmakta, düşük vücut ısısıyla çocukluk dönemi uzamaktadır. Kalori kısıtlaması ve vücut ısısı bağlantısıyla, ağır diyet yapan kadınların ve anoreksiya olan genç kızların adet kesilmesi yaşaması yine vücudun "olayları ertelemeye" almaya çalışmasına örnektir.

İnflamasyon azalır: İnflamasyona "hücresel yangı, yanma" demiştik. Nitekim bileğinizi burkunca şişer, ısınır ve kızarır. Bunlar orada bir inflamasyonun başladığını gösterir. Bu şişliğin üzerine buz koyup ısıyı dışarıdan düşürerek inflamasyona sebep olan biyokimyasal süreci yavaşlatırız. Vücut ısısını düşürmek mikro seviyede inflamasyonun azalmasına sebep olur. Bugünlerde ünlülerin, sporcuların buz dolu küvetlere girerken çektikleri içerikler sosyal medyada dolaşıyor; sizler de denk gelmişsinizdir. Giderek daha yaygın olan bu yaklaşımdaki amaç da budur. Her sabah yaz-kış demeden soğuk duş alan kişiler benzer şekilde bunu daha uzun yaşamak ve daha dinç olmak için yapar.

Kahverengi yağ dokusu artar: Hatırlarsanız bildiğimiz yağların rengi beyazdır ve sadece depo yağlardır demiştik. Ancak kahverengi ve bej olanlar yağ deposu değil, ısı üretim deposudur. Bu yağ depolarının içindeki yağlar kilo vermeye yardımcıdır, çünkü yağı ısıya çevirir. Vücut ısısı düştükçe kahverengi ve bej yağ dokuları artar.

İmmün sistemi güçlendirir: İmmün sistem açısından da vücut ısısının düşüklüğü incelenmiştir. Vücut ısısı düşürülen denek hayvanlar, verilen antijene daha az inflamatuar tepki verip daha çok direnç göstermiştir.

Serbest radikaller azalır: Artan ısının metabolik hızı artırdığını söylemiştik. Artan metabolik faaliyetler beraberinde artan serbest radikal üretimiyle gelir. Çünkü en ideal hâlde dahi bir miktar serbest radikal üretmek metabolizmanın normalidir. Ancak ısı arttıkça artan metabolizma daha çok serbest radikale sebep olur. Düşmüş vücut ısısı bunu azaltır.

Elbette yaşam uzunluğunu etkileyen çok fazla faktör vardır. Ancak burada ele aldığımız konu açısından, vücut ısımızı düşürmek adına neler yapabiliriz? Gelin şimdi buna bakalım.

Az yemek: Gereğinden fazla yememek gerekir.

Ortam ısısının düşürülmesi: Sürekli kat kat giyinip sıcak evlerde olduğumuz için vücut ısımızı dışarıdan destekle hep yüksek tutuyoruz.

Yatak odası ısısının düşürülmesi: Vücut ısısının doğal olarak düzenlenmesi sirkadiyen iç saat ritmiyle ilişkilidir. Günlük sirkadiyen ritmimizde uykuya geçişten önce vücut ısısının düşmesi beklenir. Bu düşüş, uykuya dalmayı sağlayan melatonin hormonunun salınımını artırır. Gece yatak odasının serin olmasının daha sağlıklı bir uyku sağladığı bilinir. Doğal sirkadiyen ritmimize uyum sağlamak için gece uykuya geçmeden önce vücut ısımızın düşmesine destek olmalıyız. Kat kat giyinip vücudun kendi ısısını düzenlemesini engellemekten kaçınmalıyız. Üstelik çıplak uyumanın sağlıklı olduğu bilinir; çünkü bu, vücudun sirkadiyen uyku öncesi ısısını düşürme sürecini kolaylaştırır. Bu şekilde daha verimli bir uyku çekeriz.

Soğuk duş: Sabahları en azından normal duşun bitiminde soğuk duş almak gerekir. Buz dolu küvetlere veya soğuk kabinlere giremesek de en azından bunu yapabiliriz.

İlerleyen günlerde soğuğun ve vücut ısısını düşürmenin uzun yaşam kovalayanlarca uygulanacak ve giderek artan bir yöntem olacağını sıklıkla göreceğiz.

Soğuk Duşun Faydaları

1. Kan dolaşımını artırır: Soğuk su, vücudunuzun kan damarlarını daraltır ve daha sonra tekrar genişletir. Bu süreç, kan dolaşımını hızlandırır ve vücutta daha fazla oksijenin taşınmasına yardımcı olur.

2. Bağışıklık sistemini güçlendirir: Soğuk duşlar, beyaz kan hücrelerinin aktivitesini artırarak bağışıklık sistemini destekler. Düzenli olarak soğuk duş almak enfeksiyonlara karşı daha dirençli olmanıza yardımcı olur.

3. Enerji seviyelerini artırır: Soğuk su, vücutta adrenalin salınımını tetikler. Bu da enerji seviyelerinizi yükseltir ve gün boyunca daha zinde hissetmenizi sağlar.

4. Stresi azaltır: Rahatlamanıza ve zihinsel olarak daha dingin olmanıza yardımcı olur.

5. Uyku kalitesini iyileştirir: Soğuk duş almak, vücut ısısının düşmesine yardımcı olur. Bu da uyku öncesi vücudun rahatlamasını sağlar, daha derin ve dinlendirici bir uyku uyumanıza yardımcı olur.

6. Saç sağlığını iyileştirir: Soğuk su saç derisini sıkılaştırır, saçların daha parlak ve sağlıklı görünmesini sağlar. Ayrıca saç dökülmesini azaltabilir.

7. Cilt sağlığını destekler: Soğuk duş cildin sıkılaşmasına yardımcı olur ve gözenekleri temizler. Bu da cilt sağlığını destekler ve sivilce oluşumunu azaltabilir.

8. Selülit görünümünü azaltır: Soğuk su, cilt altındaki yağ hücrelerinin küçülmesine yardımcı olabilir ve selülit görünümünü azaltabilir.

9. Kas iyileşmesini hızlandırır: Egzersiz sonrası soğuk duş almak kas ağrılarını hafifletebilir ve kas iyileşmesini hızlandırır.

10. Metabolizmayı artırır: Soğuk su, vücudunuzun enerji harcamasını artırabilir ve metabolizmanızı hızlandırabilir.

11. Depresyon belirtilerini azaltır: Soğuk duş, serotonin-dopamin seviyelerini artırarak depresyon belirtilerini azaltabilir ve ruh hâlinizi iyileştirebilir.

12. Dikkat ve odaklanmayı artırır: Soğuk su beyin fonksiyonlarını harekete geçirir ve bilişsel işlevleri artırabilir. Bu da dikkat ve odaklanmanın artmasına yardımcı olur.

13. Sindirimi iyileştirir: Soğuk su içmek sindirim sistemini hareketi geçirir ve sindirim sorunlarını hafifletebilir.

14. Varis oluşumunu engeller: Soğuk duşlar, kan dolaşımını artırarak varis oluşumunu engelleyebilir veya azaltabilir.

15. Testosteron seviyelerini artırır: Soğuk suyun etkisiyle testosteron seviyeleri artabilir. Bu, erkeklerde cinsel sağlık ve libidoyu olumlu yönde etkiler.

16. Uyku hâlinden çıkmanıza yardımcı olur: Sabahları soğuk duş almak, uyandırıcı etkisiyle uyku hâlinden çıkmanıza ve günün başlangıcında daha enerjik olmanıza yardımcı olur.

17. Kas tonusunu artırır: Soğuk su, kasların kasılma tepkisini ve kas tonusunu artırabilir.

18. Migren ve baş ağrısını hafifletir: Soğuk su, baş ağrılarını hafifletebilir ve migren semptomlarını azaltabilir.

19. İştahı düzenler: Soğuk su içmek iştahı düzenler ve kilo kontrolüne yardımcı olabilir.

20. Genel sağlık ve refahı destekler: Soğuk duş, vücudun doğal iyileşme sürecini destekler, genel sağlık ve refahı artırır.

Bu faydaların yanı sıra, herkesin vücut tepkisi farklı olabileceğinden, soğuk duş alma süresi ve sıklığı kişiden kişiye değişebilir. Herhangi bir sağlık sorununuz veya şüpheleriniz varsa bu konuda hekiminize danışmanız önemlidir.

Soğuk, Hücreler İçin Neden Önemli?

Soğuğun iyileştirici etkisini basitçe şöyle düşünebiliriz: Bir yerinizi çarptığınızda genellikle orada bir şişlik oluşur ve doktorlar hemen üzerine buz koymanızı tavsiye eder. Örneğin estetik ameliyat sonrasında yüzdeki şişliği hızla azaltmak için soğuk uygulama yapılır. Vücudun iyileşme mekanizmalarından ilki olan inflamasyon, bir sorunu düzeltme çabası olarak tanımlanabilir. Kısa süreli inflamasyon genellikle gereklidir (örneğin şişen bileğinize buz koymak gibi) ancak uzun süreli ve kronik inflamasyon istenmeyen bir durumdur. Elbette tüm kronik hastalıkların inflamasyonla ilişkili olduğu bilinir ancak sapasağlam olduğunuzu düşünseniz de yaşlanma süreci kronik düşük düzeydeki inflamasyonla el eledir. O el hiç bırakılmaz! Hızlı inflamasyon, hızlı yaşlanmayla ilişkilidir. Burada anlamamız gereken, yaşlanmaya bağlı inflamasyonu ara sıra sıfırlamamız gerektiğidir. İşte soğuk ortam bu inflamasyonu azaltmaya yardımcı olur. Bu nedenle soğuk duşlar, soğuk uygulamalar ve uzun yaşam süresi bir arada düşünülmelidir.

Konuyu buradan şu ekstrem örneğe götürelim; dünyada ölmeyi kabul etmeyen insanlar için tüm vücudu veya sadece baş bölgesi ya da beyin gibi vücudun belli kısmını dondurup saklayan şirketlerden bahsetmiştim. Bunun karşılığında talep ettikleri ücretler de öyle çok yüksek meblağlar değil doğrusu.

Özetle; bu "soğuk" meselesi biyolojiyi bir süre "askıya" alıyor. Kış uykusu hayvanlarının metabolizması gibi, soğukta bulunduğumuzda bir süreliğine vücuttaki tüm olaylar, buna yaşlanma da dâhil, yavaşlıyor.

GÜNEŞ VE LONGEVITY

Dost mu, Düşman mı?

Geçtiğimiz yüzyılda bilim insanları güneş ışığının zararlarına odaklandı. Tespit edilen zararlar çarpıcı olduğu kadar doğruluk payı da taşıyordu. Bununla birlikte, 2006 Dünya Sağlık Örgütü'nün (WHO) Ultraviyole Radyasyona Bağlı Küresel Hastalık Yükü raporuna göre, aşırı UV maruziyetine bağlı hastalıklar, toplam küresel hastalık yükünün yalnızca %0.1'ine karşılık geliyordu. Buna karşılık, aynı DSÖ raporu, dünya çapında daha büyük bir yıllık hastalık yükünün, çok düşük seviyelerde UV maruziyetinden kaynaklanabileceğini belirtiyordu. Bu yük, kas-iskelet sisteminin önemli bozukluklarını ve muhtemelen çeşitli otoimmün hastalıklar ve yaşamı tehdit eden kanserler riskini içerir. Çünkü güneşle temas azalınca D vitamini eksikliği birçok hastalığın oluşmasına neden olur. Örneğin diyetten veya güneşten gelen yüksek D vitamini düzeylerinin multipl skleroz (MS) geliştirme riskini azaltabileceğine dair kesin olmasa da önemli kanıtlar vardır. Daha yüksek enlemlerdeki popülasyonlarda MS insidansı ve prevalansı daha yüksektir; nitekim *Toxicology*'nin Aralık 2002 sayısında epidemiyolojik bir incelemeye dayalı yayın, 37°'nin üzerindeki bir enlemde yaşamanın yaşam boyunca MS geliştirme riskini %100'den fazla artırdığını ortaya koydu.

Güneş ışığı üzerine tartışmaları minimize etmenin yolu, güneş ışığının en zararsız ve en yararlı zamanlarına odaklanmaktan geçiyor. Bu zamanlar; sabah erken saatler ve güneşin battığı saatler. Bu iki zaman diliminde güneş bizim için sadece fayda içeriyor. O yüzden biz maksimum faydaya odaklanıp güneş hakkında endişesiz olacağımız bu iki saate ve özellikle de sabah saatlerine odaklanalım.

Sabahları Güneş Işığına Çıkmanın Sağlığa Faydaları

1. Sabah gün ışığına maruz kalmak, vücudunuzun "uyku hormonu melatonini" sıfırlamaya yardımcı olur. Bu sayede, "Henüz afyonum patlamadı uyanamıyorum," demez, dinç uyanırsınız. Ayrıca ışık, vücudunuzun uyku döngüsü için de önemlidir. Vücudun sabah maruz kaldığı ışık, gece tekrar kaçta melatonin üreteceğini belirler. Diğer bir deyişle, sabah erken gün ışığıyla kalkmak yatarken melatonin almak gibidir. Sabah gün ışığı, gece iyi uyumanın garantisidir.

2. Sabahları güneş ışığına maruz kalmak, sadece vücudumuzun gece uykusuna yardımcı olmakla kalmayıp gün boyunca ruh hâlimizi iyileştiren serotonin üretmesine neden olur. Serotonin salınımını kontrol etmenin bir yolu kendinizi sabah güneş ışığına maruz bırakmaktır. Zaten fototerapi, yani parlak ışıkların tedavi amaçlı kullanılması, mevsimsel depresyon için standart tedavi olarak uzun süredir kullanılır.

3. Sabahın erken saatlerinde güneş ışığına maruz kalmak kilo vermeye yardımcıdır. Sabah gün ışığının metabolizmaya etkisini ölçmek için yapılan çalışmalarda, katılımcılarda yiyecek alımı, uyku, aktivite dâhil olmak üzere ışığa maruz kalmayla ilgili olmayan tüm faktörler kontrol edildikten sonra bile sabah ışığının kilo üzerindeki etkisi önemli bulunmuş; ışığa maruz kalanların daha az kilo aldığı görülmüştür.

Aslında yukarıda sıralanan tüm faydaların temel sebebi, gün ışığı ile sirkadiyen iç biyoritminin düzenlenmesidir.

Gece göze parlak ışık geldiğinde, geç yattığımızda, geç saatlerde yemek yediğimizde sirkadiyen döngümüz, olması gereken yirmi dört saatlik periyotlardan daha kısalmış gibi olur. Diğer bir deyişle, tüm vücut yirmi dört saat yerine daha kısa gün döngüleri yaşar. Bunun sağlığımızı bozmasını bir yana koyalım ve şu soruyu soralım:

Bu durum, "Zaman neden artık çok hızlı akıyor?" sorusuna cevap olabilir mi? Bence evet.

Biyolojik zaman sirkadiyen saate uyarsa gün tam yirmi dört saat olur; yoksa iç saat daha kısa döngülerle akar, bir günde iki gün yaşlanırız.

Peki, ne kadar gün ışığı gerekli?

Gün ışığından faydalanmak için illaki güneşin görünmesi gerekmez. Bulutlu bir günde bile dış mekândaki doğal gün ışığı, iç mekân aydınlatmasından çok daha fazla ışık gücü sunar. Yağmurlu kış günleri bile 1.000 veya daha fazla lüks seviyesinde ışık üretecektir. Işığın parlaklığını tanımlamak için kullanılan lüks değeri, herhangi bir iç mekân ışığının üretebileceğinden çok daha fazladır. Ve güneşli bahar-yaz günlerinde sabah gün doğarkenki güneş ışığı, iç mekân ışığından kat kat daha parlak ışık sağlayabilir.

Toparlayacak olursak; sağlık ve uyku faydaları için kendimizi ışığa maruz bırakmaya ışık tedavisi ya da "fototerapi" denir. Doğal fototerapi için;

- Sabah gün ışığıyla uyanmak.
- Balkonda ya da camı açarak veya dışarı çıkarak ışığa maruz kalmak. Güneş gözlüğü ve lens kullanmadan, gün doğumunun 15 derece aşağı veya yukarısına on ila otuz saniye bakmak.

- Akşamüstü aynı şekilde güneşin battığı kızıllık zamanında tekrar güneşe yarım dakika bakmak.
- Gece mümkün olduğunca parlak ışık altında oturmamak, elektronik cihazlara yatmadan iki üç saat önce veda etmek.
- Karanlıkta uyumak.

Naturel D Vitamini ve Longevity

Uzun ve sağlıklı yaşamak için bir moleküle bel bağlayacak olsaydık şüphesiz bu, D vitamini olurdu. Hakikaten de D vitamini vücudun ana orkestra şefidir. Neredeyse altından D vitamini eksikliği çıkmayan bir hastalık yoktur. D vitamini dendiğinde yine asıl mesele dönüp dolaşıp bu bölümdeki konumuza, güneşe gelir. Çünkü D vitamini, orijinal kaynağı güneşten sağlandıkça ömür uzar.

D vitamini ve farklı hastalıklar üzerine çok sayıda yayın bulunmakta. Günümüzde tam anlamıyla olmasa da D vitaminin önemi anlaşıldı. Burada faydalarını temel başlıklarla toplayalım.

Kemik Sağlığı: D vitamini, kalsiyum ve fosfor emilimini artırarak kemik sağlığını destekler. Yeterli D vitamini seviyeleri kemiklerin güçlü ve sağlıklı kalmasına yardımcı olur.

Kalsiyum Emilimi: D vitamini, bağırsaklardan kalsiyum emilimini artırır. Bu, kalsiyumun vücutta etkili şekilde kullanılmasını sağlar ve kemiklerin güçlenmesine katkıda bulunur.

Bağışıklık Sistemi: D vitamini bağışıklık sistemi fonksiyonlarını düzenlemekte önemli bir rol oynar. Bağışıklık hücrelerinin etkinliğini artırarak enfeksiyonlara karşı koruma sağlar.

Kas Fonksiyonu: D vitamini kas fonksiyonu için önemlidir. Yeterli düzeyde D vitamini kas gücünü ve dengeyi artırabilir, kas iskelet sistemi hastalıklarının riskini azaltabilir.

Kardiyovasküler Sağlık: Bazı araştırmalar yeterli D vitamini seviyelerinin kalp sağlığı üzerinde olumlu etkileri olduğunu gösterir. D vitamini eksikliği kardiyovasküler hastalık riskini artırabilir.

Kanser Riskini Azaltma: Bazı araştırmalar, yeterli D vitamini seviyelerinin bazı kanser türlerinin riskini azaltabileceğini gösterir; özellikle meme, prostat ve kolorektal kanser türleri gibi...

Ruhsal Sağlık: D vitamini eksikliği depresyon, anksiyete ve diğer ruh sağlığı sorunlarıyla ilişkilendirilir. Düzenli olarak yeterli D vitamini almak ruh sağlığını korumada önemli rol oynar.

Otoimmün Hastalıklar: D vitamini, otoimmün hastalıkların (örneğin multipl skleroz, romatoid artrit) gelişimini önlemede veya yönetmede etkilidir.

Gebelik Sağlığı: Gebelikte yeterli D vitamini alımı anne ve bebek sağlığı açısından önemlidir. D vitamini eksikliği, gebelik komplikasyonları ve bebeklerde doğum öncesi ve doğum sonrası problemlerle ilişkilendirilir.

Genel İyi Sağlık: D vitamini, genel sağlık ve iyi bir yaşam kalitesi için önemlidir. Yeterli D vitamini seviyeleri enerji seviyelerini artırır, bağışıklık sistemini güçlendirir ve genel olarak sağlıklı bir vücut fonksiyonu sağlar.

D Vitamini Miktarınızı Yükseltmek İçin Neler Yapabilirsiniz?

- D vitamini için UVB dalga boyu güneş ışığı gereklidir. Bu da ancak saat 11.00-15.00 arasında mümkün. Bu saatlerde güneşle on ila yirmi dakika temas gerekir. Burada marifet sürekli güneş altında olmak değil, az sürede ama her gün güneşlenmektir.
- Vücudun %30'luk kısmının bu sürede güneşle teması önemlidir. Kollar-bacaklar bu oranı tamamlar.
- D vitamini için cildin lipit yapısı önemlidir. D vitamini cilt hücrelerindeki bir tür kolesterolden yapılır. Kolesterol azlığı ciltte D vitamini oluşumunu azaltabilir. Kolesterol düşürücü ilaçlar kullanıyorsanız D vitamini değerinizi yazları da ölçtürün. Yine aynı sebepten vegansanız veya çok az hayvansal gıda tüketiyorsanız D vitamini seviyenizi ölçtürün.

- D vitamini, kolesterol kadar diğer iyi yağlarla da bağlantılıdır. Yağsız diyetlerde ısrar ediyorsanız D vitamini değerinizi yazları da ölçtürün. İyi yağları besinlerden almak için yağ emiliminde rol alan safra kesesi, pankreas, bağırsak sağlığı da işin içine girer. Safra keseniz iyi çalışıyor mu? Pankreasınız yağ sindirimi için yeterince enzim salgılayabiliyor mu? Dışkınızın yağlı ve açık renkli olduğu oluyor mu? Bağırsaklarınızda ülseratif kolit, İBS veya sızdıran bağırsak gibi hastalık tanılarınız var mı? Tüm bu şikâyetler yağ emiliminizi azaltabilir.

- Omega yağlarının cilt hücrelerindeki miktarı D vitamini için çok önemlidir. Yaz boyu balık yedikçe daha yüksek D vitamini üretiriz.

- Yaşla cildin koruyucu yağ katmanı azalır. Ancak bizler de fazla yıkama ve cildi kurutucu temizlik malzemeleri kullanıyor olabiliriz. Bu ürünleri azaltmak faydalı olabilir.

- Cilt rengi arttıkça ışığı daha az geçirir. Koyu tenliyseniz daha uzun süreli güneşlenmeniz gerekir.

- Lokasyon da önemlidir. Ekvator'dan ne kadar uzaklaşırsanız D vitamini ihtiyacınız o kadar artar.

- D vitamini yapımı sadece cildin değil, karaciğer ve böbreğin de işin içine girdiği bir süreçtir. Karaciğer ve böbrek rahatsızlıklarınız varsa D vitamini değerinizi daha sıkı kontrol ettirin.

- D vitamini için bir diğer olmazsa olmaz sülfürdür. Sülfürlü besinler tüketmek D vitamini oluşumunu artırır (Sarımsak, soğan, brokoli, yumurta, karnabahar gibi).

LENF SİSTEMİ VE LONGEVITY

Lenfatik sistem, üzerinde nedense az konuşulan ancak bizi kanserden ve enfeksiyonlardan koruyan sistemdir. Hatta, "Ödemim var," dediğiniz her seferinde, farkında olmasanız da iyi boşaltılmamış lenfatik sisteminizi kastedersiniz.

Lenfatik sistem, tıpkı bizim damar ve toplardamarlardan oluşan kan dolaşımı ağımız gibi, büyük-küçük kilometrelerce borudan oluşan bir sistemdir. Boru dedim, çünkü lenf damarlarını kanalizasyon borusuna benzetebiliriz. Bunu şehirlerdeki su temizleme sistemleri gibi bir sistem olarak düşünebiliriz. Lenf sisteminin de benzer şekilde ilk görevi vücut sıvılarının dengesini sağlamak ve onları temizlemektir.

Peki, vücut sıvıları neden dengelenmeye ihtiyaç duyar?

Kan damarlarımız, onların daha küçük olanları kapiller damarlarımız vardır. Bu damarların içinden kan akarken besini, oksijeni, hormonları dokulara ve hücrelere ulaştırmak ister. Bunu yapabilmek için devridaim şeklinde, atardamarlardan toplardamarlara (venlere) akar. Bu akışı sağlayan temel güç kalbin pompa gücüdür. Kalp attıkça kan, atardamardan toplardamara gider.

Kanın akışını sağlayan bir başka güç ise kandaki albümin proteinidir. Siz de yaptırdığınız testlerde muhakkak albümin değerini görmüşsünüzdür. Kanda albüminin varlığı bir basınç yaratır. Biz buna "osmotik basınç" deriz. Atardamarlarda daha çok olan bu basınç toplardamarlara doğru azalır. Böylece kan da azalan basıncı takip eder. Ancak kanın öylece damarlar içinde akıp durması işimize yaramaz, asıl konu onun içindeki gerekli maddeleri dokulara bırakmasıdır. Bu yüzden kan akışının neredeyse %90'ı dokulara geçer ve tekrar geri emilir. Zaten kandaki albümin yüzünden kanın içi daha yüksek basınçlıdır, bu da dokulara geçen sıvının çoğunun kana geri emilmesini sağlar. Peki, geri kalan %10 nerededir? İşte o %10 dokularda kalır. Lenfatik sistem de burada devreye girer ve kalan %10'luk sıvıyı dokulardan toplar, temizler ve tekrar kan dolaşımına verir. Böylece lenflerimiz bizi dokularımızda ödem oluşmasından korur. İyi çalışmadığında ise ödem kaçınılmazdır.

Lenfatik sistemin ikinci önemli görevi bağışıklık sistemiyle ilgilidir. Bu görevinin ne kadar önemli olduğunu lenf nodlarımızın enfeksiyon durumunda şişmesinden anlıyoruz. Eğer dokuda bakteri veya virüs varsa bunlar lokal olarak orada yakalanır ve lenf damarı aracılığıyla en yakın lenf noduna taşınır. Lenf nodları birer polis istasyonu gibi işlev görür. Lenfle gelen patojenler bu nodlarda yok edilir. Lenf nodlarında lenfositler bulunur. Zaten lenfatik sistem adı da lenfositleri çağrıştırır. T ve B lenfositleri gibi immün sistem askerleri, lenf nodlarında bekler. Lenf, onlara patojen iletilmişse buna karşı saldırı planı hazırlar. Lenf nodları sayesinde lenfatik sistem dokulardaki patojenleri temizler ve o %10'luk sıvıyı temizleyerek tekrar kan damarlarına verir.

Lenfatik sistem sadece bakteri, virüs ve fazla doku sıvısını değil, o dokudaki hücre artıklarını ve kanserleşmiş hücreleri de temizler. Tam bir filtredir lenf nodları. Nitekim lenfatik sistem olmasa kanserle de baş edemezdik.

Lenf nodlarının sayısı vücutta altı yüz kadardır. En bilinenler kasıkta, koltuk altında, boğazda, boyun ve omuz arasında olanlardır. Fark etmişsinizdir, hastalanınca doktorlar bu noktaları elle muayene ederek şişip şişmediklerine bakarlar. Bu şişmenin sebebi oralarda olan temizlik sırasında lenfositlerin sayısının artmasındandır. İyileşince küçülür. Yine meme kanserinde de koltuk altı metastazı olup olmadığına bakılır. Eğer meme kanseri hücreleri varsa ve bu hücreler yayılmaya başladıysa lenf damarlarına geçtiklerinde en yakın "polis istasyonu" olarak koltuk altı lenf nodlarına ulaşırlar. Bu nedenle meme kanseri tanısı konurken genellikle koltuk altı lenf nodlarına bakılır. Günlük olarak meme kanseri veya başka kanser hücreleri oluşuyorsa da onlar etrafa yayılamadan lenfler tarafından temizleniyor olabilir. O yüzden lenf sisteminin iyi çalışmamasını ödemden öte düşünmek gerekir.

Peki, biz vücudun bu çok önemli iç kanalizasyon sistemine yardımcı olmak için neler yapabiliriz?

Lenfatik Sistemi Temizlemek İçin Öneriler

1. **Hareket:** Lenfatik sistemin ufak bir âcizliği vardır. Onu pompalayan kalp gibi bir destek gücü yoktur. Bu sebeple etrafındaki kasların hareketi lenfin akışına yardım eder. Lenf damarlarının içlerinde kapakçıklar vardır, tek yöne açılırlar ki lenf sıvısı geri kaçmasın, hep ileri gitsin. Bu kapaklar lenf akışının tek gücüdür. O yüzden egzersiz ve hareketle ona yardım şarttır.

2. **Dar kıyafetler giymemek:** Lenf akışı ayaklardan ta yukarı, göğüs kısmındaki ana merkeze kadar çıkmak zorunda. Ayaklarda göllenme olmaması için oraları sıkan kıyafetler giymemek gerekir. Ancak özel basınçlı varis çorapları ve lenf drenaj aletleri lenf akışını destekler.

3. **Masaj yaptırmak:** Lenfatik drenaj masajları bilen birinden yardım alabilirsiniz.

4. **Kuru fırçalama:** Lenflerin olduğu yerlere doğru, kolları koltuk altına, bacakları kasığa, boynu yukarıdan aşağı fırçalamak gerekir.

5. **Trambolinde zıplamak:** Yarattığı vibrasyonla lenf akışına yardım eder.

6. **Sütyen takmayı azaltmak veya çok dar sütyen takmamak:** Memenin lenf akışının sağlanması önemli bir konudur ama üzerinde durulmaz. En azından evde ve uyurken sütyen takmamak gerekir. Salın hanımlar!

7. **Su içmek:** Lenf sıvısı, adı üzerinde bol miktarda sudur. Ne kadar su içersek onun akışkanlığını artırırız.

8. **Derin nefes almak:** Diyafram kasını hareket ettiren derin nefesler, tüm lenfin en son toplandığı göğüsteki merkeze (adı *thoracic duct*) basınç yaratarak lenf sıvısını oraya doğru vakumlatır.

9. **Sıcak ve soğuk duşları arka arkaya almak.**

10. **Sauna ve infrared sauna.**

11. **İyi bir uyku:** Beynin de lenfi vardır. Beyin lenfi yatay pozisyonda ve uykuda sürekli boşalır.

T VİTAMİNİ VE LONGEVITY

Vitaminleri severiz. Vitaminlerin antioksidan olanları, inflamasyonu azaltmaya yardımcı olanları vardır. Bu antioksidan ve anti-inflamatuar vitaminler kadar etkili bir vitamin daha vardır: T vitamini. Dahası bedava! Ona ulaşmamızı engelleyen tek şey ise ayakkabılarımızdır.

İçinizden bu vitamini ilk defa duyanlar, belki de hiç duymayanlar olacaktır. Peki, T vitamini nedir?

T vitaminiyle kastettiğim aslında "topraklanma"nın T'sidir. Evet, toprakla temas tam bir vitamin takviyesi işlevi görür. Toprakla temasın antioksidan ve anti-inflamatuar etkileri olduğu bilinmektedir. Tek yapmamız gereken, sadece toprağa temas etmektir.

Günlük yaşamımız doğadan kopuk... Evdeyken terlik ve halıyla, uyurken yerden yüksek yatakta, işte ayakkabı ile temastayız. Eskiden makosen ayakkabılar vardı. Şimdi plastik, kauçuk gibi iletken olmayan ayakkabılarla toprak üzerinde geziyoruz. Bazen aylarca toprakla direkt temas kurmuyoruz. Ancak bir tatilde, deniz kenarında veya parkta, ormanda yalın ayak dolaşmışsak veya denize girmişsek büyük bir rahatlama hissederek ne kaybettiğimizi anlıyoruz. O gece çok daha iyi uyuyoruz. Sadece doğayla temas bizi fabrika ayarlarımıza, daha doğrusu fabrika voltajımıza döndürüyor.

Yaklaşık elli yıl önce, sentetik malzemelerden üretilen ayakkabılar hayatımıza girdi. Dünya ile aramıza giren ayakkabılarımız, dünyanın elektrik alanından bizi ayırdı. Bir anlamda dünyadan fişimizi çektik. İşte bu, sağlık için büyük bir sorun teşkil ediyor.

Oysa İngilizcesi *grounding* olan bu topraklanma hâli sağlığın destekçisidir. Pubmed'de okuyacağınız çok sayıda çalışma,

- Topraklanma ile stres arasındaki ilişkiyi,
- Topraklanma ile immün sistem arasındaki ilişkiyi,
- Topraklanma ile ağrı ve inflamasyonun azalması arasındaki ilişkiyi,
- Topraklanma ile tansiyonun dengelenmesi arasındaki ilişkiyi,
- Topraklanma ile uyku hormonu melatoninin artması arasındaki ilişkiyi inceler.

Burada iki örnek verelim:

Topraklanmanın stres üzerine etkisinin ölçüldüğü çalışmalarda kişilerin kortizol seviyeleri ölçülmüş, üç gün gibi kısa sürede kortizol seviyelerinin daha düşük olduğu görülmüştür. Topraklanma kortizolü azaltarak gevşemeyi, rahatlamayı ve iyileşmeyi sağlayan parasempatik sistemi artırır. Ayrıca parasempatik aktivitenin artmasıyla kalp ritminin daha düzenli hâle geldiği gözlemlenmiştir.

Başka bir çalışma, sadece kortizolü değil, CRP isimli inflamasyon belirtecini ölçerek topraklanmanın bu iki parametreyi düşürdüğünü gösterdi.

Topraklanmanın immün sistem üzerine etkisini ölçen bir diğer çalışma, bu alışkanlığın NK isimli *Natural Killer*, yani doğal öldürücü hücreleri artırdığını tespit etti. NK hücreleri; virüs, bakteri ve kanser hücrelerini öldürmede en güvendiğimiz özel savaşçı hücrelerimizdir.

Yerküremiz bir batarya gibidir. Üzerinde pek çok elektrik yükü vardır. Serbest elektronlar (*free electrons*) olarak tanımlanan parçacıkları bolca barındırır. Doğa olaylarıyla bu elektik yükünü hep yüksek tutar. Her gün dünyanın farklı yerlerinde binlerce şimşek çakar. Rüzgâr hareketleri, yağmur, güneş ışınları, hepsi yerkürenin yüzeyini bu serbest elektronlarla devamlı şarj eder. Elektronlar eksi yüklü atom altı parçacıklardır. O yüzden biz onlara "negatif yük" deriz. Yeryüzü negatif yüklüdür. Dünyanın farklı yerlerinde farklı miktarda negatif yük olabilir. Bazı yerlerin şifalı kabul edilmesinde o bölgedeki negatif yükün, yani serbest elektronların fazlalığı söz konusudur.

Dünya nasıl kocaman bir batarya ise bizler de birer küçük bataryayız. Bizim vücudumuzda da elektrik yükü bulunur. Nitekim bu yükü teşhis amaçlı ölçebiliriz. Kalpteki elektriksel aktiviteyi EKG ile, beyindekini EEG ile, kaslardakini ise EMG ile ölçeriz. Tüm beyin, sinir sistemi, kaslar elektriksel sinyaller kullanarak çalışır. Esasında her bir hücremiz elektriksel iletiye sahiptir. Biz buna "biyoelektrik" diyelim. Her hücremizin zarında çok sayıda voltaj bağımlı kapılar bulunur. Bu kapılar, voltaj değişikliklerine tepki vererek açılıp kapanır. Böylece hücrelerin içine gerekli maddeler alınabilir ve atıklar dışarı atılabilir. Her hücre zarında zar voltajı mevcuttur. Biz buna "aksiyon potansiyeli" deriz. Bu voltajın belli aralıklarda tutulması gerekir. İdeal aralığın üstünde veya altında olması istenmez. Elektriksel voltajımızı dengede tutmak vücut için çok önemlidir. Öyle ki günlük olarak enerjinin yüzde 20'si bu dengenin sağlanmasına harcanır.

Elektriksel canlılar olduğumuzu hatırladık. Elektrik, iletken bir ortam aracılığıyla akabilir. Vücudumuz elektriği iletemeseydi parmağımızı fişe soktuğumuzda ölüm tehlikesi yaşamaktan korkmazdık. Vücudumuzun iletken olması, yerküre ile temas ettiğimizde aralarında bir etkileşim olmasına neden olur. Elektriğin iletilebilmesi, elektronlar arasında gerçekleşen bir süreçtir. İki iletken temas ettiğinde ikisi arasında bir voltaj dengelenmesi olur. Biz de yeryüzüne temasla dengesiz elektriksel alanımız varsa dengeleriz. Bu yüzden parkta, kumda çıplak ayakla gezince bir rahatlama hissederiz. Gerginliğimiz, stresimiz azalır. Oysa bir alışveriş merkezinde vakit geçirdikten sonra çıkışta arabanın kapısına dokununca o minik elektriklenmeyi hissederiz. Bu, istenmeyen bir elektrik yüküdür. Bizi yorgun ve gergin yapar.

Nitekim topraklanmanın sağlığa etkileri sporcular üzerinde de gözlemlendi. Ünlü bisiklet yarışı Tour de France'ın 2003, 2005 ve 2007 yıllarında, Amerikalı bisikletçilere yarış sonrası topraklanma uygulandı. Alınan sonuçlara göre bisikletçiler yarış sonrası daha hızlı toparlandı. Kaslarındaki tendinit gibi rahatsızlıklar daha hızlı iyileşirken sakatlıkları da daha hızlı düzeldi.

Sporcular dışında kardiyolojide de topraklanmanın etkisi incelendi ve kamp yaparak toprak üzerinde uyuyanlarda yüksek tansiyonun hızla dengelendiği görüldü. Ayrıca topraklanmanın depresyonu azaltmada ve kronik ağrıları hafifletmede etkili olduğu da biliniyor.

Her ne kadar söz konusu çalışmalar küçük gruplarla yapılmışsa da sonuçlar umut verici... Henüz topraklanma, "Her gün bol su için," gibi doktorlar tarafından sıklıkla önerilen bir eylem hâlini almasa da bunun giderek değişeceğini umuyorum. Çünkü teknik detaylara inince topraklanma hakikaten takviye bir vitamin gibi.

Longevity meselesine dönersek... Topraklanma ile yerküreden aldığımız serbest elektronlar birer antioksidan gibi çalışır. Antioksidanların serbest radikallere karşı bizi koruyan maddeler olduğunu biliyoruz. Sebze ve meyvelerde bolca olan antioksidanlar sağlığımız için önemlidir. Basitçe serbest radikal demek, bir atomun elektron sayısında bir tür eşitsizlik var demektir. O atom eksik elektronlarını tamamlamak ister ve elektron çalabileceği yerlere saldırır. Vücudumuzda her an serbest radikaller oluştuğu için bu saldırıdan kendi ürettiğimiz antioksidanlarla kurtuluruz. Ancak gençlikte ve sağlıklı olduğumuz zamanlarda daha iyi yapılan bu nötralizasyon işi yaşlandıkça yetersizleşir. Sağlıksız beslenme, sağlıksız yaşam şeklimiz ve yaşlanmanın kendisi giderek artan bir serbest radikal yükü getirir. Enfeksiyonlar, kronik inflamatuar hastalıklar, fazla kilo, uyku sorunları gibi çeşitli etkenler de bu yükü artırır. Bizler de ihtiyacımız olan antioksidanları taze sebze-meyvelerden ve takviyelerden almaya çalışırız. İşte topraklanmak da aynı etkiye sahiptir. Yeryüzüyle her temas bize bu nötralizasyonu sağlar.

Peki, topraklanmak için neler yapabiliriz?

- Yalın ayak dolaşmak
- Islak çime, kuma çıplak ayakla basmak
- Ağaçlara temas etmek
- Denize girmek
- Sokaktaki hayvanları sevmek

Bunlar basit öneriler gibi görülebilir. Ancak "Bol su için," demek de gayet basit bir öneriymiş gibi dursa da son derecede önemlidir. Topraklanmak da artık bir tedavi yöntemi olarak görülmelidir.

Forest Bathing (Orman Banyosu)

Burada T vitamini ya da topraklanma meselesiyle yakından ilişkili olduğu için Japonların bağışıklığı artırmak adına önerdiği bir başka uygulamaya değinmeden geçemeyeceğim.

"Orman banyosu" olarak Türkçeleştirebileceğimiz *forest bathing* uygulamasının Japoncası Shinrin Yoku'dur. Bu akım Japonya'da ortaya çıkmışsa da tüm dünyada bilinir ve şiddetle önerilir.

Bu akım ormanlık alanda, doğada olmanın sağlığa faydalarını;

- stresin azalması
- ağrının azalması
- inflamasyonun azalması
- immün sistemin güçlenmesi
- sirkadiyen ritmin tekrar kurulması
- uyku veriminin artması
- huzursuz bacak sendromundan fibromiyaljiye kadar kas rahatsızlıklarının azalması olarak sıralar.

Bu mesele artık Avrupa'da pek çok sağlık kliniğinde uygulanan bir yöntem hâline geldi. Sonuçta, ağaçlık alanda olmanın, toprakla temasın hepimize iyi geldiği âşikar...

Altıncı Bölüm

MAVİ BÖLGELERDEKİ UZUN YAŞAMIN SIRRI

Take care of your body. It's the only place you have to live in.

Jim Rohn

Öncelikle, dünya üzerinde bazı bölgelerde yaşayanların yaşam süresinin ortalamanın üzerinde olduğu gözlemlenince çeşitli araştırmaların konusu hâline gelen *Blue Zones* (Mavi Bölgeler), hem kişilerin yaşam süresi uzunluğu bakımından hem de yaşam tarzı alışkanlıklarının benzerliği açısından incelendi.

Başlangıçta beş adet Mavi Bölge tespit edildi. Mavi Bölgeler şu bölgelerde bulunuyordu:

- Sardinya, İtalya - Dünyanın en uzun ömürlü adamlarına ev sahipliği yapıyor.
- Okinawa, Japonya - Dünyanın en uzun ömürlü kadınlarına ev sahipliği yapıyor.
- Loma Linda, Kaliforniya - Ortalama bir Amerikalıdan on yıl daha fazla yaşayan Yedinci Gün Adventistleri Topluluğu'na ev sahipliği yapıyor.
- İkarya, Yunanistan - Yaygın kronik hastalık oranlarının önemli ölçüde azaldığı küçük ada topluluğuna ev sahipliği yapıyor.

- Nicoya, Kosta Rika - İnsanların doksan yaşına gelme ihtimalinin Amerikalılara göre iki kat daha fazla olduğu bölgedir.

Bu bölgeleri inceleyen gazeteci Buettner ve ekibi, Mavi Bölge yaşamının özünü oluşturduğuna inandıkları dokuz sağlıklı ilkeyi belirledi. Araştırmaya göre Mavi Bölgelerin dokuz ortak özelliği şunlardı:

1. Hareketi günün doğal bir parçası hâline getirmek
2. Amaç duygunuzu bilmek
3. Stres gidermeye öncelik vermek
4. Midenin yaklaşık %80'i dolana kadar yemek
5. Büyük ölçüde bitki bazlı bir diyet uygulamak
6. Ölçülü alkol tüketmek
7. Topluluğunuzla bağlantı kurmak
8. Aileyi (biyolojik veya seçilmiş) ilk sıraya koymak
9. Sağlıklı davranışları destekleyen sosyal çevreleri seçmek

Gelin bu özellikleri biraz açalım.

Fiziksel aktivite: Mavi Bölge'deki asırlık insanlar yüksek düzeyde fiziksel aktivite yapıyor ve sıklıkla el emeğiyle meşgul oluyor. Örneğin Sardinya'daki çoban topluluğunun günde 8 kilometreden fazla yürüdüğü biliniyor.

Amaç duygusu: Okinawalılar buna "ikigai", Nicoyanlar ise "plan de vida" diyor; her ikisinin de altında, "Sabahları ne için uyanıyorum?" fikri yatıyor. Bu amaç duygusu, daha uzun ve daha mutlu bir yaşama katkıda bulunan yaşam doyumunun kaynağı olarak kabul ediliyor.

Uyku: Mavi Bölgeler asırlık insanları dinlenmeye ve uykuya öncelik verir. Örneğin İkaryalıların öğleden sonra kestirdikleri bilinirken Loma Linda Topluluğu haftada bir Şabat'ı veya dinlenme ve ibadet gününü kabul eder.

%80 kuralı: Mavi Bölgeler'de yaşayan insanlar aşırı yemek yeme eğiliminde değildir. Kuralın adı, yemeklerden önce söylenen ve insanlara mideleri %80 dolduğunda yemeyi bırakmalarını hatırlatan eski bir Okinawa mantrasından gelir.

Bitki bazlı beslenme: Mavi Bölge asırlık insanlarının beslenme alışkanlıkları büyük ölçüde bitkilere dayanır.

Orta düzeyde alkol tüketimi: Buettner Mavi Bölge asırlık insanlarından bazılarının orta düzeyde alkol tüketiminin uzun yaşam sürelerine katkıda bulunduğuna inanıyor.

Topluluk duygusu: Buettner'a göre güçlü topluluk bağları uzun ömürlülüğü teşvik ediyor. Örneğin Okinawalıların topluluk üyelerine mali ve duygusal destek sağlayan güvenli sosyal ağlar oluşturdukları biliniyor.

Önce sevdikleriniz: Güçlü aile bağları Mavi Bölge topluluklarının temel taşıdır. Örneğin Yedinci Gün Adventistleri, çocukların yaşlanan ebeveynine baktığı, birbirine sıkı sıkıya bağlı topluluklarda yaşıyor.

Sosyal teşvik: Buettner, Mavi Bölgeler'deki asırlık insanların sağlıklı davranışları teşvik eden ve böylece sağlıklı bir yaşam tarzına bağlı kalmayı kolaylaştıran sosyal ağlarda yaşadığını öne sürüyor.

Görüldüğü üzere Mavi Bölgeler'de yaşayanların aslında çok büyük sırları yoktur. Zaten söz konusu Mavi Bölgeler yaşamın yavaş aktığı yerlerdir. Yani en temel Mavi Bölgeli olma engelimiz, koşuşturduğumuz şehir yaşamında yavaşlayamamak... Bu telaşe ve sorumluluklar sağlığı ertelememize sebep oluyor. Gerçekten de anketler yetişkinlerin çoğunluğunun sağlık alışkanlıklarını iyileştirmek istediğini gösterse de %90'dan fazlası genellikle ilk yedi aydan sonra sağlıklı yeme alışkanlıklarından vazgeçiyor, %70'i sadece iki yıl sonra spor salonu üyeliğini iptal ediyor. Bu kişilerin %30'una ise depresif bir duygu durumu da eşlik ediyor.

Biz bu önerileri şehir hayatımıza nasıl uyarlayacağımıza odaklanmalıyız.

Hareketi günün doğal bir parçası hâline getirmek: "Asansör yerine merdiven kullanın," gibi bir öneri bile hareketi günlük rutininizin doğal bir parçası hâline getirmenize yardımcı olurken konuyu ilerletip hareket etmenin vücudumuz için neden faydalı olduğunu bir kez daha hatırlatalım: Hareket hâli kaslar için bir uyarıdır. Hareket hâli kan dolaşımını, vücuttaki oksijenlenmeyi, kaslardaki insülin etkisini artırır. Liste daha da uzar. Hareketsiz yaşamın ömrü kısalttığı ise pek çok çalışmayla kanıtlanmıştır.

Amaç duygunuzu bilmek: Hayatı bir amaç yolu, bir ödül yolu olarak görmek yolun kendisinden de haz (dopamin) almamızı sağlar. Konu şu ki elektroniklerle ve sosyal medyayla geçen yaşamın bize attığı sağlık golünün adı "dopamin duyarsızlığıdır." Nitekim kolay elde edilen ucuz hazlar dünyasında olmak bize küçük şeylerden mutlu olmayı unutturdu. Ve bunu felsefik olarak da yapmadı; biyokimyasal olarak yaptı. Tıpkı basit şekerden ortaya çıkan insülin duyarsızlığı gibi, basit hazlardan da dopamin duyarsızlığı yaşıyoruz. Demek ki sosyal medya detoksu yapmak gerekir.

Stres gidermeye öncelik vermek: Stres, bakış açısından ibarettir. En basit bir konu bile bir kişi için stres sebebi olabilir. Veya bir kişiye ağır stresli gelen bir sorunu bir başkası sakince çözebilir. Bu sebeple olaylardan bağımsız olarak bana göre stres, olaylara istinaden beynimizde şekillendirdiğimiz senaryolardır. Çoğu zaman henüz olmamış olayın olma ihtimali veya olmuş bitmiş olayın "keşke" senaryosu beyinde bir film gibi döner. İşte ben buna "stres" diyorum. Çözümü sorunun içinde, kafada film döndürmeyeceğiz.

Yaklaşık %80 dolana kadar yemek: Kalori kısıtlamasının ömrü uzattığı, uzun yaşamla ilgili eski ve ilk hayvan deneyi çalışmalarında ortaya konmuştur. Bunun üstüne laf söylemek pek akıl kârı değildir, çünkü bu etki defalarca kez ispatlanmıştır. Formül basittir; az yemek ömür uzatır. Özellikle orta ve ileri yaşlarda...

Büyük ölçüde bitki bazlı bir diyet yapmak: Bu da bildiğimiz bir konudur. İşlenmemiş bitki bazlı beslenmenin sağlığa olumlu etkisi, üzerine tartışılamayacak kadar net bir meseledir.

Topluluğunuzla bağlantı kurma: Sadece modern şehir yaşamında değil, aile topluluklarında bile kişiler dağınık yaşar. Bireysellik ön plandadır. Türkler olarak bizlerde bu topluluk duygusu hâlen var. Bu bakımdan aslında Mavi Bölgeler'den bir eksiğimiz olmadığı söylenebilir.

Aileyi (biyolojik veya seçilmiş) ilk sıraya koymak: Bu husus da topluluğunuzla bağlantı kurma maddesiyle ayrı düşünülemez. Bana göre gerek toplum gerek ülke gerek aile olarak ait olma hissi, endişeyi uzaklaştıran bir histir.

Sağlıklı davranışları destekleyen sosyal çevreleri seçmek: Tüm toplulukta ne normalleştirilirse çoluk çocuk da onu görüp uygular. Demek ki yeni arkadaşlarımızı sağlık alışkanlıkları iyi olanlardan edineceğiz.

* * *

Yukarıda uzun uzun anlatılan tüm yaşam tarzı önerileri eninde sonunda şunu sağlar: Epigenitik değişiklik. Diğer bir deyişle, DNA'nızda kodlu olan olumsuzları gizleyen bir model yaratır. Mesela Mavi Bölgeler'de yaşayan ikizlerden birini alıp benim Gri Bölge dediğim şehre koysak onun Mavi Bölgeler'deki ikiz kardeşinden daha kısa yaşaması çok büyük ihtimaldir. Özetle; aradaki ömür farkını yaşam tarzı belirleyecektir.

Temmuz 2023'te *New York Post* gazetesinde şu başlık atıldı: "Bu sekiz alışkanlık hayatınıza yirmi dört yıl ekleyebilir." Yazının içeriği şöyleydi: Amerikan Beslenme Akademisi'nin son yıllık toplantısında sunulan yeni bir araştırmaya göre, orta yaşa kadar bazı basit sağlıklı alışkanlıkların benimsenmesinin gelecekte sağlayacağı fayda aşikârdı. Burada araştırmacılar, yedi yüz binden fazla ABD gazisinden toplanan verileri inceleyip yaşam sürelerinin, benimsedikleri sağlıklı alışkanlıkların sayısına bağlı olarak nasıl değiştiğini gözlemlediler. Ve ortalama olarak, bu alışkanlıkları benimsemenin, erkeklerin yaşam sürelerini yirmi dört yıl, kadınların yaşam sürelerini yirmi bir yıl artırdığını gözlemlediler.

Araştırmacılar, burada, yaşları kırk ila doksan dokuz arasında değişen ve 2011 ile 2019 yılları arasında Veteran Programı'na kayıtlı 719.147 kişiden toplanan tıbbi kayıtlardan ve anketlerden elde edilen verileri kullandı. Yani 700.000 kişi geriye dönük sorgulandı.

"Araştırma bulgularımız sağlıklı bir yaşam tarzı benimsemenin hem halk sağlığı hem de kişisel sağlık için önemli olduğunu gösteriyor. Ne kadar erken o kadar iyi ancak kırklı, ellili veya altmışlı yaşlarınızda sadece küçük bir değişiklik yapsanız bile farkı göreceksiniz," diyen araştırmacıların belirlediği ömrü uzatan sekiz alışkanlık şunlardır:

- Fiziksel olarak aktif olmak
- Opioid bağımlılığından kurtulmak (Amerika için sorun, çok sayıda ağrı kesici ilaç kullanmaları)
- Sigara içmemek
- Stresle başa çıkmak
- İyi bir diyet
- Alkolü azaltmak
- İyi bir uyku hijyenine sahip olmak
- Olumlu sosyal ilişkilere sahip olmak

Daha kısa yaşam süresine katkıda bulunan ortak faktörleri de listenin tersi olarak hazırladılar ve bu olumsuz faktörleri ne kadar hayat kısalttığına göre sınıfladılar. En fena gruba dâhil olanlar; hareketsiz olanlar, opioid kullananlar ve sigara içenler. Bilim insanları ayrıca bu faktörlerin çalışma süresi boyunca yaklaşık %30 ila %45 daha yüksek ölüm riskiyle ilişkili olduğunu belirtti. Neredeyse hayatın yarısı...

İkinci gruptaki kişilerin ortak özellikleri stres, aşırı içki içme, sağlıksız beslenme ve kalitesiz uyku hijyeninden oluşuyordu. Her biri tek tek ölüm riskinde yaklaşık %20'lik bir artışla ilişkilendirildi. Diğer bir deyişle, stres tek başına %20 ömür kısaltırken yine sağlıksız beslenme ve kalitesiz uyku da %20 daha fazla ölüm riski teşkil ediyordu.

Son grup, olumlu sosyal ilişkilerin olmaması ise ölüm riskinde %5'lik bir artışla ilişkilendirildi.

Bunlar geriye dönük istatistiksel bilgilerdir. Liste, temel faktörlere dayalı bir yaklaşımla hazırlanmış ancak erkeklerde yirmi dört, kadınlarda yirmi yıl ekstra ömür çok çarpıcı bir sonuç... Tam bir Longevity meselesi... Bu incelemenin sonuçlarına göre görüyoruz ki hem ömrün uzunluğu hem de ömrün sağlıklı kısmı uzamış.

Demek ki doğru sağlık koşullarının sağlanmasıyla sağlıklı geçen uzun bir yaşam sürmek mümkündür. Bu kitaptaki amacımız da bu prensipleri anlamak ve hayatımıza adapte etmeye çalışmak değil mi?

Mavi Bölgeler'in sırrı ve sağlıklı uzun yaşam konusunda yürütülen pek çok çalışma örneğinde çok temel uyarılarda bulunuluyor. Elbette siz bunları zaten biliyorsunuz ancak bundan daha iyisini yapmak istiyorsunuz. İşte burada yardımınıza hekimleriniz koşacak.

Bir diğer bölümde sizlere genel hatlarıyla kendi Longevity yaklaşımımdan bahsedeceğim. Şüphesiz gelişmeye, değişmeye, yenilenmeye açık bir sistem bu. Ancak burada Longevity adına hastalarıma temel olarak neler uyguladığımı göreceksiniz. Sizlere de rehber olması umuduyla...

Yedinci Bölüm

LONGEVITY PLANI

Most people work hard and spend their heath trying to achive wealth. Then they retire and spend their wealth trying to get back their health.

Dalai Lama

Buraya kadar aslında farkında olarak ya da olmayarak neler yapıp vücudumuzun daha hızla yaş almasına sebep olduğumuzu, yaşlanmanın aslında bir hastalık belirtisi olduğunu, dünyada bunun önüne geçmek için "genç kalma" ve "gençlik" üzerine çok çeşitli çalışmalar yapıldığını ve alışkanlıklarımızda gerçekleştireceğimiz ufak değişikliklerle sağlıklı yaş alma ve ömrümüzü uzatma konusunda nasıl büyük bir adım atabileceğimizi gördük. Beslenmeden uykuya, gerek dış görünüş olarak gerek hücresel anlamda vücudumuza nasıl destek sağlayabileceğimizi öğrendik.

Gelin şimdi sizinle farklı seviyelerde Longevity planları hazırlayalım. Bu planın temelinde elbette bir "ölçme" olmalı. Şu anki sağlık durumunuz nedir? Biyolojik durumunuzun bir fotoğrafının çekilmesi gerekir. Bu, rutin testlerin ötesinde daha ayrıntılı testler de içerebilir. Ancak uzun bir yaşamı hedefleyen biri, işe öncelikle rutin kontrollerini zamanında yaptırarak başlamalıdır. Nitekim kan şekerini kontrol etmek istemeyen birinin damardan glutatyon alarak o dakika gençleşeceğini düşünmesi naiflik olur. Düzenli ve detaylı bir rutin kontrol işin başında gelir.

LONGEVITY PLANI SEVİYE I

Düzenli ve detaylı rutin kontroller aslında hepimizin aşina olduğu bir konudur, bizler bunu check-up olarak adlandırageldik. Ancak Longevity bilimi söz konusu olduğunda, eskiden checkup'larda "normal" olarak kabul edilen değerlere bir Longevity uzmanı hekimi, "Normal ama ideal değil," diye müdahale etmelidir. Nitekim amacımız normal değil, ideal bir sağlık durumuna ulaşmaktır.

İşte biz de burada Longevity planımıza şimdiye kadar check-up diye yaptırdığımız testlere farklı açıdan bakarak başlayacağız.

Başlangıç seviyesindeki Longevity planında yer alan bazı basit rutin testler ve ölçümleri burada konuşalım. Bu testler, talep ettiğim testlerin sadece üçte biri olsa da bu aşamada yeterlidir.

KADIN-ERKEK ORTAK TESTLER

Tam Kan Sayımı (CBC-*Complete Blood Count*): Tam kan sayımı kan hücrelerini (alyuvarlar, akyuvarlar, trombositler) inceler; anemi, enfeksiyon ve diğer birçok durumu belirleyebilir. Öncelikle bu testle ölçülen lökositlerin, diğer adıyla WBC sayımızın referans aralığının ne altında ne üstünde olmaması gerektiğini bilmeliyiz. WBC'nin yüksek olması basitçe enfeksiyon durumunda olur. Ancak bazen bu değerin kronik olarak düşük olduğu kişiler de vardır. Bu kişiler hematologlarına danışmalıdır.

Yine tam kan sayımı testinde kansızlık taşıyıp taşımadığımızı görebiliriz. Hem eritrosit sayımız, hemoglobin ve hematokrit testimizden hem de MCV olarak yazılan değerden bunu anlayabiliriz. MCV değeri ne çok düşük ne de çok yüksek olmalıdır. MCV, kırmızı kan hücrelerinin hacminin ölçümünü ifade eder; düşük değer genellikle demir eksikliğine işaret ederken yüksek değer B12 eksikliğine işaret eder.

Açlık kan şekeri: Bu değer için hemen gözünüz normal aralıklara kayacaktır. Ancak değeriniz 70'in altındaysa dikkatli olmanız önemlidir. Çünkü alt sınırdaki bir değer, hipoglisemi riskine işaret edebilir. Burada şunu vurgulamak isterim; bu değerleri birkaç gün sonra tekrar kontrol ettirmek önemlidir. Üst sınırdan yüksek bir değer aralığını gösteren açlık kan şekeri testinizi ertesi gün tekrarlatmanız önerilir. Bazı durumlarda, gelişigüzel olarak bu şekilde sınırdışı değerler çıkabilir. O hâlde açlık glikozu, glikoz veya açlık kan şekeri testinizin alt ve üst sınırları dışında olması akla hemen testi başka gün tekrarlamanız gerektiğini getirmeli. Hatta öyle ki kısa aralıklarla ancak üç kere benzer sonuçlar çıkarsa bu durumun sağlıkla ilgili bir sorun olabileceğini düşünebilirsiniz.

Açlık şekeri dışında tokluk şekeri de istenebilir. Tokluk değerinizi de aynı şekilde değerlendirin. Alt ve üst sınırların dışında mı? Eğer böyleyse bu sefer tekrara gerek olmadan hekiminizle görüşebilirsiniz.

Kreatinin-üre-BUN ve varsa CK veya CPK yazan testler: Bu testlerden ilk üçü böbrek fonksiyonlarıyla ilgilidir. Sonuncusu ise kas yıkımını gösteren bir işarettir. Bu test sonuçları check-up'larda çoğunlukla normal çıkacaktır. Ancak sonuçlar üst sınıra yaklaşıyorsa aklınıza şu soruları getirebilirsiniz: Yeterince su içiyor muyum? Son zamanlarda aşırı spor yapıp kas ağrılarına sebep oldum mu? Hızla kilo verdim mi? Mesela kreatinin değeriniz 1'in üzerindeyse hâlâ normal aralıkta olacaktır ama daha fazla su içmeniz sizin için daha iyi olur diyebilirim.

Total protein-albümin-globulin: Bu testlerde bazen total protein değeri laboratuvardan düşüğe yakın çıkabilir. Ama albüminin düşük olmasını daha çok önemsemeniz gerekir. Albümin üretiminin azalması karaciğer sağlığı açısından bir gösterge olabilir. Genelde 4 ve üstü çıkar ama değeriniz 3.5 ve altındaysa mutlaka doktorunuza danışın.

Ferritin: Kadınlarda düşük ferritin seviyeleri sıkça görülür. Yoğun regl kanamaları nedeniyle demir depoları azalabilir ve ferritin düşük çıkabilir. Ferritin değeriniz 20'nin altındaysa hekiminiz ilgilenmelidir. Erkeklerde ise ferritin düşüklüğü daha nadirdir. Ancak erkeklerde düşük ferritin seviyeleri söz konusuysa bu durum ciddi bir araştırma gerektirir. İncelemeler kolonoskopi gibi ileri tetkiklere kadar gidebilir.

Üst değerin üzerindeki ferritin seviyeleri de istenmeyen bir durumdur. Ferritin sadece demir depolarını göstermekle kalmaz, aynı zamanda akut faz reaktanları olarak adlandırdığımız bir grup içerisinde yer alır. Bu grup testleri, vücuttaki akut bir inflamasyonu gösterme açısından önemlidir. Enfeksiyon hastalıklarında ferritin seviyeleri yükselebilir. Nitekim ferritin, COVID-19 hastalığının şiddetinin bir göstergesi olarak kabul edildi.

Sodyum-potasyum-klorür-kalsiyum: Elektrolitler grubu test sonuçlarının normal aralıkların dışına çıkması durumunda akla yine testi tekrarlamamız gerektiği gelmelidir. Ölçümü hassas testler olduğu için normal dışı değerlerde öncelikle test hatasını bertaraf etmek gerekir.

Sedimentasyon, CRP: Bu testler vücuttaki inflamasyonun belirlenmesinde kullanılır. CRP (C-reaktif protein) seviyesi ne kadar düşükse vücuttaki inflamasyon o kadar az demektir. Ancak elinizdeki testte şu anda yüksek bir CRP değeri varsa yine öncelikle bu inflamasyonun geçici olup olmadığını anlamak için bir süre sonra testi tekrarlatmak önemlidir. Tekrarlanan testlerde CRP seviyesinin yükselip yükselmediği veya düşüp düşmediği kontrol edilebilir. Ancak burada, hekim müdahalesi gerektirmeyen küçük yükselmelerden bahsediyorum. Zaten CRP değeriniz 5 ve üzeriyse hekiminizin kaynağını araştırması gerekir. 0 ile 5

LONGEVITY PLANI

arasındaysa testi tekrarlayıp değerin azalıp azalmadığına bakabilirsiniz. CRP seviyesi sıfıra yaklaştıkça daha ideal bir durumda oluruz.

Amilaz-Lipaz: Bunlar pankreasın sindirim için kullandığı enzimlerdir. Amilaz karbonhidratları, lipaz yağları sindirirken kullanılan enzimlerdir. Bunların üst sınırı aşan değerleri olursa hekiminiz sizden batın ultrasonu ister. Eğer yükseklik anlamlı ise hekiminiz size içinde bu enzimlerin olduğu bir pankreas enzim desteği reçete edecektir.

Kolesterol paneli; total kolesterol, HDL, LDL ve trigliseridler: HDL, yani yüksek yoğunluklu lipoprotein, genellikle "iyi" kolesterol olarak bilinir ve yüksek seviyeleri memnuniyet vericidir. Ancak total kolesterolün değerlendirilmesi, hastanın genel durumunu da içeren bir karar verme sürecine tabidir. Bu nedenle, total kolesterol seviyesinin yorumlanması, hastanın doktoruna bırakılmalıdır. Dikkatiniz hep kolesterolün 200'ün üzerinde olup olmamasındadır ancak 200'ün üzerindeki total kolesterol değerleri hemen panik yapılmasını gerektirmez. Hekiminiz durumu size açıklayacaktır. Bununla birlikte, nadiren de olsa total kolesterol seviyesinin 100'lere yakın seviyelerde çok düşük olduğu kişiler vardır. Bu kişilerin de konuyu hekimleriyle görüşmeleri önemlidir.

Bana göre kişilerin en kolay düzeltebilecekleri konulardan biri trigliserid seviyelerinin yüksekliğidir. Halk arasında kan yağları olarak bilinir ve yüksek seviyeleri ciddiye alınmalıdır. Açlık kan testinizde trigliserid değerleri 175 üzeri, hatta 150 üzerinde çıktıysa bu ciddiye alınmalıdır. Bazı kişilerde ailesel yatkınlık nedeniyle trigliseridler 300 ve çok daha üzeri olabilir. Bu kişilerin karaciğer yağlanması adayı olduklarını bilmeleri gerekir. Trigliserid düşürücü ilaç reçete edildiğinde almaktan çekinmeyin. Burada beslenme önerileriyle yol alabilirsiniz. Özellikle akşam yemeğini hafifletmek, geceden sabaha kandaki trigliseridin temizlenebilmesi için vücuda zaman tanır. Aynı amaçla, rutin testleri dışında Lp(a) testi ve homosistein gibi testler de yapılmalıdır. Özellikle ailesinde kalp rahatsızlıkları veya yüksek tansiyon öyküsü bulunan kişilere bakılmalıdır. Aile geçmişinde yüksek risk faktörleri bulunanlar için PLAC testi de düşünülmelidir.

Homosistein: Genelde kalp sağlığı hakkında bilgi verdiği düşünülse de homosistein testi aslında biyokimyasal bir yolun akıp akmadığını gösterir. Diğer bir deyişle, homosistein yüksekse yol yavaş akmakta, homosistein kanda birikmektedir. Biz bunu istemeyiz. Referans değerlerinde üst sınır 15 olarak verilse de siz homosisteininiz 8 ve altında ise daha çok sevinin. Yüksekse zaten hekiminiz size vitamin desteği yazacaktır. Siz de kırmızı eti azaltmanız gerektiğini aklınızın bir köşesine yazın.

Açlık insülini: Açlık insülini ne kadar düşükse o kadar iyidir. İnsülin seviyeleri yükseldikçe hücrelerinizin şeker kullanma kapasiteleri zorlaşır. Bu durumda hücreleriniz sadece şekeri kullanmakta zorlanmaz, aynı zamanda yağı yakmak yerine depolamak ister.

İnsülin konusunda en önemli noktanın değerin düşüklüğü olduğunu bilelim. Laboratuvarların referans aralıkları insülin konusunda oldukça kafa karıştırıcıdır. Üst normal sınırı 24 gibi yüksek değerlere kadar çıkabilir ki bu sağlık açısından mantıksızdır. Siz öncelikle açlık insülin değerinizin 5'ten düşük olmasına odaklanın. Eğer değeriniz 5-10 arasında ise beslenmenizi daha sağlıklı bir şekilde düzenleyerek ilk adımı atın. Açlık insülin seviyeniz çok yüksekse hekiminiz zaten size ilaç reçete edecektir.

Açlık insülin değeri, benim görüşüme göre, hücrelerinizin gençliğini yansıtan bir ölçü olarak ele alınmalıdır. Değer 5'in altındaysa hücreleriniz metabolik olarak genç demektir. Metabolik olarak genç bir hücre, hem şekeri hem de yağı kolayca yakabilen, yemeği enerjiye dönüştürmede zorlanmayan ve açlık durumunda vücuttaki depo yağlarını hızla enerjiye çevirebilen bir hücredir.

Bu, metabolik esneklik anlamına gelir. Yaşlandıkça bu metabolik esnekliği kaybederiz. Metabolik olarak esnek olmak için elbette tüm sağlık önerilerine uymak gerekir. Mesela kronik uykusuzluk, yüksek insülin seviyelerine ve azalmış metabolik esnekliğe neden olabilir. Gerçekten de laboratuvar deneylerinde uykusuz bırakılan farelerde Tip 2 diyabet geliştiği görülmüştür.

Burada ekleyeceğim bir diğer not, açlık insülini yüksekliğinin her zaman hatalı beslenme sebepli olmayabileceğidir. Genetik yatkınlık, sigara, stres, uykusuzluk, bazı ilaçların kullanımı, uyku apnesi gibi bazı faktörler de yemekten bağımsız açlık insülin değerini yükseltir.

Ürik asit: Ürik asit yüksekliği metabolik sendromun bir parçasıdır. Diğer bir deyişle, siz kötü beslenmeseniz de genetik olarak metabolik sendroma sahip olabilirsiniz. Metabolik sendromda ürik asit aşırı yüksek değildir, mesela 8-9 aralığında bir değerde olabilir. Ancak metabolik sendromun diğer bileşenleri yüksek trigliserid, düşük HDL gibi parametrelerle beraber olduğunda daha ciddiye alınmalıdır. Bunun dışında çok yüksek ürik asit ve gut hastalığı birbiriyle yakından ilişkilidir.

Değeri yüksek kişilere ürik asit düşürücü ilaçlar reçetelendiğinde bu ilaçları almaktan çekinmemek gerekir. Beslenmede ise akla ilk gelen hayvansal proteinleri azaltmaktır. Ancak gece geç yemeler, unlu-şekerli gıdalar, fruktoz şurubu içeren gıdalar, alkol de ürik asit değerinizi yükseltebilir.

HbA1C: Çok önemsediğim bir sağlık ve gençlik göstergesidir. Elbette düşük olduğunda... Ne kadar düşük o kadar iyi... Üst referans değeri 5.6 olarak verilse de örneğin 5.5 sevineceğiniz bir değer olmamalıdır. Elbette bunu tamamen sağlıklı olan kişiler için yazıyorum. Değeri 5.5 olan birine göre, değeri 5.0 olan bir kişi metabolik ve hücresel olarak daha genç demektir. Kandaki şekerin yaptığı pikler yükseldikçe bu değer yükselir. Yükselen kan şekeri kırmızı kan hücreleri olan eritrositlerin "eskimesini" gösterir. Bu değer yükseldikçe yaşlanmayı hızlandırır. İyi haber şu ki tıpkı trigliseridlerde olduğu gibi size düşen görevleri yerine getirince yaşlanma hızınızı ve HbA1C'nizi azaltabilirsiniz. Çözümü biliyorsunuz; diyabetmişsin gibi beslen, gündüz ye, gece yeme.

Karaciğer Fonksiyon Testleri; ALT-AST-GGT: ALT değeri yüksekse bunu AST'den daha çok dikkate alın. Nitekim bu, karaciğer hücre hasarını gösterir. Mesela karaciğer yağlanmanız varsa ve ALT değeriniz üst sınırı aşmışsa artık bu konuya el atma zamanınızı kaçırıyorsunuz demektir. Yağlanma, karaciğer hücrelerinde hasarı başlatmıştır.

GGT testinde ise değerlerin genelde alkol kullanılınca yükseldiği bilinir. Ama siz GGT'yi de "gençlik göstergeleri" listenize ekleyin. GGT değeri 20 ve altındaysa sevinin.

ALT ve GGT değerleriniz düşük olmalıdır.

Yine albümin testi, karaciğer sağlığı açısından önemlidir. Karaciğer ileri yetersizliğe doğru ilerledikçe albümin seviyeleri düşer. Benzer şekilde, pıhtılaşma testleri de karaciğer fonksiyonu hakkında bilgi sağlar. Bazı pıhtılaşma faktörleri karaciğerde üretilir. Karaciğer fonksiyonunun değerlendirilmesi, batın ultrasonu ile karaciğere bakılarak tamamlanmalıdır.

Böbrek Fonksiyon Testleri: Böbreklerin çalışma durumunu kontrol eder; böbrek hastalıkları ve fonksiyon bozukluklarını tespit edebilir. Basit bir idrar testi de daima check-up'lara eklenmelidir. Özellikle erkek hastalarda idrar mikroskopisinde eritrosit varlığı araştırılmalıdır. Böbrek taşları oluşmadan önce idrarda kristaller olarak görünür. İdrar testi bu bakımdan da fikir verir.

Tiroit Fonksiyon Testleri: Tiroit bezinin işleyişini değerlendirir; hipotiroidizm veya hipertiroidizm gibi durumları belirleyebilir. Burada TSH, ilk bakılan testtir. Ancak serbest T3, T4, anti-TPO, anti-TG değerlerine de bakılabilir. TSH değeriniz 2.5 ve altındaysa daha idealdir.

KADINLARA ÖZEL TESTLER

Demir ve Ferritin Testi: Demir eksikliği ve anemi durumları özellikle adet döngüsü ağır olan kadınlarda değerlendirir.

Meme Ultrasonografisi/Mamografi: Meme sağlığını değerlendirir; meme kanseri ve diğer anormallikleri tespit edebilir. Mamografi için literatür kırk yaştan itibaren yapılması gerektiğini söyler. Ancak bana göre otuzlu yaşlarda meme ultrasonuna başlanmalıdır. Meme kanseri insidansı sekiz kadından birinde yüksek olasılığa sahiptir. Bunu unutmamak gerekir. Burada elle muayenenin yetmeyeceğini düşünüyorum. Dolayısıyla ultrason güvenli bir yöntemdir.

Pap Smear: Rahim ağzı kanseri ve prekanseröz durumları tespit etmek için kullanılır. Her yıl yaptırılmalıdır.

Pelvik Ultrason: Kadın üreme organlarının durumunu değerlendirir; kistler, fibroidler ve diğer anormallikleri belirleyebilir. Bu konu kesinlikle atlanmamalıdır. Nitekim over kanserleri tespit edildiğinde ileri evrede olabiliyor. Ancak rutinde bu şekilde taranmasıyla erken teşhis yapılabilir.

Abdominal Ultrason: Karın içi organlar, özellikle böbrek taşları ve safra kesesi sorunları için önemlidir.

Osteoporoz Taraması (Dexa Taraması): Kemik yoğunluğunu ölçer.

ERKEKLERE ÖZEL TESTLER

Prostat Spesifik Antijen (PSA) Testi: Prostat sağlığını değerlendirir; prostat kanseri ve diğer prostat sorunlarını tespit eder.

Testosteron Seviyesi Testi: Erkek hormonu seviyelerini ölçer; hormonal dengesizlikler ve üreme sağlığı sorunları hakkında bilgi verir. Bu teste testosteronla ters orantılı çalışan SHBG (cinsiyet hormonu bağlayıcı globulin) testini de eklemek gerekir. Erken yaşta olmasa da kırk beş-elli yaş sonrasında bu değerler bir erkek için çok önemlidir.

Abdominal Ultrason: Böbrek taşları, safra kesesi hastalıkları ve sık görülen karaciğer yağlanması tespiti için önemlidir. Mesane sağlığının değerlendirilmesi, özellikle sigara içenler ve prostat büyümesi olanlar için önem taşır. Zira sigara içimi ile mesane kanseri arasında yakın bir ilişki bulunur. Dolayısıyla, özellikle sigara içen kişilerin, mesane ultrasonunu her yıl düzenli olarak yaptırmaları önerilir.

Dijital Rektal Muayene: Prostatın fiziksel muayenesi, prostat büyümesi ve diğer anormallikleri tespit eder.

EKG (Elektrokardiyogram): Kalbin elektriksel aktivitesini ölçer; kalp ritim bozuklukları ve kalp hastalıkları hakkında bilgi verir. Ailede tansiyon-kalp damar şikâyetleri çoksa tansiyon holter, karotis ultrasonu da düşünülmelidir.

Her iki cinsiyet için de üçüncü en yaygın kanser nedeni olan kolon kanserinin tespiti için kolonoskopi kırklı yaşlarda yaptırılabilir. Literatürde elli yaş sonrası yapılması gerektiği söylenir ama kırk beş yaşından itibaren kolonoskopi yapılabilir. Nitekim eski uygulamalara göre işi biraz daha sıkı tutmak, bazı testlere başlamanın yaşını öne almak gerekir.

Bu testleri yaptırırken amacımız boş yere kurcalanmak değildir. Günümüzde tıbbi testler ve görüntüleme yöntemleri çok ilerlemiş durumda. Hastalıkların oluşmasını engellemek için sağlıklı yaşama ne kadar dikkat ediyorsak erken teşhis ve tespite de aynı oranda dikkat etmeliyiz. Dahası burada bahsettiğim testler sadece bir kısmıdır. Testlerin kapsamı genişletilebilir. Yazdıklarım genel bilgilerdir ve ayrıntılı bir değerlendirme için doktorunuzdan destek almanız önemlidir.

Bu testlerde çıkacak sonuçlar henüz sinyal vermezken, henüz mevcut bir hastalığınız dahi yokken metabolik yaşlanmaya başladığınızı anlayacağımız tıbbi durumları da açmak gerekir. Metabolik sendrom ve karaciğer yağlanması ilk aşamada çözülmesi gereken iki önemli konudur.

Longevity Düşmanı Sendrom: Metabolik Sendrom

İşte tam da burada, "metabolik sendrom" ifadesiyle anlatılan, birden fazla sendromun bir arada görüldüğü sağlık sorunundan bahsetmek gerekir. Bu oldukça yaygın bir "hastalıklar öncesi" durumu anlatan sendromlar paketidir. Şayet bu pakete sahipseniz tansiyon, diyabet, kilo, hepsi sizi yakın zamanda bekliyor demektir. Evet, şu an bir şikâyetiniz olmasa bile metabolik sendromunuz olabilir ve önlem almazsanız eninde sonunda size bir bedel ödetir.

Metabolik sendromlu kişiler henüz teşhis edilmiş bir hastalığa sahip değildir. İlaç da kullanmazlar. Üstelik kiloları da çok değildir. Ancak metabolik sendromları varsa bu kişiler benim gözümde birer saatli bombadır. Çünkü metabolik sendrom, önlem alınmazsa, ileride bir yerden patlak verecektir.

Metabolik sendrom kriterleri şunlardır:

- Açlık şekerinin 100 ve üzeri olması
- Trigliseridlerin 150 ve üzeri olması
- Tansiyonun 13/8.5 ve üzeri olması
- İyi kolesterol, yani HDL'nin kadınlarda 50 ve altı, erkeklerde 40 ve altı olması
- Bel çevresinin kadınlarda 80 cm ve üzeri, erkeklerde 94 cm ve üzeri olması (Bazı kaynaklar bu santimlerde daha bonkör; bu kaynaklarda kadınlarda 88 cm ve üzeri, erkeklerde 102 cm ve üzeri olarak yazar. Ama ben alt sınırları daha doğru buluyorum).

Bu kriterlere bakılarak metabolik sendrom söz konusu olduğu söylense de biz aşağıdaki kriterleri de pakete ekleyebiliriz:

- İnsülin rezistansının olması (yani açlık şekeri dışında açlık insülininin de yüksek olması)
- Ürik asit yüksekliği
- CRP değerinin 1 ve üzeri olması
- Karaciğer yağlanması

Yukarıdaki kriterlerin tam olarak bir hastalık hâli olmadığını düşünebilirsiniz. Kendi testlerinize bakıp ne tansiyonum ne de şekerim çok yüksek diye düşünebilirsiniz. Ancak bunlar gelecek olayların kokusunu veren başlangıç paketidir. Bu pakette çoğunlukla dikkat çeken başka bir durum, bu kişilerde yüksek total kolesterol değeri olmayabilir. Karaciğer yağlanmaları henüz ilk evrede olabilir. İlaç kullanımı gerektiren diyabet durumları olmayabilir. Hatta bir kısmı kilolu dahi değildir. Ancak bu tablonun varlığı yakında sağlık sorunlarının artacağını gösterir.

Ortaya çıkacak sorunlar neler olabilir? Diyabet, kalp hastalıkları, damar sertliği, damar tıkanıklığı, tansiyon, ileri karaciğer yağlanması, gut hastalığı, obezite gibi rahatsızlıkların hepsi metabolik sendromun potansiyel sonuçlarıdır. Metabolik sendromu olan kişiler için bu hastalıklar kapıda bekliyordur. Bu nedenle, herhangi bir belirti olmamasına rağmen, sağlık durumlarına dikkat etmeleri ve sağlıklarını korumak için gerekli önlemleri almaları gerekir. İş işten geçerse şeker için ilaç, tansiyon için ilaç, ürik asit için ilaç diye diye ilaç listesi uzar gider.

Benim açımdan konu şudur; hiçbir hastalığınız tespit edilebilir düzeyde olmasa da bu kriterlere sahipseniz hızlı yaşlanıyorsunuz demektir. Amacım hastalıklar ortaya çıkmadan riskleri fark etmenizdir.

Üstelik ülkemizde metabolik sendroma sahip kişi sayısı oldukça yüksektir. Amerika için verilen rakamlar ise Amerikan erişkin nüfusunun %25'inin metabolik sendroma sahip olduğunu gösterir. Elli yaş ve üzerini ele alınca bu yüzde çok daha artar.

Peki, metabolik sendrom piyangosu size çıktıysa neler yapabilirsiniz?

• İdeal kilonuza inmeye çalışmalısınız. Metabolik sendrom varlığı karaciğer yağlanması ve bel bölgesi kilosuna sebep olur. Kilonuz olmasa bile beliniz kalınlaşmışsa bu yağlardan sağlıklı beslenmeyle kurtulabilirsiniz. Beldeki yağlardan kurtulmanın en kolay yolu akşam yemeğini çok erken saatte ve çok hafif yemektir demiştik. Gece açlığı, belinizi eritir.

- Beslenmenizi diyabetmişsiniz gibi yapmalısınız. Dahası bunu hepimiz yapmalıyız. Unlu-şekerli gıdalardan uzak durmak hepimiz için iyidir. Ancak metabolik sendromu olan kişiler bu konuda daha erken önlem almalıdır. Zaten kendileri de beslenmelerinde biraz da olsa basit karbonhidratları artırsalar hemen yükselen trigliserid değerlerini fark ederler.

- Metabolik sendrom iç organ yağlanması ve bel-göbek yağlanmasıyla sizi kronik inflamasyon hâline sokar. İnsülin rezistansı da aynı şeyi yapar. İnflamasyonu engelleyen besinler bitkisel besinlerken inflamasyonu artıran besinler yine unlu-şekerlilere ek olarak, işlenmiş gıdalardır.

- İşlenmiş etler zaten Dünya Sağlık Örgütü'nün kanserojen grubuna koyduğu gıdalardır. Bu gıdalar damar hastalıklarına yatkınlığınızı artırır. Ürik asidiniz daha da yükselir.

- Ürik asit artıran, karaciğer yağlanması ve insülin rezistansı yapan diğer grup ise içinde yüksek mısır şurubu olan gıdalardır. Çoğu işlenmiş unlu-şekerli gıdalar yüksek mısır şurubu içerir. Yüksek fruktozlu mısır şurubu (HFCS), vücuda alındığında öncelikli olarak karaciğerde metabolize olur. HFCS, karaciğer hücrelerindeki hepatositlerde şu işlemleri gerçekleştirir:

  * Hepatositlerde boş yere ATP harcatır, hepatositlerin detoks yapacak enerjisi azalır.
  * Ürik asidi artırır.
  * Karaciğer yağlanmasını hızlandırır.
  * İnsülin rezistansını artırır.

- Düşük HDL değeri metabolik sendrom paketinde geldiği için HDL'nizi artırmak için egzersiz yapmak, özellikle yürüyüş yardımcıdır. Mor sebzeler de HDL'nizi artırmanıza yardımcı olur.
- Damarlarınızı ve kalbi korumak için iyi yağlar ve başta bol balık tüketmeniz gerekir.
- Alkol hem karaciğer için sorundur hem de ürik asit artırır.

Karaciğer Yağlanması Nedir?

Pek çok test değerinin sonucunda ve kitabın çeşitli yerlerinde önemle bahsettiğimiz karaciğer yağlanması meselesini burada biraz açalım.

Karaciğer hücrelerinin adı "hepatosit"tir. Hepatositler, karaciğerdeki metabolizmadan ve detoksifikasyondan sorumludur. Hepatositler, içlerinde "nükleus" denen çekirdeği olan ama çekirdek dışındaki yerlerde yağları, yağ damlacıkları olarak depolayan hücrelerdir. Bir dikdörtgen düşünelim, ortasında çekirdeği olsun. Çekirdekten kalan boşluklara dağılmış küçük küçük sarı yağ damlacıkları hayal edelim. Normalde bu yağ damlacıkları minik minik ve azdır. Ancak karaciğer yağlanmasında, karaciğer hücresi hepatositin içi tıka basa ve kocaman yağ damlalarıyla dolar. Hatta öyle ki bu yağlar çekirdeği hücrenin ortasından itip bir köşeye sıkıştırır. Yağlanma için şayet biyopsi alınsa mikroskop altında böyle görünürler.

İçi yağla dolan hücreler bir tür ölüme uğrar. Ancak bu, vücudun normalde planladığı ve bizim apoptoz dediğimiz düzenli ölüm süreci değildir. Eğer öyle olsaydı temiz iş olurdu. Apoptoz yerine nekroz meydana gelmesi ise vücut için istenmeyen bir durumdur. Çünkü nekrozla parçalanan hücre artıkları etrafa yayılır. Bu durum da karaciğerde inflamasyona neden olur. Bu aşamaya gelindiyse kanda ALT düzeyi yükselmeye başlar. Bu aşamada artık karaciğer hücresi parçalanmaya başlamış, içindekiler dışarı yayılmıştır.

Karaciğer Yağlanmasında Kimler Riskli Grupta?

- Metabolik sendromu olanlar
- Diyabet, pre-diyabetliler
- Obez ve kilolu kişiler
- Elma tipi kilo alanlar. Kilo alma şekli elma tipinde olanlarda, yani kiloyu vücudun orta üst bölgesine alanlarda karaciğer yağlanma riski daha fazladır. Armut tipi kilo alanlarda, yani kiloyu kalça ve basenlere alanlarda bu risk daha azdır.
- Uyku apnesi olanlar
- Tansiyon yüksekliği olanlar
- PCOS sendromlular
- HDL kolesterolü düşük olanlar
- Ürik asit yüksekliği olanlar
- Hazır gıda tüketimi yüksek olanlar

Karaciğer Yağlanmasını Engellemek İçin Neler Yapalım?

1. Obezite en büyük risk faktörü olduğuna göre kilo kaybı şarttır.

2. Diyabet kontrolü şarttır.

3. PCOS, uyku apnesi, gut gibi eşlik eden hastalıkların kontrolü şarttır.

4. Trigliseridlerin kanda azaltılması için önlemler alınmalıdır.

5. İşlenmiş gıdaları azaltmak şarttır.

Karaciğer kendini yenilemekte çok başarılı bir organdır. Belki size check'uplarınız sonucunda üçüncü evre karaciğer yağlanmanız olduğu söylenmiş bile olabilir. Ama siroza dönmediği sürece işi geri döndürebiliriz. Hepatositlerin ömrü yaklaşık beş aydır ve bu süre içinde yenilenirler. Karaciğer yağlanmamız varsa, önümüzdeki beş ay içerisinde yukarıdaki uyarılara biraz kulak verirsek karaciğerimizi tamamen yenileyebiliriz. Metabolik sendrom ve karaciğer yağlanması o kadar yaygındır ki uzun ve sağlıklı bir yaşam için sırtını Longevity tıbbına dayamak isteyenlerin işe buradan başlamaları gerektiğini öğrenmeleri keyiflerini kaçırabilir. Bu nedenle, bu aşamada olan kişilere iyi bir dahiliye hekimine gitmelerini tavsiye ederim.

Ancak genelde sağlıklı kişiler için Longevity Planı Seviye 1, yazdığım kan testleri, hasta hikâyesi ve görüntüleme yöntemlerini içerir. Bu testlerin sonuçlarına dayanarak size uygun bir vitamin listesi ve gerekirse ilaçlar önerilir. Durumunuza uygun damar içi ve kas içi enjeksiyon takviyeleri yapılabilir, beslenmeniz düzenlenir. Burada şunun altını çizmek isterim; ilaç kullanmak istememek Longevity yaklaşımıyla bağdaşmaz. Örneğin tansiyon sorunu olan birinin tansiyonunu düzeltemiyorsa ilaç kullanmaktan kaçınması yanlıştır. Kaldı ki bazı ilaçların hâlihazırda Longevity ilacı olarak yeniden konumlandırıldığından bahsetmiştim.

Hangi takviyelerin yazılacağı uzun bir konudur ve hekimin tecrübesiyle de alakalıdır. Ancak ilk aşamada evde kullanılması gereken en temel üç takviye D vitamini, omega 3 ve magnezyumdur. Bunları ve gereken diğer takviyeleri, "kür gibi" kullanma şekli değil, sürekli kullanmak doğrudur. Aslında amacımız doğallık gibi görünebilir ancak doğal habitatımızda olmadığımız için vücudumuzun yeni doğalı hızla yaşlanmaktır. Bu hızı kesmek için vitamin takviyeleri en basit başlangıç desteğidir.

Basitçe Longevity Planı Seviye 1'i rutin kontrollerden temiz çıkmak, ideal kiloda olmak, ilk aşama vitamin desteklerini almak olarak tanımlayabiliriz. Maalesef çoğu kişi henüz bu noktada dahi değil. Dahası ileri planlarda daha karmaşık testler ve uygulamalar yapabilmek için ayrı bir disiplin gerektiğinin farkında olunmalıdır.

Toparlayacak olursak; Longevity Planı Seviye 1'de yapmak istediğimiz, şimdiye kadar check-up olarak kabul ettiğimiz genel sağlık taramasını başka bir boyuta taşımaktı. Bu plan; rutin testlerinizin yanı sıra, ultrason, meme muayenesi, yaşa bağlı kolonoskopi gibi kontrol süreçlerini içerir; akabinde rutin yaşam alışkanlıklarınız, beslenmeniz değerlendirilerek yanlışlarınızı tespit etmeyi ve bu yanlışları nasıl düzelteceğinizi size göstermeyi amaç edinir. Birinci seviyede gereken ayrıntıları yapmadan Longevity Planı Seviye 2'ye geçmek akıllıca bir yaklaşım değildir.

Longevity Planı Seviye 1, tecrübeli ve muhakeme bilgisi yeterli her hekim tarafından yapılabilir. Önemli olan, test sonuçlarının referans aralıkları içerisinde olmasını yeterli görmeyip sonuçların normalden ideal değerlere taşınması gerektiğini size vurgulamasıdır. Henüz bir hastalığınız olmadığında dahi yakın gelecekteki sağlık sorunlarınızı öngörebilmesidir. Tedavi olarak da bu hatalarınızla sizi yüzleştirmek, yaşam şeklinizi ve beslenmenize düzenlemek, ihtiyacınız olan vitaminleri ve gerekiyorsa ilaçları belirlemek üzerinedir. Ancak Longevity Planı Seviye 1'deki bu taramalar yapıldıktan sonra bunların üzerine inşa edilebilen Longevity Planı Seviye 2 uygulanabilir.

LONGEVITY PLANI SEVİYE 2

Longevity Planı Seviye 2, Seviye 1'in daha gelişmiş hâli, bir ileri seviyesidir. Plan 1'de yaptırdığımız rutin kan testlerinin üzerine başka özel testleri de işte tam bu aşamada, Longevity Planı Seviye 2'de sürece ekleriz. Bu testler rutin biyokimya çalışmalarında bulunmayan hormon testleri, tümör işaretleyici taramaları, dışkı testleri, otoimmün tarama testleri gibi çeşitli testleri içerebilir. Ancak Longevity Planınızın bu aşamada hangi testleri içereceği veya sizden gelen geribildirimlere göre hangilerinin öncelikli olarak yapılması gerektiği hekiminiz tarafından değerlendirilecektir.

Ayrıca kan testleri dışında bu aşamada genetik paneliniz de taranabilir. Longevity Planı Seviye 2'de taranan genetik panel, SNP kısaltmalı tarama testleridir. Burada bakılan ise bir hastalık mevcudiyetini garantileyen genetik mutasyonlar değil, sadece belli bir biyokimyasal yatkınlığınızı gösteren genlerdir. Örneğin vücudunuzdaki kahveyi atma süreciyle ilgili geninizde yavaşlık olması, kahvenin sizi hasta edeceği anlamına gelmez. Ancak kahve detoksifikasyonu geninizdeki yavaşlık, daha az kahve tüketmeniz ve kahveyi günün daha erken saatlerinde içmeniz gerektiğini gösterebilir. Ayrıca kahve detoksifikasyonundaki yavaşlık, geç saatlerde içilen kahvenin uykunuza mâl olma sebebidir. Bu testler ayrıca vücudunuzun hangi yağlardan daha fazla fayda sağladığını, laktoz veya fruktoz gibi şekerlere karşı duyarlılığınızı, insülin ve şeker metabolizmanızı ölçmek için kullanılabilir.

Genetik testleri laboratuvarlar başarılı şekilde yapar. Ancak laboratuvarlardan gelen genetik testlerin yorumu iyi bir biyokimya ve klinik bilgisini gerektirir. Çünkü yatkınlığınız olan minik genetik değişiklik günlük hayatta nasıl engellenir, hangi vitamini kullanmak gerekir, nasıl beslenmek gerekir veya bu sizin için bütün resmi birleştirdiğinizde ne kadar risk teşkil eder; bütün bunları hekiminiz yorumlayacaktır.

Longevity Planı Seviye 2'ye ayrıntılı testler dışında daha fazla radyodiagnostik değerlendirme de girer. Henüz kırklarında olan bir erkeğin, ailesinde kardiyolojik hastalıklara yatkınlık varsa, sadece kan testleriyle değil, kardiyolojik muayeneyle değerlendirilmesi gerekir. Yine bu muayenenin bir parçası olarak karotis doppler dediğimiz, beyne giden şahdamarında plak olup olmadığı kontrol edilebilir. Riskin fazla olduğu ve yaşı daha ileri kişilerde sanal anjiyo önerilebilir. Yine batın ultrasonlarının da bu aşamada tüm batın ultrasonu olarak yapılması ve yıllık olarak tekrarlanması gerekir. Ultrason muayeneleri, karaciğerdeki yağlanma miktarını belirlemeden mesanenin boşalmasını kontrol etmeye, safra kesesindeki çamurlaşmadan taş veya polipleri tespit etmeye kadar bir dizi detaylı bilgi sağlar.

Henüz şikâyeti olmayan ve yaşı genç olan insanların, bu tür testlere yönlendirilmesi bir "over-diagnose", yani aslında hastanın medikal bakımdan fazla kurcalanması anlamına gelse de, Longevity planlarımızı yapıyorsak elimizdeki bütün teşhis gücünü kullanabilmemiz gerekir. Çünkü burada amaç, hiçbir şey olmamasını sağlamak ve potansiyel riskleri önceden engellemektir. O yüzden Longevity Planı Seviye 2, hastanın daha detaylı incelenmesi bakımından Longevity Planı Seviye 1'den ayrılır. Bu sebeple söz konusu yaklaşımın kavrayış olarak meseleye yakın kişilere önerilmesi gerekir.

Ayrıca Longevity Planı Seviye 2'nin çözümlerinin içerisinde de elbette Seviye 1'deki gibi vitamin kullanımı, beslenme değerlendirilmesi ya da yaşam şekli düzenlemeleri olacaktır. Ancak Longevity Planı Seviye 2'de kullanılan vitaminlerin miktarı artar. Bu aşamada şayet gerek görülürse iyileşme sürecine ilaçların eklenmesi daha büyük önem kazanır. Sadece ağızdan alınan gıda destekleri ve vitaminler değil, damar yoluyla alınan desteklerin sayısının artırılması da plan dâhilindedir. Damar yolundan alınan vitamin destekleri konusundaki yaklaşım yine hekiminizin kararı doğrultusunda olmalıdır.

İntravenöz enjeksiyonlar ve takviyeler dışında Longevity Planı Seviye 2'de, kişilerin uyku analizlerinin de yapılması uygundur. Özellikle horlama, diş sıkma, yorgun uyanma şikâyetleri olan hastalarda uyku apnesinin olup olmadığı kontrol edilmelidir. Nitekim uyku verimi ve verimsizliği yaşamın uzunluğunu belirlemede çok önemlidir. Burada da giyilebilir, sağlığı takip eden cihazlar gece uyku verimi konusunda bize fikir verir. Bu cihazların kullanılmasının önerilmesi de Longevity Planı Seviye 2'nin başlıklarından biridir. Giyilebilir cihazlardan aldığımız verileri değerlendirip hastanın uykusu, kalp ritmi, tansiyonu, oksijenlenmesi konusunda bir fikir edinebiliriz.

Yine Longevity Planı Seviye 2'de, bireyin hayatına meditasyon gibi sakinleştirici uygulamaları, egzersiz gibi aktif yaşam tarzı değişikliklerini sokmanın önemini vurgularız. Eğer gerekiyorsa hormon replasmanları, eksikliklere bağlı olarak plana eklenir. Hastaya günlük yaşam rutinlerini değiştirmesi konusunda daha ısrarcı oluruz. Sabah güneşi ile uyanmaktan akşamları erken saatte yatmaya, elektronik cihazları erken saatte kapatmaktan gece yemeği tüketimini sınırlamaya kadar yaşam tarzı alışkanlıklarını değiştirmesine teşvik ederiz.

Stresle baş etme konusunda kendisini yönlendiririz. Pek çok otoimmün hastalığın ve yaşlanmanın kendisinin zihnimizdeki strese tepki olarak hızla arttığını artık biliyoruz. Bu kişiler için gıda takviyesi olarak sunulan, içerisinde stresi azaltıcı bitkisel destekler bulunan vitaminler de önerilebilir.

Başka branş hekimlerinden konsültasyon istenecekse yine bu da Longevity Planı Seviye 2'de yapılmalıdır. Kişinin durumuna bağlı olarak endokrin uzmanına, kardiyoloji uzmanına, dermatoloğa, gastroentroloğa, nöroloğa gönderilmesi bu planın içinde olan yaklaşımlardır. Kendi ölçebildiklerimiz ve yapabildiklerimizin ötesindeki durumları branş hekimleri ile işbirliği içerisinde çalışarak halletmemiz gerekir. Longevity Planı Seviye 2'deki hasta dosyası tamamlandığında bu dosyada hasta hakkında diğer hekimlerin de incelemeleri bulunmalıdır.

Longevity Plan 3'te okuyacağımız gibi bu iki plana ekleyebileceğimiz başka uygulamalar da bulunur.

LONGEVITY PLANI SEVİYE 3

Bütün Longevity planları aslında bir öncekinden daha fazla ölçmeye ve daha fazla müdahaleye doğru ilerler. Eğer Longevity Planı Seviye 3 diye bir seviyemiz olacaksa bunun içerisine ölçme yöntemi olarak daha ileri ve tartışma içeren uygulamaları da ekleyebiliriz.

İleri Longevity analizlerine örnekler verelim:

- Tüm vücut MR'ı ve bu MR'ın yapay zekâ ile değerlendirmesi
- Kanda dolaşan kanser hücrelerini tespit etmeye yönelik likit biyopsi testi
- Damar içi vitamin desteğinin çok sıklaştırılması
- Hiperbarik oksijen kabini
- Soğuk kabini

Longevity Planı Seviye 3'te, eğer imkân varsa, evinizde buz dolu küvete girmek önerilebilir. *Cold plunge* denen bu yöntem rahatlıkla evde kendinizin de uygulayabileceği bir yöntemdir. Daha önce bahsettiğim soğuk duş almak bile yeterli olabilir. Bu yöntemin ilerlemiş hâli artık biliyoruz ki cryo kabinlere girmektir.

Benzer şekilde siz hâlihazırda sauna ve hamamlara girerek kendi başınıza Longevity Planı Seviye 3 aşamasına eşdeğer bir yöntem uygulayabilirsiniz. Ya da infrared enerjisi veren saunalara ve infrared yataklarına başvurabilirsiniz.

- Longevity Planı Seviye 3'te *red ligth therapy*, kırmızı ışık terapisi makineleri kullanılabilir.

- Bu planda nadir de olsa "senolitikler" dediğimiz zombi hücreleri öldüren takviyeler ve ilaçlar alınabilir.
- Genç insanlardan alınmış kan plazması nakli bu gruba girebilir.
- İmmün sistemin temizlemeye yetmediği artıkları bir tür diyalizle kandan temizleme yöntemi olan immünoferez bu gruba girebiliir.
- İnfrared sauna.
- Masajlar
- Lenf drenaj uygulaması
- Cilt gençleştirme lazerleri
- Henüz tam izinli olmayan uygulamalardan biri olan mRNA teknolojileri de bu gruba girebilir.

mRNA teknolojisiyle ilgili çalışmalar zombi hücrelerden kurtulmak, kanser aşıları geliştirmek veya kas gelişimini artırmak gibi çeşitli alanlarda hızla devam ediyor. Ancak bu uygulamalar henüz yaygın değildir ve bunların rutin olarak uygulanmadıklarını belirtmem gerekir. Benzer şekilde damardan kök hücre uygulamaları da sadece belirli ülkelerde izinlidir. Bu nedenle bu uygulamalarda bir nebze kendini kobay olarak kullanma durumunun söz konusu olduğunu belirtmek isterim. Yine bunların henüz rutin kullanıma uygun olmadığını ve güvenliği konusunda yeterli kanıtın bulunmadığını vurgulamak gerekir.

Kendini kobay gibi kullananlar ve Longevity meraklıları, genellikle kendi başlarına yaptıkları uygulamalara "biohacking" adını vermektedir.

Sekizinci Bölüm
BIOHACKING

Prevention is better than cure.
Desiderius Erasmus

Biohacking kelimesini sosyal medyadan duymuşsunuzdur. Biyolojiyi haklamak anlamına gelen bu terim, aslında bu kitap boyunca anlattığım konuların genel bir başlığıdır. Kendilerini bio-hackerlar olarak konumlandıran kişiler, hekim veya uygulayıcı olarak, teknolojinin izin verdiği ölçüde çeşitli uygulamaları hayatlarına sokarak daha uzun yaşamayı hedefler.

Beslenmedeki biohacking; aralıklı oruç yapmak, akşam açlığı, sirkadiyen aralıklı oruç başlıklarının altında yazanlardır. Bazen kişiler daha uzun günler aç kalmayı tercih edebilir. Yetmiş iki saatten daha uzun açlık, vücudun verimli çalışmadığı mesajını verir. Beslenme uygulamalarının amacı vücudun m-TOR ve AMPK düğmelerini düzenlemektir.

Devamında elbette ne yediğimiz gelir. Basitçe tüm işlenmişleri, unlu-şekerli gıdaları hayatımızdan çıkarmak yine beslenmede yapılacak bir biohacking yöntemidir. Yağları, sebze içerikli beslenmeyi artırmak, olabildiğince organik protein tüketebilmek yine beslenmeyle biyolojimizi hack'lemenin bir yoludur.

Beslenme dışında vitamin destekleri konusunda da biohacker'lar oldukça geniş bir vitamin takviyesi kullanımını tercih eder. Gerçekten de vücuda dışarıdan destek vermek adına vitaminleri tek tek sıralarsak biyokimyasal olarak her birinin önemli olduğu, her birinin alınması gerektiği ortaya çıkar. Ancak bunu pratikte uygulamak zordur. Bu yüzden Longevity Planı Seviye 1, 2 ve 3 oluşturulmuştur ki kişinin sağlık durumuna, olaya bakış açısına bağlı olarak en gerekli olanlardan daha az gerekli olanların tercih edildiği bir sıralamayla doğru takviyeler listesi oluşturulabilir.

Aynı şekilde takviyeler dışında enjeksiyonlarla verilecek desteklerin menüsü de kişinin olaya bakış açısına göre değiştirilebilir. Biohacker'lar hiçbir şeyden geri kalmak istemedikleri için hem günlük olarak pek çok vitamin takviyesi alıyor hem de damar içi enjeksiyonları daha sık yaptırıyorlar.

Burada konumuz bu uygulamaların sağlığa ne kadar yararlı olduğu tartışması değildir. Konumuz Longevity konusuyla yakından ilgilenen hekim veya uygulayıcıların amacının, biyolojik kapasitenin ötesine çıkmak olduğunu vurgulamaktır. Sağlıklı olmanın ötesinde biyolojinin sınırlarını zorlayarak vücudu desteklemeye çalışmak bu yaklaşımın niyetidir. Bu konu hem yanlış anlaşılmaya hem suistimale açıktır.

Mesela Longevity ve biohacking dünyasında NAD+ çok popülerdir. O yüzden burada NAD+'ı damardan alabileceğiniz gibi doğal olarak da yükseltebileceğinizi hatırlatmak isterim.

NAD+'ın ne olduğunu ve artırmanın yollarını uzun uzun yazdım. Kısaca hatırlayalım.

- Yemek aralarına dört saat koymak
- Mümkün olduğunca şekerli-unlu gıdalardan uzak durmak
- Erken saatlerde yenilen akşam yemeğinin ardından ertesi sabaha kadar aç kalarak NAD+ stoklamak
- Egzersiz yapmak

Siz de Biohacker Olabilirsiniz

Sizler de şunları uygulayarak birer biohacker olabilirsiniz:

- Sabah güneşiyle uyanmak
- Meditasyon
- Karbonhidratsız beslenme
- Yemek aralarındaki uzun açlık zamanları
- Yemeğin erkenden kesilmesi
- Uykuya erken gidilmesi
- Gece elektroniklere bakmamak
- Tamamen karanlıkta uyumak
- Uyku durumunu ölçen aletler kullanarak verimli uyunup uyunmadığını yakından takip etmek
- Egzersizin her türünü hayatının bir parçası yapmak
- Giyilebilir sağlık cihazlarını kullanmak
- Soğuk odaları ve sauna rutinleri
- Bu kitapta yazıp da kendi başınıza yapacağınız her şey.

Bu kitapla sizlere konuyu derleyip toparlayarak bir rehber oluşturmayı hedefledim. Şahsen koltuğumuza çekilip beklemek yerine, bu yarışta geri kalmamak ve en azından bilgilenmek gerektiğine inanıyorum. Nitekim Longevity alanındaki gelişmelerin geleceği, çok farklı ve heyecan verici yerlere varacak gibi görünüyor.

Dokuzuncu Bölüm
LONGEVITY BİLİMİNİN GELECEĞİ

It is not the strongest of the species that survives, nor the most
intelligent, but the one most responsive to change.
Charles Darwin

Biraz düşündüğümüzde pek çoğumuz tıbbın geleceği hakkında hem heyecan duyuyor hem de endişeleniyoruz. Endişeleniyoruz, çünkü teknolojinin ilerlemesiyle insan ve teknolojinin iç içe geçmesi sağlık alanına doğrudan etki ediyor. Daha iyi sağlık, genellikle daha uzun bir yaşam süresine odaklanıyor. Peki, bizi Longevity dünyasında yakın gelecekte neler bekliyor?

Yaşlanmayı tüm hastalıkların anası olarak kabul eden tıbbi yaklaşımlar bugüne kadar istatistiksel olarak doğrulandı, çünkü tüm hastalık olasılıkları yaşlanma hâliyle artmaktaydı. Son bilimsel gelişmeler yaşlanmanın geri dönüştürülebildiğini ispatlayınca yaşlanma konusu geriatri, yani yaşlılık hastalıkları uzmanlığının dışına çıkmış; tüm hekimlerin her yaşta yaşamın hem süresini hem sağlıklı yaşam süresini uzatmak amacına yönelmelerine sebep olmuştur. Pek çok bilim insanı yaşlanmayı sabit değil, "akışkan" hızda bir biyolojik durum olarak görür. Yaşlanmanın akışkanlığı onu ileri ve geri farklı hızlarda hareketli kılar. Alışıldığı üzere zamanı lineer algılamamıza rağmen biyolojik zaman lineer işlemez.

İşte bu sebeple, daha önce değindiğim metformin ve rapamisin örneklerinde olduğu gibi, eski bildik ilaçların yeniden konumlandırılması veya yanlarına gıda takviyelerinde bulunan bir molekül eklenmesiyle çeşitli Longevity ilaçları aranıyor.

Şüphesiz tıbbın geleceği bizlerin gerçekten birkaç hapla bu hedeflere ulaşabileceğimiz günlerin bizi beklediğini gösteriyor.

Fütüristik Longevity Yaklaşımları

Burada sizlere Longevity konusunda bilinenlerden farklı olup kulağa da tuhaf gelen birtakım uygulamalardan bahsedeceğim. İşte hedefi maksimum sağlık ve maksimum insan ömrü olan fütüristik çalışmalara örnekler:

Watson bilgisayarı: Watson, IBM tarafından geliştirilen ve doğal dilde sorulara cevap vermek üzere programlanmış bir yapay zekâ programıdır. Her gün milyarlarca insan ve bilimsel çalışmaya ait inanılmaz sayıda tıbbi veri yayımlanır. Bu kadar datayı hızlı işleyebilmek için üstün kapasiteli yapay zekâya ihtiyaç duyulur. Watson, bu dataları işleyerek, bir hastalığın teşhisini ve tedavi yaklaşımını hesaplamak üzere yapay zekâsını kullanacak. Bu sayede doğru teşhis oranının doktorların teşhisinden daha hızlı ve hatasız olması planlanıyor. Görünen o ki yapay zekâ tıbbın bazı alanlarında doktorların mesleğine göz dikmiş durumda.

Parabiosis: İki canlı organizmanın kan akışının birbirine bağlanması, ilk olarak 1800'lerde başlayan deneylerle gerçekleştirildi. Bu deneylerde, iki laboratuvar hayvanı birbirine bağlanarak tek bir kan dolaşımı oluşturulmuştur. O günden bu yana bu konuda pek çok çalışma yapıldı. Örneğin obezite üzerine yapılan çalışmalarda, parabiosis deneylerinde birbirine bağlanan hayvanlardan kilolu olanın kilo verdiği, kilosuz olanın ise kilo aldığı gözlemlendi. Yaşlanma üzerine yapılan araştırmalarda ise genç bir denek hayvanına bağlanan yaşlı denek hayvanının gençleştiği, genç olanın ise yaşlanma belirtileri gösterdiği görüldü. İnsanlarda da genç kanını taklit eden yapay bir kan üzerine araştırmalar devam ediyor.

Kimera organlar: Hayvanların vücudunda insan organları üretebilmek demektir. Dünyada organ nakli ihtiyacı çok fazladır, bu ihtiyacı gidermek için çeşitli çalışmalar yapılmaktadır. Örneğin böbrek nakline ihtiyacınız varsa hücreleriniz özel işlemlerle bir domuz embriyosuna yerleştirilir ve bu embriyoda böbreğinizin bir benzeri geliştirilir.

CRISPPR-cas9: DNA'nızın istenmeyen, hastalık yapabilecek bölgelerinin çıkarılıp yeniden düzenlenmesine olanak sağlar.

Kriyoniks: İleride tıbbın tüm hastalıkları çözebileceği umuduyla, kişilerin kendilerini dondurttuğu bir depolama yöntemidir. 1977'de ABD'de kurulan Alcor Şirketi ile başlayan konu şimdi birkaç şirkete yayıldı. Amaç hastalıklarınız tıbbi olarak çözülene kadar sizi yaklaşık -150 C ila -273 C derecede soğukta depolamak.

Genç kanı transfüzyonu: Parabiosis çalışmalarından etkilenen bu yöntem, genç birinden alınan kanın yaşlı birine iyi geleceği mantığını taşır. Her ne kadar bilimsel olarak tanımlanmasa da bunu ticarileştiren firmalar vardır. Nitekin Ambrosia isimli bir firma, 2016'da, 8.000 dolara genç kanı sattığını duyurunca yüzlerce başvuru aldı. Burada on yedi yaş civarı sağlıklı erkeklerden toplanan kanlar satışa çıkmıştı.

Kan filtreleme: Diyalize benzer özel makinelerle yapılan, kandaki istenmeyen kısımları temizlediğini ileri süren uygulamadır.

3D organlar: Farklı yöntemler kullanılarak insanlara yedek organlar ve organ parçaları üretmeyi amaçlar.

Mikroçip destekleri: Vücudun hasarlı bölgelerine yerleştirilen mikroçiplerdir.

Giyilebilir teknolojiler: Sağlığınızı sürekli ölçen giyilebilir desteklerdir. Günümüzde de yaygın olarak kullanılan saatlerle başlayan giyilebilir sağlık takip cihazları, ileride bizi yirmi dört saat yapay zekâ doktoruyla gezer hâle getirebilir.

Eski hücreleri kök hücrelere çevirmek: Size ait normal hücrelerinizi kök hücrelere çevirmek için özel proteinlerle (Yamanaka faktörleri) ile yapılan çalışmalardır. Jeff Bezos'un yatırım yaparak yakından ilgilendiği konudur.

Robotik konusu, nanoteknoloji, yapay zekâ tabanlı ilaç geliştirme yöntemleri gibi pek çok husus say say bitmez. Üstelik bunlar sadece buzdağının görünen kısmı elbette. Şu an bile bilimsel olarak kanıtlanmış tedavilerin pek çoğuna hepimiz tam anlamıyla ulaşamıyoruz.

Günümüzde ya da gelecekte bu tip çalışmalar arasından ispatlı bilimsel yöntemler karşımıza çıktığında söz konusu tedavilere gücümüz yetmeyebilir. Nitekim dünyada maddi imkânlarla paralel olan bir tür "sağlık elitleri" gündemi var. Amacım bizim yapabileceklerimizin altını defalarca çizerek bu konuda onlardan geri kalmamamızı sağlamaktır. Çözüm hiç hasta olmamaya çalışmakta ve mümkün olduğunca sağlıklı kalarak geç yaşlanmayı hedeflemektedir. Eğer bir on-on beş yıl daha olduğumuz hâlin en iyi versiyonu olarak kalmaya çalışırsak bu tedavilerin işe yarayanları belirlenecek ve yaygınlaşıp ucuz ve ulaşılabilir olacaktır. Bu açıdan sizlere önerilen genel sağlık doğrularını yapmanız bile bu işin büyük yüzdesini çözer. Geri kalan küçük yüzde, bazı şahsi risklerinizi içerir ki bunları tespit edip engellemek için de biz hekimleriniz varız.

Nüfus kâğıdımızda yazan rakama aldırış etmek zorunda kalmadığımız yıllara girdik. Artık dünya üzerinde ne kadar yıldır yaşadığınıza odaklanmayın. Hücresel olarak çok mu yıprandınız, genç mi kaldınız buna bakın. Biyolojik gençlik, hücrelerinizin yirmili-otuzlu yaşlarınızdaki performanslarında olmalarıdır. Bunu sağlamak için yazılmış bu kitaptaki önerileri uygulayıp uygulamamak elbette size kalmış. Ancak burada yazanları uygulamamanız kendinize karşı işlediğiniz bir suçtur.

SONSÖZ

Aging is just like smoking, it's realy bad for you.
Dr. Aubrey de Grey

KENDİMİZE YAPILAN EN BÜYÜK İHANET

Bu kitabı bu sayfaya kadar takip ettiğinize göre sağlıklı bir uzun ömür peşindeki ortak arayışımızda benimle birliktesiniz. Evet, sağlıksız seçimlerimizin olduğunun farkındayız, mümkün olduğunca düzeltmeye çalışıyoruz. Ancak sağlıklı seçim yapmadığımız zamanlarda, bu durum içinde "kendine karşı bir şiddeti barındırıyor" diyebilir miyiz? Sağlıklı seçimler yapmamak hakikaten de bir tür kendi kendimizi yok etme hâli olabilir mi?

Anlaşılması kolay ve gündemde bir örnek olacağı için yine sigara kullanımı üzerinden gidelim. Sigara kullanan her kişi sağlıksız bir seçim yaptığını, sigaranın kendi sağlığına zarar verdiğini bilir. Ancak şunu demez; "Ben sigara kullanarak kendime karşı şiddet uyguluyorum." Oysa mantıken her sigara dumanı kişi için kendi kendini yok eden bir seçimdir. Şüphesiz sigara, üzerinde tartışılamayacak kadar sağlıksız bir öz-şiddet aracıdır.

Şimdi biz daha masum görünen diğer öz-şiddet seçimlerimize bakalım.

En basiti ağzınıza attığınız her lokma olabilir. O lokmanın içeriği sağlıksız ise, hücrelerinize yaramayan bir gıda veya gıdamsı ise

323

siz hücrelerinize öz-şiddet uyguluyorsunuz demektir. Yine gece geç yatmayı keyfe keder bir alışkanlık olarak tercih ediyorsanız öz-şiddet içeren bir seçim yapıyorsunuz demektir. Sağlıklı olmakla ilgili her şeyin tersini yaptığınız anda aslında kendi kendini yok etme hâllerinden herhangi birini seçiyorsunuz demektir.

Daha açık ifade etmem gerekirse; sağlığınızı tehdide yönelik her hareketiniz, her seçiminiz "kendinize karşı işlenmiş bir şiddet suçu"dur. Suçu işleyenin siz, suçtan etkilenen de yine siz, kendi bedeniniz olması bunun "bir insana şiddet uygulanması durumu" olduğu gerçeğini değiştirmez.

Çocuğunuz sürekli sağlıksız şeyler yerse onun kendine karşı bir tür öz-yıkım uyguladığını görüp içgüdüsel olarak engel olmak istersiniz. İşte aynı şeyi kendimiz yapınca da, bu açık bilinçle, öz-yıkım yaptığımızı ARTIK kabul etmeliyiz.

Her şeyi doğru yaptığımızda, tüm kendi öz-yıkım seçimlerimizi düzelttiğimizde geriye tek düşman olarak "zaman" kalır.

Biyolojimiz, hayat boyu kendimize yönelik işlediğimiz çeşitli şiddetlerin hasarlarını toparlamaya çalışır. Ancak biyolojimizin kapasitesini, zamanın üzerimizdeki şiddetine direnmeye saklamalıyız. İnsanın biyolojisinde en büyük tehdit; zamanın yarattığı, entropi kurallarının çalıştığı bozulma tehdididir. Biyolojimiz zamana karşı bizi korumaya çalışırken kendi sağlıksız yaşam seçimlerimizi devam ettirmek vücudumuza ekstra bir iş yükü olur.

Öz-şiddet uygulamamak bildiğimiz tüm sağlık çabalarını içerir. Bazen kötü bir gıda tüketmektense hiç yememek biyolojik olarak daha iyidir. Tadı hoşumuza gittiği için tükettiğimiz işlenmiş gıdalar, unlu ve şekerli gıdalar ve alkol hücrelerimize eziyet eder. Acısını o an hissetmesek de mikro-inflamasyonla hücreler zarar görür. Gelin biz ARTIK besin seçimlerimizle öz-şiddet uygulamayalım.

Gelin yaşam şeklimizle öz-şiddet uygulamayalım. Geç yattığımız geceler, uykusuz kalışlarımız, hareketsiz yaşamımız bize kendimize zarar verdiğimizi hatırlatsın.

Gelin zihnimizle kendimize öz-şiddet uygulamayalım. Zihnimizi nasıl kullandığımız belki de kendimize en ağır öz-şiddeti uyguladığımız alandır ve düzeltilmesi de bu nedenle bir o kadar zordur. Olaylar nasıl yaşanırsa yaşansın; olay değil, o olayı zihnimizde işleme hâlimizin yarattığı duygu durumudur yaşadıklarımız. Daha fenası ortada henüz bir olay yokken, ileride olabilecek senaryo ihtimalleriyle endişenin; olay geçmiş gitmişken, eskiyi sürekli düşünmemizin yarattığı depresyonun izdüşümü birer öz-şiddet hâlidir. Zihin hakikaten öz-şiddetin en büyük kaynağı olabilir. Bunun biyokimyasal açıklamasını artık hepimiz biliyoruz; kronik stresin aktive ettiği sempatik sistem ve vücutta yarattığı öz-yıkım.

Kitabın sonuna gelirken sizi öz-yıkım ve öz-sevgi kelimelerinin üzerinde bir kez daha düşünmeye davet ediyorum. Ancak bu sefer biyolojik açıdan... Hücrelerimiz neyi seviyorsa, onlara ne iyi geliyorsa o minvalde yaşarsak biyolojik öz-sevgide oluruz, tersi de biyolojik öz-yıkımdır.

Umarım bu kitapla, sizi öz-yıkımın pençesinden çekip çıkaracak ve en sağlıklı, en bilinçli seçimlere yönlendirecek bir rehber olabilmişimdir.

Hücrelerinizin, sizi koruma görevini sürdürmesine izin verin. Unutmayın, hücrelerinizi "size rağmen", "size karşı" korumayı gaye edinen Longevity tıbbı sadece bir bilim dalı değil, aynı zamanda biyolojimize karşı bir saygı duruşudur.

Biyolojik öz-sevginizin daima yüksek olması dileğiyle...

İnsan Geleceğini Nasıl Kurar?

—

İLBER ORTAYLI

"Bir hedef bulacaksınız, o uğurda çalışacaksınız, hedefinizi gerçekleştirmek için bir yol arayacaksınız, yol yoksa da o yolu yapacaksınız. Bir defa geçtiğiniz yoldan da bir daha geri dönmeyeceksiniz. Çünkü lüzumsuz geri dönüş başarısızlıktır, tekrara düşmektir, ufku kapatmaktır. Hedef bulmak, yol açmak ve aynı yoldan geri dönmemek… Hayattaki gayemiz budur."

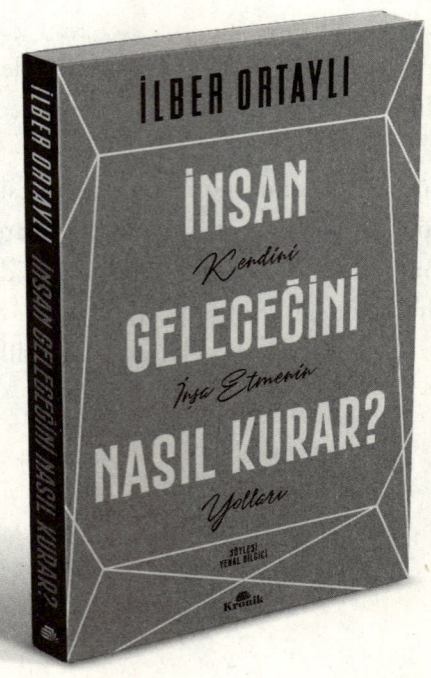

KRONİK KİTAP
DOĞAN CÜCELOĞLU KİTAPLIĞI

Yaşamı boyunca insana dair her hikâyeden bir anlam çıkaran
bilgeliğiyle Doğan Cüceloğlu'nun kaleminden...

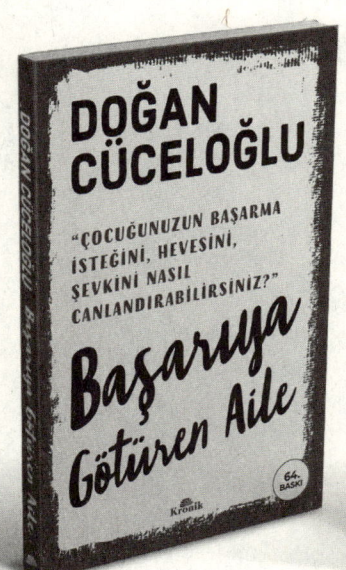

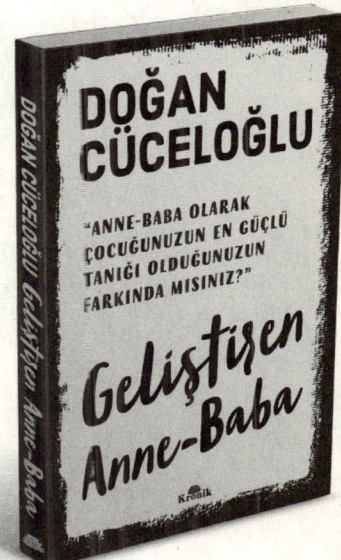

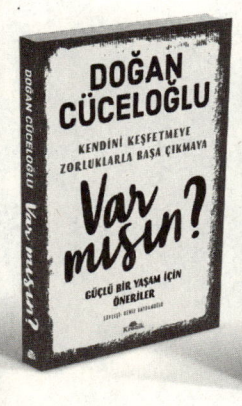

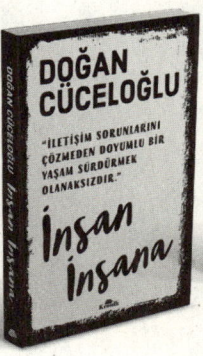

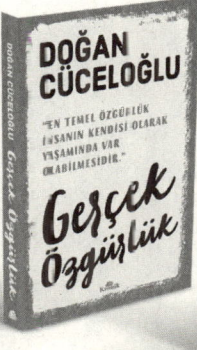

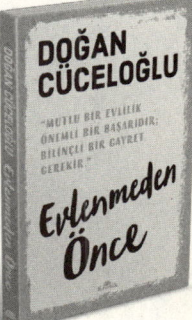